全国中医药行业高等教育"十四五"创新教材

现代医院管理学

（供工商管理类、公共管理类等专业用）

主 编 罗中华 徐金菊

全国百佳图书出版单位

中国中医药出版社

·北 京·

图书在版编目（CIP）数据

现代医院管理学／罗中华，徐金菊主编．—北京：
中国中医药出版社，2023.1
全国中医药行业高等教育"十四五"创新教材
ISBN 978-7-5132-7977-2

Ⅰ．①现…　Ⅱ．①罗…②徐…　Ⅲ．①医院-管理学
-中医学院-教材　Ⅳ．①R197.32

中国版本图书馆 CIP 数据核字（2022）第 234317 号

中国中医药出版社出版

北京经济技术开发区科创十三街 31 号院二区 8 号楼
邮政编码　100176
传真　010-64405721
三河市同力彩印有限公司印刷
各地新华书店经销

开本 787×1092　1/16　印张 21.25　字数 471 千字
2023 年 1 月第 1 版　2023 年 1 月第 1 次印刷
书号　ISBN 978-7-5132-7977-2

定价　68.00 元
网址　www.cptcm.com

服 务 热 线　010-64405510
购 书 热 线　010-89535836
维 权 打 假　010-64405753

微信服务号　zgzyycbs
微商城网址　https：//kdt.im/LIdUGr
官 方 微 博　http：//e.weibo.com/cptcm
天猫旗舰店网址　https：//zgzyycbs.tmall.com

如有印装质量问题请与本社出版部联系（010-64405510）

全国中医药行业高等教育"十四五"创新教材

《现代医院管理学》编委会

编写说明

　　医院是专门从事医疗服务生产与供给的卫生机构，是一种特殊的服务经营组织。改革开放以来，我国医院体系建设发展迅速，各种所有制医院的数量不断增加，医院组织经营形式也呈现出多样化发展趋势，构成了我国庞大的医疗卫生服务体系。随着我国经济社会的发展，医疗服务需求增长加快，群众对医疗服务的要求日益提高，为医院的发展提供了广阔的市场空间。党的二十大报告中指出要"推进健康中国建设""把保障人民健康放在优先发展的战略位置"。当前，随着以基本医疗保障制度、基本药物制度、基层医疗卫生服务体系、基本公共卫生服务均等化以及公立医院改革为重点内容的新医改持续推进，我国各级各类医院正经历着医药卫生体制改革带来的深刻变革，使医院管理面临许多新要求、新挑战。

　　管理既是一门科学又是一门艺术。合格的医院管理工作者必须掌握医院管理科学规律，了解当今国际先进的管理理论和方法，同时注重医院管理探索和创新，在实践中不断丰富和发展医院管理理论与实践经验。随着医院改革的不断深化，认真学习医院管理科学知识，努力探索切合医院工作实际和医院发展规律的管理理论和方法，总结和交流医院管理的实践经验，是医院改革与发展对医院管理工作者提出的必然要求。在国际医院管理科学发展日新月异的今天，不仅我国医院改革发展实践对医院管理提出了较高的要求，而且全球化的大背景也要求缩小与发达国家医院管理水平差距，从而更好地参与到全球医疗市场的竞争。完善我国医院管理科学体系，培养专业化医院管理队伍，已成为我国医院改革发展实践的一项艰巨任务。为此，编写一部密切结合我国医院改革、发展与管理实际，全面系统地介绍国内外医院管理最新理论和改革进展，并能有效地指导医院管理实践的医院管理专业教材就显得十分重要且必要。

《现代医院管理学》以现代管理科学理论和方法为基础，在总结多年来我国医院管理理论与实践经验的基础上，密切结合我国医疗卫生体制改革和发展的实际以及国内外医院管理研究的最新成果，系统阐述了医院管理的基本理论、管理职能和具体的管理方法，以期为医院管理研究者提供理论借鉴，为医院管理实践者提供实践指导。

本教材坚持"体系完整、突出实用、紧跟前沿、通俗易懂"的编写原则，注重突出以下特色：一是结构完整，内容编排详简得当。本教材共十八章，分为"医院管理总论"和"医院管理分论"两大部分，内容涉及医院战略管理、组织管理、文化管理、医疗管理、医疗安全管理、药事管理、医疗质量管理、后勤管理等，注重卫生管理专业本科生、研究生医院管理教学的实际需要，内容的选择突出重点。二是突出实用性和可操作性。在医疗管理、医疗安全管理、药事管理、后勤管理等运营管理实践性较强的章节，列举了国家相关权威部门公布的政策文件，并对部分内容的变更进行了比较说明，增强了实践性与工具性意义。三是具有较强的前瞻性。本教材设计了医院文化建设、医院战略管理和医院绩效评价等章节，旨在为创新医院管理提供新的思维与视角。四是内容通俗易懂、可读性强。本教材充分考虑读者的非医科专业背景，在用语规范的基础上，对部分专业性很强的用语予以注释，并设计了图表，以便于理解。

本教材集中了多位长期从事医院管理科学研究、教学及医院管理实践的学者及管理者的心血和智慧，在参考和借鉴大量国内相关著作及最新研究成果的基础上，历时两年编撰完成，是集体智慧的结晶，也是共同合作的结果。编写分工如下：第一章、第二章由罗中华编写，第三章、第六章、第十二章由徐金菊编写，第四章由李靖编写，第五章由陈伟、费广胜编写，第七章、第十章、第十一章、第十三章至第十五章由王永兵编写，第八章由丰志培编写，第九章由杨昆编写，第十六章由陶群山、王永兵编写，第十七章由陈静、王永兵编写，第十八章由王野飞编写。全书由主编拟订大纲，并组织编写；罗中华、徐金菊负责统稿、定稿与审订。

本教材在编写过程中得到了许多领导、专家的支持和帮助，也参考了很多专家、学者的研究成果，在此表示由衷的谢忱！在编写和出版过程中，中国中医药出版社韩燕老师做了许多悉心的指导，在此表示衷心感谢！本教材参考的研究成果众多，受篇幅所限，未能一一列出，在此一并致谢！

由于学识所限，疏漏不妥之处诚望专家、学者、同行和广大读者批评指正，以便再版时修订提高。

《现代医院管理学》编委会

2022 年 10 月

目 录

上篇 医院管理总论

第一章 概述 ▷▷▷▷

【教学要求】

1. 掌握 医院的定义、性质、功能，医院管理的定义和发展趋势。
2. 熟悉 医院的类型、发展；医院管理的模式。
3. 了解 管理的基本理论、概念；医院管理的主要研究对象和研究方法。

课程导入

新医改大事记见表 1 – 1。

表 1 – 1 新医改大事记

时间	内容
2009 年 3 月	《中共中央国务院关于深化医药卫生体制改革的意见》（以下简称《意见》）发布：对新医改的必要性、指导思想、原则目标、体系完善、制度建设等进行了阐述。《意见》明确，到 2020 年，覆盖城乡居民的基本医疗卫生制度基本建立。普遍建立比较完善的公共卫生服务体系和医疗服务体系，比较健全的医疗保障体系，比较规范的药品供应保障体系，比较科学的医疗卫生机构管理体制和运行机制，形成多元办医格局，人人享有基本医疗卫生服务，基本适应人民群众多层次的医疗卫生需求，人民群众健康水平进一步提高
2010 年 2 月	公立医院改革试点启动；国家联系试点城市公立医院改革启动：《关于公立医院改革试点的指导意见》发布，确定了 16 个国家联系试点城市，各地选择 37 个省级试点地区开展试点工作，在"管办分开""政事分开""医药分开""营利性和非营利性分开"四方面探索改革
2011 年 12 月	基层医疗卫生机构综合改革基本完成：基层医疗卫生机构结束"以药补医"历史。基本药物零差率销售在政府办的基层医疗卫生机构全面实施，国家基本药物制度初步建立。城乡居民参加三项基本医保人数超过 13 亿，比改革前增加了 1.72 亿，覆盖率达到 95% 以上
2012 年 6 月	县级公立医院综合改革启动：县级医院服务人口超 9 亿，推进县级医院的综合改革是缓解农村群众"看病难、看病贵"的关键环节，也是统筹城乡卫生发展的重大举措。2012 年 6 月，《关于县级公立医院综合改革试点的意见》印发，提出在全国选择 300 个左右县（市）作为改革试点

续表

时间	内容
2015 年 5 月	县级公立医院综合改革全面推开：国务院办公厅印发《关于全面推开县级公立医院综合改革的实施意见》，提出 2015 年在全国所有县（市）的县级公立医院破除"以药补医"，以管理体制、运行机制、服务价格调整、人事薪酬、医保支付等为重点，全面推开县级公立医院综合改革。2017 年，现代医院管理制度基本建立，县域医疗卫生服务体系进一步完善，县级公立医院看大病、解难症水平明显提升，基本实现大病不出县，努力让群众就地就医
2016 年 1 月	城乡居民基本医保开始整合：国务院下发《关于整合城乡居民基本医疗保险制度的意见》，就整合城乡居民医保制度政策提出"六统一"的要求。参保居民不分城乡，参加统一的城乡居民医保制度，按照统一的政策参保缴费和享受待遇，更加公平地享有基本医疗保障权益
2017 年 12 月	城市公立医院综合改革试点全面推开：全部取消药品加成，医疗服务价格调整政策全面跟进，实现新旧机制的系统转换。截至 2017 年年底，93.9% 的城市公立医院取消了药品加成，患者药费的下降带动了医疗费用整体涨幅的下降，公立医院医疗费用的不合理增长得到有效控制
2018 年 5 月	国家医疗保障局挂牌：国家医疗保障局作为国务院直属机构，整合了人力资源和社会保障部的城镇职工及城镇居民基本医疗保险、生育保险职责，国家卫生健康委员会的新型农村合作医疗职责，国家发展和改革委员会的药品和医疗服务价格管理职责，民政部的医疗救助职责
2019 年 9 月	药品带量采购向全国范围推广：国家医疗保障局等九部门联合发布《关于国家组织药品集中采购和使用试点扩大区域范围的实施意见》，提出在全国范围内推广国家组织药品集中采购和使用试点集中带量采购模式
2021 年 7 月	确定综合医改试点省份率先推动公立医院高质量发展：根据国务院办公厅《关于推动公立医院高质量发展的意见》，决定在上海市、江苏省、浙江省、安徽省、福建省、湖南省、重庆市、四川省、陕西省、青海省、宁夏回族自治区率先推动公立医院高质量发展

（资料来源：新京报. 新医改：12 年求索 走进"深水区". 2021 – 08 – 17. https：//www. bjnews. com. cn/detail/162912822414616. html）

案例讨论

请简述我国新医改历程。

医院是现代社会中的一种特殊组织，在一个国家和社会中起着十分重要的作用。医院管理的产生源于医学科学的发展和管理科学在医院中的具体运用。在全球化背景下，医院的服务内容得到了拓展，医院的功能也进一步完善，医院规模逐渐扩大，同时医院间的竞争也日趋激烈。如何完善医院管理，更好地适应经济社会的发展，是现代医院经营者必须面对的现实。

第一节 医院概述

医院作为现代社会的一种特殊组织，有其自身特点和独特的运行机制，有其特殊的社会功能，也有不同的存在形式。

一、医院的概念

（一）医院

医院是以诊疗疾病、护理患者、促进人群健康为主要目的的医疗机构。具体来说，医院是拥有一定医疗和康复设施，能运用现代医学科学理论和技术，对特定人群提供诊断、治疗、预防、保健、康复等卫生服务的规范化协作组织。

（二）医院的主要特点

1. 医院的目的是诊疗疾病，促进健康 医院是诊疗疾病、护理患者的主要场所，其根本目的和存在的价值是治病救人，促进人类健康。

2. 医院必须拥有一定的医疗和康复设施 医院必须拥有正式的病房和一定数量的病床设施，拥有基本的医疗设备，有条件对住院患者提供合格与合理的诊疗、护理和基本服务。

3. 医院提供的医疗服务以医学科学技术为手段 医院在运行过程中，必须遵循现代医学科学理论，能运用现代医疗技术进行诊断、治疗，医生的行为必须符合医学规律和卫生学要求，满足患者和服务人群的医疗保健需要。

4. 医院是一个特殊的服务机构 医院首先是一个服务机构，主要任务是提供诊疗疾病、护理患者、保健、康复等卫生服务。

5. 医院是一个协作组织 医院是一个分工协作系统，一般设有门诊、住院、急诊等诊疗部门，并设有药剂、检验、放射、手术、消毒及供应等医技部门，同时还设有行政、财务、后勤服务等管理和辅助部门。各部门均应合理配置相应的、系统的专业人员，包括卫生技术人员、管理和后勤服务人员等。各部门、各类人员通过分工协作构成整体医疗卫生组织。

6. 医院必须具备相应的制度与行为规范 为了保证医院分工和各类人员能有效协作，实现整体功能，医院必须建立起相应的工作制度和各种行为规范，包括组织制度、人事制度、质量监控制度，以及各种检查、诊疗规范等。

二、医院的产生与发展

医院是随着社会生产力和社会进步而逐步产生发展起来的。医院在漫长的发展过程中，始终受社会经济和科学文化水平的制约，其中，医药科学技术的发展对其起到了至关重要的推动作用。从历史沿革看，医院的产生和发展大体经历了古代医院、初期医院、近代医院和现代医院四个阶段。

（一）医院萌芽——古代医院

医院萌芽时期是从奴隶社会晚期开始，一直持续到文艺复兴时期，其间经历了一个漫长过程。古代医院首先起源于社会抚恤组织的建立，医院的医疗活动以经验医学为基础。

我国周代就已开始建立专门的卫生机构。公元前 7 世纪时，齐桓公执政时就建立了残废院，收治残疾人并提供食宿，这是我国古代医院的雏形。到了秦代，我国已开始有收治麻风病患者的医院。汉代，政府在军队中设"庵庐"，专门安置和隔离治疗军队中感染传染病的将士，这是世界最早的军队医院，也是在军队中设立隔离病院之始。隋唐时期，政府设立"疠人坊"，专门收治麻风病患者。唐宋时期，有了为病残者而设的"病坊""养病坊""安济坊"等。到了元代，军队医院设有"安乐堂"。除了民间或军队中设立一些医院外，我国历代王朝都有自己的医事组织，如太医署等。

在国外，印度于公元前 600 年就有医院的雏形，收治贫穷的患者。公元 5 世纪，罗马有了教会医疗场所（属于修道院），用以接收观察和治疗患者，并能实施外科手术等治疗活动。6 世纪以后，欧洲开始建立医院。萌芽时期的国外医院因目的不同而名称各异，如照料患者的称为医院、接收患者的称为收容院、收容穷人的称为济贫院、收容妇女及儿童的称为妇婴院等。到 12 世纪后，国外收容患者的机构开始独立，医院逐渐兴起。第一个具有现代医院性质的医疗机构是 1204 年于罗马建立的圣灵医院（Hospital of the Holy Ghost）。14 世纪后，欧洲麻风病患者减少，许多麻风病院逐渐改为普通医院，医生也渐由非神职人员担任，医院规模逐渐扩大，由中世纪初期一般只容十几名患者的小医院，发展到一些城市有多达 220 张病床的医院。

古代萌芽时期的医院具有以下特征：第一，医药条件差、技术落后（以经验为主），规模小，数量少，且不固定、不持久，只能算作医院的萌芽或雏形，不是科学意义上的医院。第二，医院是个体独立行医的补充形式。在中世纪以前，个体行医占据了医疗服务的主体，古代医院只是简单集中收容患者的场所，是医疗服务的补充。第三，医院一般都具有隔离作用。在古代很多时期，传染病流行，设立传染病收容所可谓医院的重要起源。第四，医院大多带有宗教和慈善性质。萌芽时期的医院多是由宗教寺院组织的对病残者进行救助的社会慈善机构，以救治社会上的残疾人、贫困者等弱势群体为主。

（二）医院的初步建立——初期医院

这个时期是从文艺复兴时期到 19 世纪中叶。文艺复兴促使近代科学得以形成和发展，相应的医学科学开始由经验医学转变为实践科学，医学从神学和宗教中分离出来，并表现出空前的繁荣。随着解剖学、生理学、病理学等与医学相关学科的相继建立，各种医学院相继诞生，专业医学人才大量增长，为医院的建立和发展提供了人力资源和医疗技术保障。医学科学的繁荣促进了医院的发展和医院管理的进步，新的医院大量建立。如 1732 年，英国共建立医院 115 所，其中最著名的是 Bristal 医院。到了工业革命以后，机器大生产代替了手工业，极大地促进了经济社会的发展，特别是城市化进程的加快，使得城市聚居人口不断增长，传染病不断出现，城市居民对医疗服务的需求越来越多，且十分集中，这也为近现代医院的形成和发展提供了客观条件。到了 19 世纪中叶，不仅医院的数量达到了相当规模，而且医院管理实践也达到了一定水平，医院开始将患者按疾病分类住院治疗，以提供质量较高的医疗服务。

初期医院的特点主要表现为：第一，医学从经验转向实践，医院业务逐步科学化、条理化。第二，医院的组织结构和技术手段尚不够完善。尽管医学开始科学化和条理化，但受当时生产力和科技发展水平的限制，医院还处于初期探索阶段，在组织结构和技术手段方面均有很多不完善的地方。第三，城乡发展不均衡，初期医院主要在城市发展迅速。

（三）医院的形成——近代医院

医院的正式形成从 19 世纪中叶开始，大约经历了上百年的时间。它的产生和发展是社会经济发展的必然结果，也是医学科学技术迅速发展的产物。经济的发展推动了社会对医疗需求的快速增长，客观上对医院的建设与发展提出了更高要求，也为医院的发展提供了物质条件。医学科学进入近代医学发展阶段带来的先进医疗技术和所形成的医学科学体系为医院的形成和发展提供了技术条件。如 1889 年临床实验室开始在医院设立；1896 年 X 射线用于疾病诊断；1901 年血型被发现；1903 年心电图被用于心血管疾病诊断；1929 年脑电图开始被用于脑神经疾病诊断，外科麻醉技术得到不断改进，消毒方法更加完善。这些先进技术的运用使得医院在诊疗疾病时更加便捷、有效。之后，磺胺、青霉素等抗生素的发现及应用，为临床治疗疾病提供了更有效的手段。19 世纪中叶，英国的南丁格尔创建了护理学，使医院的医疗服务与生活服务结合起来而发展成为护理体系。

与此同时，医学教育得到更进一步发展。1919 年，美国的 Flexner 向联邦政府提出了改进医学教育、建立医学教学体系的意见，联邦政府据此进行了大规模的医学教育改革，从而形成了 20 世纪以来被各国广泛采用并延续的医学教育模式。教育的发展使得医院不仅仅只是医疗场所，还是教育场所，直接拓展了医院的功能。

我国的医院形成于鸦片战争后，是随着帝国主义对我国的文化侵略，由西方宗教的进入而建立的教会医院。我国第一个具有现代意义的医院是 1835 年由美国传教医生派克在广州建立的"眼科医局"。后来随着列强的入侵，各地设立的教会医院和诊所越来越多。1937 年，在华的英、美基督教会医院就达到 300 余所，床位约 2.1 万张，遍布 20 多个省市。由中国自办的医院产生于 1932 年。当时国民政府内政会议决定筹设县立医院，1934 年改称为县卫生院，随后在南京建立了中央医院，在兰州等地区也建立了一些大型西医医院。到 1937 年，民国的医院达到 180 多所，其中省立医院 18 所（包括传染病院 3 所）、市级医院 17 所（包括传染病院 6 所）、县级医院 152 所。1945 年，国民政府卫生署发布了《公立医院设置规则》，随后医院和病床数量都迅速增长，医院的组织管理、医疗技术、医疗作风等方面也取得了显著进步。

近代医院是西方资本主义经济高度发展和科学文化高度发展，特别是近代医学科学发展的产物。从共性的角度分析，它具有以下特征：第一，近代医院已成为社会医疗的主要形式。第二，医院在管理上体现出制度化、规范化。医院内部形成了专业分工、集体协作的格局，并相应建立了管理制度和技术性规章制度，运作科学有序。第三，以实验为基础，以物理技术和生物医学作为诊疗的手段，以疾病为中心开展防治工作。

（四）医院快速发展——现代医院时期

从 20 世纪 70 年代以来，随着信息技术的发展和全球化时代的到来，社会生产力得到空前发展，科学技术作为第一生产力日益发挥着巨大作用，带来了医学科学和医疗诊断技术的日新月异。与此相应，社会对医疗及预防有了更高要求，从而使欧美发达国家的医院进入了快速发展的现代医院阶段。

现代医院的主要特点表现为：第一，医院功能多样化。现代医院不再是简单的治病机构，而是集医疗、预防、康复、教学、科研及指导基层保健为一体的多功能机构，并日益成为地区的医疗、保健、教育和研究中心。第二，医院设备和技术手段的自动化、信息化程度日益增强。第三，医院经营出现集团化、规模化。第四，大型医院内呈现出高度专业分工与多科协作化，新兴学科及边缘学科纷纷成立，医学模式逐步发生转变。第五，医疗服务水平大幅提高，医疗环境进一步优化。第六，管理科学在医院管理中得到有效运用，医院管理学应运而生，并有效推动了医院的快速发展。

中华人民共和国成立以来，我国加大了医疗卫生方面的投入与建设，医院取得了较大的发展。改革开放后，国家积极推动卫生体制改革，特别是新医改以后，政府在医院建设、管理创新、学科建设等方面都给予了极大支持，医院正朝着现代化方向快速发展。

三、医院的性质与功能

（一）医院的性质

不同国家对医院的认定标准并不一致，但是对医院性质的认识大体相同，即认为医院是以追求人类健康为目的、以公益为基础的生产经营单位。因此，医院具有公益性、生产性和经营性的特点。医院作为卫生服务体系的一个重要组成部分，其存在的价值在于实现人类健康，因此必须坚持以公益为基础。另一方面，医院工作不是纯粹的消费服务，而是通过医疗、预防保健、康复等活动使患者恢复健康，增强体质，保障社会成员的健康。医学技术本身也是生产力范畴，故医院具有生产性，是一个生产单位。医院作为生产单位，就需要人力、财力、物力等的投入，需要对资源进行有效整合，实现效益最大化。因此，医院在公益的基础上也要考虑投入与产出的关系，根据医疗服务市场的运行规律和特点合理配置资源，优化自身运行环境，积极参与竞争，在竞争中求生存、求发展。医院具有经营性，因而必须注重经营。

我国的卫生事业是政府实行一定福利政策的社会公益事业，基本目的是最大限度地满足人民群众的医疗要求，保障人民健康。医院是卫生事业的一个重要组成部分，是国民经济中向社会提供医疗保健服务的一个非物质资料生产部门，同时也是相对独立的医疗经营实体。卫生部 1982 年颁发的《全国医院工作条例》指出："医院是治病防病、保障人民健康的社会主义卫生事业单位，必须贯彻党和国家的卫生工作方针政策，遵守政府法令，为社会主义现代化建设服务。"这是对我国医院性质的明确界定。

（二）医院的功能

医院的功能是随着社会的发展和医学科学技术的发展而不断创新和完善的。随着医学技术的创新、医学模式的转变以及市场对医疗服务需求的变化，医学模式已从单纯的生物医学模式向生物－心理－社会医学模式转变，医疗市场服务需求也更加多元。医院逐渐扬弃了传统的单纯诊疗、护理功能，逐步转向提供集诊断治疗、护理、预防保健、康复服务、科研等为一体的综合卫生服务。在现代医学模式下，医院具备以下几方面的功能。

1. 医疗功能 医疗是医院的基本功能。医院是以诊断疾病、照料患者为主要目的的医疗机构。这一特性说明，医疗活动是医院最主要的功能，医院必须把医疗服务作为最基本的工作内容予以实施。医院的医疗服务以诊疗与护理两大业务为主体，各辅助医疗业务与之密切配合，形成一个医疗整体，为患者全方位服务。

2. 预防保健和公共卫生服务功能 医院不仅仅是为了治疗患者而设，还肩负着预防保健工作。医院要参与预防和社区卫生保健服务，要提高居民的健康水平，要指导基层的业务开展、指导计划生育工作，同时还要开展健康咨询、体格检查、疾病普查、妇幼保健、卫生宣教等，这是医院预防保健和公共卫生服务功能的具体体现。

3. 康复医疗功能 随着医学科技的发展、医学模式的转变以及人们对疾病与健康概念的变化，医院已从单纯地诊治疾病和照护患者向疾病预防与康复、增进身心健康方面转变。医院的康复功能是指以医疗工作为核心，使患者在生理上完全康复，在心理上完全摆脱创伤，尽量减少或不留下疾病带来的不利影响，从而早日回归社会。过去由于受社会发展的制约，康复功能多被医院所忽视，事实上，康复涵盖范围相当广泛，已经成为现代医院重要功能之一。

4. 教育培训功能 医学教育是终身教育，学校教育只是医学教育的一部分，医学生毕业后必须经过继续医学教育才能成为一名合格的医生。医院应在保证医疗质量、完成医疗任务的基础上，根据各自的技术条件与业务能力，承担一定的教学任务，培养训练医务人员。临床医学是实践医学，教学医院还要承担临床教学任务，为医学院校不同层次、不同专业的学生提供实习的条件，开展临床教学。医院还要对院内外医务人员进行继续医学教育，保证医务人员的知识更新，提高医务人员的技术水平，促进医疗服务质量的提高。

5. 医学科研功能 医学科学是发展的科学，在医疗实践中常常会面临许多新课题，需要不断探索新的治疗手段、方法，开发新药物等。医院是集中进行医疗实践的场所，开展医学科学研究是提高医疗业务水平的现实需要，临床研究往往能促进医疗质量的提高，直接推动医学的发展。医疗工作中蕴藏着无数的研究课题，需要医务人员积极研究，不断开拓。因此，医院应积极开展医学科学研究，推动医学科学的发展。

6. 应急功能 在完成院内医疗任务的前提下，医院还承担着应对突发公共卫生事件的责任。医院要为突发的公共卫生事件等紧急情况做好医疗救护准备，包括抢救物资的准备、人员的训练、应急预案的制订与演练，以及紧急情况下的救护能力等。在遇到突发公共卫生事件，特别是重大突发公共卫生事件时，医院要按照上级部门的要求，快捷、及时、有效做好相应的急救、应急工作。

四、医院的分类

根据不同的划分标准，医院可分为不同类型。

1. 根据医院的服务内容划分 可将医院分为综合医院、专科医院和康复医院等。其中，专科医院又可分为肿瘤医院、心血管病医院、肾病医院、肝病医院、传染病医院、精神病医院、结核病医院、职业病医院、口腔医院、眼科医院、骨科医院等。

2. 根据医院的规模划分 可将医院分为大型综合医院或医学中心、中型医院、小型医院等。我国按照区域规划与评审的要求将医院划分为一级医院、二级医院、三级医院三个等级，同时根据医院的建设和发展又将三级医院分为特、甲、乙、丙四个等次，二级和一级医院各分为甲、乙、丙三个等次，共三级十等。卫生部《医疗机构基本标准（试行）》规定：凡以医院命名的医疗机构病床总数应在 20 张以上，一级医院病床总数为 20 张以上、100 张以下；二级医院病床总数为 100 张以上、500 张以下，三级医院病床总数为 500 张以上。

3. 根据服务对象划分 可将医院分为妇产科医院、儿童医院、老年医院、男科医院、女子医院等。

4. 根据经济性质和经营性质划分 可将医院分为股份制医院、合资医院、公立医院、私立医院等多种形式。如根据经济性质不同，可将医院分为股份制医院、股份合作制医院和独资医院；根据经营主体不同，可将医院分为公立医院、公有民营或国有民营医院及民有民营医院；根据经营目的不同，可将医院分为营利性医院和非营利性医院；根据隶属关系不同，可将医院分为国有医院、企业医院、军队医院等。

5. 根据主要诊断和治疗方法划分 可将医院分为西医医院、中医医院、中西医结合医院、蒙医医院、藏医医院等。

6. 根据所属行政区域划分 可将医院分为省医院、市医院、县（区）医院、（社区）街道医院、乡镇医院等。

7. 根据是否承担教学、科研任务划分 可将医院分为教学医院、科研医院、临床医院等。

第二节 医院管理学概述

医院管理学产生于 20 世纪初期的欧美国家，它是管理科学与医院管理实践相结合的产物。经过近百年的发展，医院管理学已形成独立的学科理论体系，在指导医院管理实践、推动医院和卫生事业发展方面起着重要的作用。

一、医院管理学的概念与特点

医院管理学是运用现代管理科学的理论和方法，研究并阐明医院管理活动的本质和规律，以提高医院工作效率的一门应用科学。医院管理学为医院的管理实践提供理论指导，它既是一门应用科学，又是一个交叉学科。应用科学表明，医院管理学指导着医院的管理实践，具有较强的实践性；交叉学科体现在医院管理学是管理学科的一个分支，受管理学、社会学、心理学等学科的影响较大。

二、管理学与医院管理学

管理学是对管理基本规律的概括和总结，反映的是管理本身所固有的、本质的、内在的和必然的联系。医院管理学是研究医院管理活动基本规律和一般方法的学科，是对医院管理活动及规律的总结和概括，它是管理学的分支学科，医院管理学与管理学的关系主要体现在以下几个方面。

1. 医院管理学是管理学与医院管理实践相结合的产物 研究管理学的目的不仅在于认识管理活动的规律，更重要的在于运用管理活动规律去指导具体管理活动。医院管理学是管理学在医疗机构中发挥其功能的纽带和桥梁。

2. 医院管理学是构成管理学的内容和基础之一 研究管理活动普遍规律的管理学离不开具体的管理科学的支撑，例如医院管理学、企业管理学、军队管理学等。医院管理学与管理学的其他分支学科（如企业管理学、行政管理学、军队管理学等），共同构成管理学的基础。管理学是各分支学科基础上的概括和提高。

3. 医院管理学必须以管理学为基础，受管理学理论的指导 医院管理必须运用管理学的理论、方法去分析研究医院管理问题。管理学运用于医院管理研究，不仅是管理学实践性的要求，也是医院管理学科学性的要求。

三、医院管理学的研究对象

医院管理学的研究对象主要是医院系统及其各个子系统的管理现象和规律，以及影响医院运行的内外环境，各系统之间的关系、定位、作用和制约机制等，以便找出规律，提出适合医院环境的恰当的管理方法。医院管理学的研究内容涉及医院管理学科体系的方方面面，包括综合理论研究和应用管理研究两大部分。综合理论研究主要研究医院概况和医院管理的基本原理，如医院的概念，医院的类型，医院的产生与发展，医院的性质和功能，医院管理的对象、任务和职能，医院管理的方法论和基本原理等。此外也研究医院与外部环境的适应性及环境管理等。应用管理研究主要研究医院这个系统中既相互联系又有所区别的各要素的具体管理问题，包括人的管理（组织人员管理）、事的管理（医疗业务活动，技术、质量、安全等管理）、信息管理、物资设备管理、财的管理（即经济管理，具体包括财务管理、经济核算、成本核算及实行的各种经济管理制度）等。

需要指出的是，医院管理学作为管理学的一个分支，有着自身学科的特点，所涵盖的内容也是随着社会发展、医院管理理论研究和实践探索的进展而与时俱进的，在每个特定历史时期，医院管理学都有其需要着重研究的内容。医院管理研究者应根据时代特点和时代具体要求确定重点研究内容，以便研究更具有针对性，能更好地指导医院管理实践。

四、医院管理学的发展

医院的科学管理始于 20 世纪初，医院管理学科体系的建立则在 20 世纪 30 年代左右。医院管理学的形成源于管理科学的发展和医疗技术进步的推动。医疗技术的进步推动着医院的迅速发展，使医院的医疗与经营活动日趋复杂。受泰勒"科学管理"思想的影响，国外一些大型医院开始将管理科学运用于医院管理实践，开始培训专门的医院管理者。1910 年美国学者豪兰（Howland）等提出医院管理是一门独立的科学，提倡对医院管理人员进行相关教育。1917 年美国外科协会开展了医院标准化运动，对不符合该协会标准医院的医生不予承认会员资格，此后这项运动在全美展开。1934 年，美国芝加哥大学开始设立医院管理课程。1935 年美国外科协会调查委员会主席麦克依陈（Mac. E. chen）编写的《医院的组织和管理》一书，标志着医院管理学科体系的形成。第二次世界大战以后，管理科学得到空前发展，医院管理学也受到前所未有的重视。美国许多大学设立了医院管理课程，培训医院管理人员。受美国的影响，欧美其他国家及日本也纷纷在高校开展医院管理专业教育，培养专门的医院管理人才。到了 20 世纪 60 年代，许多专业研究机构和专业学术团体对医院管理科学进行系统研究，与医院管理有关的杂志和专著也相继面世，从而使医院管理实践与教育和研究工作结合起来，医院管理科学得到快速发展。

我国医院管理学起步较晚，其发展经历了一个曲折的过程，大致可以概括为三个阶段。

（一）初步研究阶段

从解放战争开始，我国医院管理学进入初步研究阶段。在解放区创建的医院采用的是适合革命战争需要的管理方法。中华人民共和国成立初期，医院管理主要采用的是国外管理体制和方法，但同时也积累了社会主义建设时期的医院管理经验。1952 年，中华医学会成立了医院行政管理研究会。1957 年卫生部召开了第一次全国医院工作会议，并颁布了《综合医院工作制度》和《医院工作人员职责》。1962 年，医院行政管理研究会配合卫生部召开会议，讨论了《关于改进医院工作若干问题的意见》，以后又制定了高等医学院校《附属医院工作四十条》。1963 年，解放军总后勤部卫生部主编的《军队医院管理》一书是我国第一部医院管理学专著，标志着医院管理科学在我国开始了初步系统研究。在以后的较长时间内，医院管理学的发展处于停滞状态。

（二）快速发展阶段

十一届三中全会以来，党的工作重心转移到了社会主义现代化建设上来，管理科学受到了应有的重视，医院管理学随之进入快速发展时期。改革开放后，卫生部在全面总结中华人民共和国成立以来医院管理工作经验的基础上，修改制定了《全国医院工作条例》，修订颁发了《医院工作制度及各级人员职责》等文件，对整顿医院工作起到了很大的指导作用，促进了医院管理的科学化。1980年11月，中华医学会在北京召开了第一届全国医院管理学术会议，并成立了中华医学会医院管理分会，这标志着我国的医院管理作为一门学科开展学术探讨，进入了一个新的历史时期。随后，各省、市、自治区相继成立了地方医院管理学会及分会，使医院管理的学术研究进入了有组织的活动时期。在医院管理学会的推动下，各级医院积极开展国际性医院管理学术交流，包括参加学术会议和派人员出国研修及考察等；在教育培训方面，从1982年开始，上海医科大学、北京医科大学、同济医科大学、华西医科大学、哈尔滨医科大学等高等医学院校相继设立了卫生管理系，系统地进行医院管理人才的培养。此外，不少省市还成立了卫生管理干部学院或卫生管理干部培训中心，并纷纷举办各种内容和形式的管理培训班。1991年卫生部成立了医院管理研究所，该研究所逐渐成为我国医院管理学研究和培训的中心机构。这些机构和专业的建立对培养高层次医院管理专业人才队伍、实现医院管理现代化无疑具有重要意义；在学科建设方面，1981年我国的第一个医院管理专业杂志《中国医院管理》在黑龙江创刊，随后一系列医院管理刊物相继问世，开辟了新的学术阵地，促进了学术的繁荣。与此同时，相关教材、论著也层出不穷，医院管理科学在我国得到了快速发展，医院管理科学学术体系得以形成。

（三）与国际接轨阶段

这一阶段开始于20世纪90年代后期，缘于全球化背景对我国医院管理的影响。1997年，中共中央《关于卫生改革与发展的决定》总结了中华人民共和国成立以来我国卫生事业发展取得的成就和现阶段卫生事业发展中存在的问题，进一步明确了卫生工作的奋斗目标、指导思想和改革方向，也为医院管理的研究指明了方向。中国加入世贸组织，使得中国医院面临全球市场竞争的挑战，医院管理开始与国际接轨，特别是与发达国家接轨，促使我国医院不得不转变经营与管理模式。发达国家先进的管理技术和理论，如医院质量管理、医院绩效管理、医院评审、追求卓越的医院管理等开始被引进并用于指导我国的医院实践。这不仅推动了我国的医院管理学研究与国际接轨，使我国的医院管理科学得以进一步发展，也使医院管理学的内容不断科学化、系统化和现代化。医院管理学研究开始步入国际化轨道，并逐步融入全球医院管理学科体系。

第三节　我国医院管理面临的挑战

全球化大背景带来的经济社会发展以及公众对医疗卫生需求的新变化，对我国的医院改革与发展提出了新的挑战，医院管理者应充分认识到这一点，主动通过管理创新积极应对。我国医院发展面临的挑战主要有以下几方面。

1. 医院宏观管理问题 主要包括理顺政府与医院的关系、医院法人地位的建立、政府对医院的规划与调控、医院转型与自主经营、医疗保险制度的改革、医院补偿机制的改革、政府对医院的合理监管等，这些问题是目前困扰我国医疗体制改革的基本问题，直接关系到未来医院的建设和发展。

2. 深化现代医学模式 目前，医院的功能已从单纯的诊疗疾病和护理患者向兼顾疾病的预防和康复转变，医学模式已从单纯的生物医学模式向生物－心理－社会医学模式转变，要求医院管理必须符合现代医学模式发展的需要。

3. 医院竞争方式的战略转变 我国传统的医院管理由于是政府出资、政府管理，垄断经营，因此缺乏竞争意识。随着全球化进程的加快，私营医院和外资医院快速进入医疗市场，对此医疗市场必然会打破垄断而出现激烈的竞争。我国的公立医院如何转变现有的经营模式，积极提升竞争力，主动应对市场带来的激烈竞争是一个重要挑战。

4. 医院经营模式的转变 医院如何适应未来市场的需要，如何提升自身的竞争力，关键是经营模式的转变。我国公立医院长期行政化带来的高度统一的管理模式，缺乏效益观念，很难适应现代市场和公众对医疗服务的需要，为此必须引入竞争机制，转变传统的经营模式，提高效益。

5. 医院服务模式的转变 医院必须树立服务意识，以患者为管理基础，为患者及家属提供优质服务。必须转变被动的医疗服务模式，主动为患者提供各种优质的医疗服务。

6. 突破经验型管理模式 医院管理要取得高效益，获得核心竞争力，就必须突破经验管理的约束，立足于内涵建设，建立精干的管理机构与科学化决策的管理程序，实行定岗、定编，减员增效，激发医护人员的主动性与创造性，增强活力，走优质、低耗、高效的质量效益型发展道路。

7. 医院的文化建设 医院要获得持久发展，必须加强文化建设。医院文化包括观念文化、医院精神、质量文化、服务文化、道德文化等。医院文化建设的关键是提炼医院精神和核心价值观，建立医护人员的行为规范，创建学习型医院，重视人文与创新精神，与世界接轨。

【思考题】

1. 什么是医院？医院具有哪些特性？
2. 医院的功能有哪些？
3. 医院管理学的学科特点是什么？
4. 简述我国医院管理面临的挑战。

第二章　医院战略管理 ▷▷▷

【教学要求】

1. 掌握　医院战略管理的概念、特点与构成。
2. 熟悉　医院经营管理的概念、主要内容；医疗服务市场及相关概念。
3. 了解　医疗服务营销的基本内容。

知识拓展

四川 H 医院发展战略

在分级诊疗制度下，如何提高学科影响力？四川 H 医院做好三大战略——人才战略、创新战略和区域战略。

一、人才战略

该院李院长认为，作为一家医院，首先要有明确的学科方向和优势的亚专业方向。"医院一定要在某一个亚专业有所为，要么是最强的，要么是最好的。"李院长表示，要实现"十三五"的奋斗目标，学院/医院将以"三大战略，四个维度"作为发展战略。通过人才战略，深化人事制度改革，构建"人才智库"；通过创新战略，以临床创新带动学科卓越发展，打造国际一流的学科集群；通过区域战略，来谋划优质资源区域布局，主动引领分级诊疗实践。

谈到人才战略，李院长认为，医院要改变现有的一些人事管理缺陷，构建人才智库。H 医院已实施 100 个青年"千人计划"，招聘最优秀的人才来院工作。医院还选派了院内最优秀的青年医生，将其送到海外攻读博士后。

目前 H 医院初步形成了一个金字塔型的人才结构，已有 1 万多名医护工作者，但真正核心层只有 3000 人。对于人才管理，医院建立了分类、分层、分级的人事管理体系，以此促进核心队伍的建设。在人才分层管理上，医院把编制作为抓手，凡是入编人员都将是永久性员工。二是中间层的聘用，这一层相当于长期聘用。但对没有达到标准的医生，医院也会将其分流到其他地方工作。这一层大约有 1200 人。三是基本层。这样一来，形成了一个不合格人才的淘汰机制，建立了一个能进能出的良性循环系统。

二、创新战略

创新是医院发展、学科发展的重要驱动力，H 医院通过四大举措来推动医院的创新发展。

一是搭建国家级的创新战略平台。二是建立临床创新的评价体系，"改变了既往以论文、项目、获奖等要素为主的科研评价标准，而是制定了最优的专利及成果转化相关管理办法及激励政策。"三是启动学科"135"工程。四是设立临床新技术基金，鼓励临床创新。H 医院设立了 2000 万临床新技术创新基金，鼓励临床各个专业的医生进一步开发临床新技术。

三、区域战略

区域战略不应是圈地盘，而是考虑如何构建一个和谐的医疗生态圈，使得医院在区域生态圈里真正实现分级诊疗。H 医院构建了紧密型医联体及松散型医联体，形成了一个以 H 医院为中心的共赢生态圈。在紧密型医联体方面，H 医院构建了"1 + 1 + N"的医联体模式，即 H 医院 – 区医院 – 社区医院。H 医院每年会派出医生、全科医生去社区做主任助理，专科医生则不定期到社区坐诊、巡诊，更为关键的是通过在线的方式服务社区。此外，H 医院还与社区医生建立共同的慢病签约服务包，极大地提高了社区居民签约的积极性。

（资料来源：健康界. 李为民：华西医院提升学科影响力的三大战略. https：//www. cn – healthcare. com/article/20161119/content – 487363. html？ appfrom = jkj&from = timeline&isappinstalled = 0）

案例讨论

请分析影响 H 医院战略管理的内外部环境因素。

战略（strategy）一词最早用于军事方面，是与战术（tactics）相对而言的一个概念，指总体的、全局性的、宏观的决定和决策。在西方，strategy 一词源于希腊语 strategos，意为军事将领、地方行政长官，后演变成军事术语，指军事将领指挥军队作战的谋略。在中国，战略一词历史久远，"战"指战争，"略"指谋略。春秋时期孙武的《孙子兵法》被认为是中国最早对战略进行全局筹划的著作。在现代，"战略"一词被引申至政治和经济领域，其含义演变为泛指统领性的、全局性的、左右胜败的谋略、方案和对策。

第一节　医院战略管理概述

一、医院战略管理的概念

战略管理（strategic management）是指对一个企业或组织在一定时期的全局的、长远的发展方向、目标、任务和政策，以及资源调配做出的决策和管理的艺术，包括企业或组织在完成具体目标时对不确定因素做出的一系列判断。

医院战略管理（strategic management of hospital）是指医院确定自身使命，根据外部环境和内部条件设定医院长远发展目标、合理谋划目标的落实进程，并依靠医院内部能力将这种谋划和决策付诸实施，以及在实施过程中进行控制的一个动态管理过程。这个概念可以从三个层次加以理解。

1. 医院战略管理是决定医院长期问题的一系列重大管理决策和行动，包括战略的制定、实施、评价和控制。

2. 医院战略管理是医院制定长期战略和贯彻这种战略的活动。

3. 医院战略管理是医院处理自身与环境关系过程中实现其愿景的动态管理过程。

医院战略管理是提高医院适应能力、提高管理主动性和有效性的重要手段，其根本目的在于优化资源配置，实现医院可持续发展。

二、医院战略管理的产生与发展

20 世纪 70 年代初期，市场经济状况发生了巨大变革，外部环境变得越来越不稳定，企业竞争日渐激烈，经济动荡使得企业生命周期大幅缩短，人们开始认识到单纯的财务计划不足以成为一个完整的管理系统。这就促使企业开始转变经营理念，将经营目标从追求短期的高利润转向长期的持续发展，战略规划在经营单位迅速展开。1972 年，美国学者安索夫（I. H. Ansoff）在《战略管理思维》一文中最早提出"战略管理"一词，1979 年他又出版了《战略管理》一书，系统阐述了战略管理的基本理念和具体模式。随后，美国掀起了战略管理实践的热潮。

战略管理首先在营利性组织（如企业）中得到实施，然后逐渐扩大到非营利性组织，如教育机构、医院和政府机构等，以应对激烈的竞争环境。医院战略管理开始于20 世纪 80 年代初期。当时信息化的发展以及全球化进程的加快，使得医院竞争日渐激烈，医院的职业化管理成为时代发展趋势。此时战略管理理论的完善和在企业中的成功运用为医院管理提供了很好借鉴，许多大医院开始将战略管理用于医院管理实践。

战略管理理论发展很快，目前国外分为三大学派，即竞争战略学派、资源配置学派和目标战略学派。事实上，竞争、资源配置和目标都是医院战略管理的重要内容，必须给予同等关注。

三、医院战略管理的特征与作用

（一）医院战略管理的特征

1. 全局性　现代医院是一个多层次、多要素、多重关系相交织的组织系统。医院战略管理是以医院系统为对象，根据医院全局发展的需要而规定医院的总体行为，从全局出发去实现对局部的指导，使局部得到最优的结果，保证整体目标的实现。具体地说，作为指导全局的总方针，医院战略是协调医院内部各科室之间、管理层之间关系的依据，是促进医院内各单位均衡发展与重点发展相结合的保证。每所医院都应根据自身整体条件和特点，有计划、有重点地发展一批优势学科，以增强医院的竞争优势，并带动其他学科共同发展，使医疗、预防、保健、教学、科研等各项工作协调发展。医院战略管理的全局性还体现在服从国家大局上。医院的发展不能照抄、照搬发达国家模式，不能脱离国情。

2. 长远性　医院战略管理是着眼于未来，对较长时间内（5 年以上）医院如何生存和发展进行通盘筹划，以实现其较快发展。面对激烈复杂的医疗市场竞争环境，任何医院若没有超前的战略部署，其生存和发展将受到影响。长远性也是战略的全局性特征在时间概念上的表现，它直接关系到医院的未来和发展。对未来的设想，重要的不是回答未来怎样，而是通过预测未来的变化趋势制定现在的策略和措施。对于医院来说，在内部建设及外部环境预测等方面，必须有长远的战略眼光，绝不能急功近利，绝不能搞短期行为，而是要致力于实现医院的长期战略目标，以推动医院可持续发展。

3. 关键性　关键性又称重点针对性，是指那些对医院整体目标的实现起决定性作用的因素和环节。战略讲究的是分析环境的机会和威胁、自身的优势和劣势。实施战略管理就是要抓住机会，创造相对优势，增强医院的竞争力。比如，全面质量管理就是一所医院工作的重中之重，好的医疗服务质量可以成为一所医院吸引患者的招牌，差的医疗质量则成为阻碍患者前来就诊的主要因素，所以质量因素是战略管理中需要注意的关键因素。

4. 权变性　权变性是指医院战略管理要具有善于随机应变、适时调整、灵活机动的能力。任何医院在发展过程中必然要受到诸多方面的影响，并随着内外环境的变化而变化。医院管理者应根据实际情况的变化，修正战略，调整计划，把战略贯彻于实际行动之中，以求不断适应环境的多变性。

战略管理本身就是一个动态的过程。由于医院战略具有长远性，因此必须经过一定时期的努力，才能实现其战略目标。同时，战略管理又有战略制定、战略实施、战略控制等不同阶段，而每一阶段又包括若干步骤。因而战略管理过程的各个阶段和步骤是不断循环和持续的，是一个连续不断的分析、规划、实施、调整的过程，这就要求医院管理者要开拓进取、求变创新，制定和实施具有应变性的战略方案。

（二）医院战略管理的作用

战略管理所以受到广泛重视，其根本原因是它能增强组织的适应能力和竞争力，对组织的持续发展具有积极作用。医院实施战略管理的作用也是多方面的。

1. 促进医院快速、持续发展　制定医院发展战略规划是一个调查研究及学习的过程。制定战略规划，可使医院领导者对医院当前和未来的发展环境、发展方向和经营能力有一个正确的认识，全面了解医院的优势与劣势、发展的机会与威胁，做到"知己知彼"，从而采取相应策略，不失时机地把握机会，利用机会，扬长避短，使医院顺利、快速发展。

2. 提高医院经营的目的性　管理学中有一个共识：工作成绩＝目标×效率。有学者认为，"做对的事情"要比"把事情做好"更重要。因为"把事情做好"只是个效率问题，而一开始就设立正确的目标，"做对的事情"才是关键，因为目标的错误往往带来全盘皆输。战略管理中的战略规划就像战争中的战略部署，在开始之前就基本决定了成败。有了科学的战略规划，医院就有了发展的总纲和奋斗的目标，就可以优化资源配置，创造相对的优势，解决关键问题，以保证医院战略目标的实现。

3. 增强医院的管理活力　医院实施战略管理，就可以围绕战略目标进行组织结构等方面的相应调整，理顺内部各种关系，实现资源的优化配置。实施战略管理还可以顺应外部环境的变化，审时度势，正确处理医院目标与国家有关政策、医疗市场需求、竞争与联合等一系列关系，降低医院经营风险，增强管理活力。

4. 提高医院领导及员工的素质　对于医院领导而言，实施战略管理有助于医院领导者从琐碎的日常管理事务中解放出来，集中精力于医院环境分析，发现和解决那些有关医院前途命运的重大战略问题；有助于领导者总结自己的经营管理理念，使之上升到战略高度，并进一步指导实践；有助于领导者高瞻远瞩，树立战略思想和观念，用战略眼光将医院经营活动的视野放到全方位的未来发展和广阔的市场竞争中，从而获得更大的成功。

对广大员工来说，战略管理能够培养他们通观全局的思维方式和价值观念，使之更关注医院的长期目标与自身发展的关系，以便卓有成效地进行合作与配合。同时，战略的实施也为广大医务人员指明了活动的方向和内容，可以有效促进医务人员自我学习，主动提高自身素质和技能水平，以适应未来计划实施的需要。这对于面向 21 世纪的医院来说是十分必要的。

5. 激励全体医务人员和管理人员　战略管理立足于医院的全局和医院的长远发展。战略管理的第一任务是确立医院的愿景和使命。战略使命通常以一种神圣的、伟大的、宏伟的愿景和目标出现，这种愿景和使命对医院全体员工是一种向往，可以持续激励全院人员为之不懈努力。另一方面，战略的实施计划将宏伟的战略使命细化为具体的行动路径，使医院员工在愿景的激励下看到成功的希望，且知道应该怎样做，这对激发员工的工作热情具有十分重要的作用。

战略管理可以使医院更加主动，而不是被动地塑造自己的未来。通过战略管理，医院可以掌握自己的命运，使全体人员认识和理解战略管理的希望。

四、医院战略管理的基本原则

医院实施战略管理是一个复杂过程，在实施中应遵循以下基本原则。

1. 适应环境原则　来自环境的影响力在很大程度上会影响医院的经营目标和发展方向。医院战略的制定一定要注重与其所处的外部环境的互动性。我国目前的经济状况、居民的医疗消费水平与消费模式、疾病谱的变化状况、国家宏观卫生政策等都是医院在制定战略时应该考虑的事项。

2. 全程管理原则　医院战略管理是一个动态的过程，包括战略的制定、实施、控制与评价等。在这个过程中，各个阶段互为支持、互为补充，忽略其中任何一个阶段，医院战略管理都不可能成功。因此，要实行全程管理，在对每一个环节进行控制和管理，保证战略按计划、分层次、有效实施的基础之上实现各环节的协调，提高战略管理的有效性。

3. 整体最优原则　医院战略管理要将医院视为一个整体来处理，要强调整体最优，而不是局部最优。医院战略管理不应只强调组织某一个局部或部门的重要性，而是通过制定医院的宗旨、目标来协调各单位、各部门的活动，使其形成合力。

4. 全员参与原则　由于战略管理是全局性的，并且有一个制定、实施、控制和修订的全过程，所以医院战略管理绝不仅仅是医院领导和战略管理参谋部门的事。在医院战略管理的全过程中，医院的全体员工（包括医务人员和工勤人员等）都应是管理主体，都应该积极参与。全员参与可以做到群策群力，培养主人翁的责任意识，提高员工的积极性和主动性，提高战略实施的有效性。

5. 反馈修正原则   战略管理立足长远，涉及的时间跨度较大。医院战略的实施过程通常分为多个阶段，实行分步骤地实施整体战略措施。在战略实施过程中，环境因素随时都可能发生变化，对此医院需不断跟踪反馈，根据环境的变化不断修正战略实施方案，以保证战略的适应性。

6. 由外及里原则   卓越的战略制定是从外往里而不是从里往外的。医院的战略管理应该眼睛向外，在先考虑外部发展变化、认真分析外在条件的基础之上结合自身特点合理制定战略目标和实施方案。

五、医院战略管理的任务与流程

医院战略管理是通过制定、实施和评价，使医院能够达到其总体目标的措施和策略。医院战略管理是对医院长期性、全局性发展的目标、途径、手段的谋划或方案制定。

（一）医院战略管理的任务

1. 设立医院的使命和愿景   设立使命和愿景就是提出医院的战略展望，指明医院的未来业务组成和前进的目的地，从而为医院提出一个长期的发展方向，清晰地描绘医院将竭尽全力所要进入的事业，使整个组织对此有一种目标感。医院的使命和愿景可以凝聚人心，持续激发员工的工作热情。

2. 设立医院的目标体系   建立目标体系，将医院的战略展望、愿景转换成所要达到的各种具体业绩标准。

3. 制定实现医院目标的具体战略   即根据目标与医院实际确立基本发展态势，选择合理的战略姿态和市场竞争策略，制定医院各职能战略等。

4. 战略的实施   制定合理的战略实施计划，把长远、全局性的战略目标落实到具体部门的日常工作中，在服务对象确立、诊疗技术选择、质量水平提升、服务特色塑造、人才队伍建设、信息技术支撑、财务资源支持等环节上建立具体行动方案、财务预算和工作程序，并加以贯彻执行。

5. 战略评价、控制与调整   主要是评价医院战略执行后的业绩，参照实际的经营事实、变化的经营环境、新的思维和新的机会，及时调整医院的战略展望、医院的长期方向、医院的目标体系以及医院的战略实施方案等。

（二）医院战略管理的流程

医院战略管理的流程一般包括四个步骤：第一步是战略分析。即科学运用合理的分析工具描述医院在政治、经济、社会文化、技术方面的变革，以及医疗机构、医药企业等相关机构的竞争状况，为战略制定打基础；第二步，在战略分析的基础上，结合医院自身条件，选择合适的总体发展战略、竞争战略和职能战略；第三步，在战略指导下，制定出各种执行计划，并整合人、财、物、信息等资源，认真落实战略实施方案；第四步，战略控制与调整，在战略实施过程中监视各种执行活动是否偏离原定目标，是否遭遇了重大的环境变化而需要对原定战略进行调整等。

第二节 医院战略规划

医院战略是医院面对激烈变化的经营环境提出的严峻挑战，为求得长期生存和不断发展而进行的总体性谋划。这种谋划注重从全局的视野创造医院的未来。医院战略就是在对医院的内外部环境进行正确分析的基础上，认清医院现有的优势、劣势，面对的机会和风险，选择、确定医院的总体目标和实现目标的方针与策略。医院实施战略管理的目的是要为医院创造一种独特、有利的定位，增强自身核心竞争力，成功地与其竞争对手进行竞争，有效满足患者的需求，逐步拓展市场，获得卓越的业绩，实现可持续发展。

一、医院竞争战略的选择

医院战略管理所提出的竞争战略与其他企业基本竞争战略在理论上没有任何区别。企业基本竞争战略理论由著名战略管理学家、美国哈佛商学院的迈克尔·波特教授提出。波特通过研究认为，有 3 种基本的竞争战略形态可供企业选择，分别是低成本战略、差异化战略和集中型战略。

1. 低成本战略 是指企业在提供相同的产品或服务时，其成本或费用明显低于行业平均水平或主要竞争对手的竞争战略。低成本战略的意义是通过成本优势使企业在相同的规模经济下取得更大的盈利，积累更多的发展基金，或在不利的经营环境中具有更强的生存能力。

2. 差异化战略 是指企业通过向用户提供与众不同的产品和服务取得竞争优势的竞争战略。这种战略要求企业在产品设计、品牌设计、生产技术、顾客服务、销售渠道等方面提供竞争对手不具备的、不同的产品和服务。这种战略要求企业在产品价格、成本等方面，不仅可以给企业带来高于同行竞争对手的利润率，还可避开激烈的价格竞争。这种战略是基于产品或服务的独特性，增加了对顾客的吸引力，减少了顾客对价格的敏感性，从而获得竞争优势。

3. 集中型战略 是指企业专注具有优势的某一经营领域，主攻某个特殊顾客群、某一产品系列的一个细分范围或一个地区市场，在这个狭窄的领域内，实施低成本或实施差异化，或是两者兼而有之的竞争战略。

波特认为，企业只有在其经营领域内选择上述 3 种战略之一才能发展，才能在竞争中获胜。

美国的另一位管理学者海尔（Hall）则认为，波特实际上只是提出了两种战略，即低成本战略和差异化战略，集中型战略不能作为一个独立的战略。事实上，集中型战略是差异化战略、低成本战略在一些局部领域的集中运用。市场竞争的历史经验和教训告诉我们，低成本战略和差异化战略对企业的生存和发展具有十分重要的意义。

从波特竞争战略中我们可以发现其基本观点：企业战略的关键是确立竞争优势。如何确立和发展竞争优势，则要求管理者对自身状况和环境的组合进行分析，洞察环境变化的趋势，把握机会，规避风险，发挥优势，弥补劣势，将外部环境变化所出现的机会与企业本身优势之间形成交集，寻找未来最佳经营范畴。波特的 3 种基本竞争战略理论广泛地应用于一般产业的分析中，为决策者进行产品定位、实现利润最大化和提高竞争地位提供了清晰的指导。波特竞争战略中的"企业"被定义为"相关经济活动的集合体"，因此，波特用于单个企业的竞争战略理论在某种程度上可以用来分析医院竞争战略的选择。

根据波特竞争战略理论，医院的基本竞争战略可以分为低成本战略、差异化战略和专业化战略。不同类别、规模、资产性质的医院，要根据自己的目标市场定位，选择合适的竞争战略来经营自己的业务范围。每个医院管理者必须把握多变的环境，根据自身的特点，确定战略目标和方向，构建和发挥自己的竞争优势。

二、医院战略层次

医院战略有不同的层次，可分为总体战略、职能战略和业务战略。

（一）总体战略

总体战略是医院最高层次的战略。它根据医院的目标，选择医院的经营领域和发展方向。从医院的经营发展方向到医院各部门的协调，从医院有形资源的利用到医院价值观念、文化环境的建立等都是医院总体战略的重要内容。从形成的性质看，总体战略是关乎医院全局发展的、整体性的、长期的战略行为；从参与战略形成的人员看，总体战略主要是由医院的高层管理者研究和实施的；从对医院发展的影响看，总体战略与医院的可持续发展密切相关。

（二）职能战略

职能战略是医院职能部门的战略。它是医院职能部门创建和有效运用研究开发、医疗服务、财务运营、人力资源等方面的机制和方略，目的是保证医院总体目标的实现。职能战略着眼于医院的经营目标，进行相关的策划，提出目标实现的具体措施和计划，促进和保证医院战略目标如期实现。

（三）业务战略

业务战略是医院各业务经营单位的战略。业务战略是在总体战略的指导下所形成的具体科室的经营计划和方略。业务战略着眼于专业科室的局部战略问题，关系着某一具体的服务和市场，在一定程度上影响医院总体战略的实现。

三、医院战略管理的现代观念

战略制定必须以更新经营理念为前提，医院宗旨的陈述是制定医院战略的基础和起点。医院宗旨要回答"医院为什么存在、医院要干什么"的问题。医院宗旨是医院经营理念的集中体现。在社会主义市场经济体制下，医院经营理念主要包括以下 7 个全新观念。

1. 客户观念　随着医疗市场的激烈竞争，医疗服务的买方市场逐步形成，患者对医疗服务的要求越来越高，选择医院的意识越来越强。因此，医院要树立患者第一的观念，一切以患者为中心。

2. 质量观念　医疗质量关系到患者的生命和健康。医院要实现可持续发展，必须树立质量就是生命的服务观，实行全员质量管理。要建立全面质量观念，推动战略目标的实现，医院必须做好以下几方面工作：①将医院文明建设与全优服务相结合。②将发展科学技术与提高医疗质量相结合。③将提高工作环节质量与医疗终末质量监控相结合。④将落实权责与全面激励相结合。医院管理者要运用 PDCA 循环管理原则，重检查，抓落实，增强全员的质量责任意识。

3. 市场观念　是指医院管理者应具有强烈的市场意识。在全球化大背景下，医院必须具有按照市场需求即患者需要来调整医疗服务活动的观念。

4. 竞争观念　对外，即医院与医院之间的竞争是各自实力的较量，是人才、技术、设备、质量的竞争，也是医院之间经营管理及对外适应能力等方面的竞争；对内，竞争是医院人事、分配机制产生活力的根源。只有竞争，才能增强医院活力；只有积极参与竞争，医院才能快速发展。

5. 开发观念　医院管理者应具有开拓创新和应变的经营观念，要在人力资源、技术资源、管理资源及市场等方面进行开发。

6. 人才观念　医院管理者要具有研究人才成长、发现、选拔、合理使用和有效培养的观念，也就是研究智力投资或智力开发的观念。

7. 效益观念　医院管理者应具有以社会效益为首位，不断提高经济效益的观念，这是经营理念的核心观念。

四、医院战略的制定

医院战略的制定可以按照以下步骤加以实施。

（一）了解医院市场及变化信息

了解医院状况及其变化趋势等基础信息是医院战略制定的基本前提。只有充分认识医疗服务市场状况、顾客状况，并有效预测未来变化情况后，决策者才能对医院竞争环境进行分析，才能提出方案、优选方案，最终制定出合理的战略规划。全面了解医院市场及变化可以从以下两个方面进行。

1. 医疗市场容量分析　在制定战略前要认真分析医疗市场容量及其变化。医疗市场容量分析要知晓两大类问题。

（1）医院所服务的人口规模、分布情况及目标人群的变化趋势　比如，医院现有服务对象的规模、类别是怎样的？未来 5 年，医院服务人群是增加还是减少？特殊人群的服务需求有无变化？目标人群对医院的服务模式是如何的？是来看常见病还是来看疑难杂症？医院的某个服务项目将怎样影响医疗的其他服务？某一项目的需求在多大程度上依赖于医疗保险覆盖情况等。

（2）医院在所在地区医疗市场上所占的份额　如医院服务的主要对象是谁？竞争对手得到了多少市场份额？患者来自哪些区域？哪些人群靠本医院实现其大部分医护服务需求？服务区域人群的年龄分布情况以及经济状况的发展趋势等。

2. 顾客/患者分析　战略制定前要对患者的构成进行量化分析。例如，是什么原因使患者到你的医院购买服务或寻求护理？为什么我们医院比其他医院更对患者具有吸引力？除了医疗、护理外，本院还有什么吸引患者的"增值服务"？医院提供的服务是否有不完善的地方？来诊患者对医院的满意度是多少？患者满意的关键点在哪里？等等。同时，什么是提高患者满意度的关键服务？哪些服务占有较大的市场份额，哪些服务市场份额较小？是否应考虑削减或停止不能对医院的使命、财务状况和效率做出贡献的服务？是否考虑不自己发展，而是购买医院有不足或弱项的医疗服务能力等。

（二）医院竞争环境分析

竞争环境分析是医院战略制定的基础工作，只有通过竞争环境分析，决策者才能对医院经营现状及其发展有一个全面、正确的认识和把握。医院竞争环境分析通常采用 SWOT 分析法。SWOT 是 strengths（优势）、weaknesses（劣势）、opportunities（机会）和 threats（威胁）的缩写，由美国哈佛商学院著名教授安德鲁斯于 20 世纪 60 年代提出。SWOT 分析法是综合考虑企业内部条件和外部环境的各种因素，并进行系统评价，从而为制定战略提供依据的基本工具。

在战略制定时，一方面，要对医院内部的优势和劣势进行全面剖析；另一方面，要对医院外部环境的机会和威胁进行系统分析；然后将对医院经营活动及发展有重大影响的内部战略要素及外部环境因素列在一张表中，逐项打分，按因素的重要程度加权并计算其代数和，以判断其中的内部优势、劣势及外部的机会与威胁，在对其进行综合的基础上提出未来最有可能发展的方向。医院战略的 SWOT 分析可以按以下步骤进行。

1. 医院内部环境分析　医院内部优势、劣势的分析有助于医院清醒地认识自己，正确确定现有的核心竞争力以及需要改进的地方。这样医院可以避免错误的功能定位，找准今后的发展方向，制定明确的发展战略。

（1）内部优势分析　医院的优势是指医院在一定的竞争范围内具有竞争对手无法比拟或不可模仿的独特能力和资源。医院优势分析包括两个层次：第一个层次为优势资源，表现为医院现有的、静态的、可见的资源；第二个层次是优势能力，表现为动态的、不可见的、构建优势资源的能力。因此，医院在优势分析中，既要对可见的优势资源进行分析，更要对隐蔽在深层的、不容易见到的优势能力进行分析。事实上，医院的技术、服务、人力资源、组织体系、文化等都可以构成优势资源，而优势能力的培养对于如何有效利用这些资源至关重要。

（2）内部劣势分析　医院的劣势是指在一定的竞争范围内，与竞争对手相比较缺乏或不足的资源或能力，如缺乏有竞争力的技能技术、服务质量较低、设备老化、管理水平落后、资金拮据等。要做到客观评价医院的劣势并不容易，需要对医院自身和竞争对手都有清楚的认识和判断。

2. 医院外部环境分析　进行外部环境的分析，把握环境因素的彪悍和发展趋势对组织产生的影响，对于医院根据环境变化及时调整战略有着至关重要的作用。对于医院外部环境的分析一定要在分析内部环境的基础上进行，因为医院所拥有的资源不同，环境因素的变化对某个医院来说是机会，而对另外一个医院则可能是威胁。

（1）外部机会分析　医院面临的外部机会是指在环境变化趋势中对医院生存和发展有吸引力的、积极的、有利的方面。比如，发现了新的细分市场、新的技能技术、市场进入壁垒降低、获得购并竞争对手的能力、市场需求增长强劲等。

（2）外部威胁分析　医院面临的外部威胁是指在环境变化趋势中对医院生存和发展不利的、消极的、有抵抗作用的方面。这些因素包括有新的医疗市场进入，医疗市场竞争加剧，就医者、合作者或供应商的谈判能力提高，医疗服务替代品出现，医疗服务技术老化并步入衰退周期等。

3. SWOT 组合分析　以上这些优势、劣势和机会、威胁都是相对的、动态的，是在特定的时间和特定的领域内通过比较而识别的。对其进行分析后，把识别出的所有优势分为两组，一组与机遇有关，另一组与威胁有关；对于劣势亦是如此。然后，建立一个表格，把医院的优势与机会和威胁的两组配对，以及劣势与机会和威胁的两组配对分别放在单元格内（表 2-1）。

表 2-1　SWOT 矩阵组合分析

项目	内部优势（S）	内部劣势（W）
外部机会（O）	SO 战略 ·依靠内部优势 ·抓住外部机会	WO 战略 ·利用外部机会 ·克服内部弱点
外部威胁（T）	ST 战略 ·利用内部优势 ·抵御外部威胁	WT 战略 ·减少内部弱点 ·回避外部威胁

4. 选择不同的战略方向　医院可根据 SWOT 组合分析结果选择不同的战略方向。在某些领域，医院可能面临一些机遇和有利的趋势，同时又存在着某种优势，战略选择就是利用这些机会形成自己的真正优势（如表 2-1 中的 SO 战略）。在某些领域，医院可能有潜在的机会，但却存在某种劣势，战略选择就是利用外部的机会，把这些优势加以改进（如表 2-1 中的 WO 战略）；或者在变化的环境中保持警惕，随时监控威胁的发生（如表 2-1 中的 ST 战略）；还有可能是环境中存在着一定的威胁或不利的趋势，与此同时医院存在着某种劣势，这时的战略选择就是在避免外部威胁的基础上将这些劣势

消除掉（如表 2 – 1 中 WT 战略）。

（二）拟定战略备选方案

确定了战略方向后，尚需提出备选战略方案。通常备选方案越多越好，因为方案越多，通过比较选择出的战略方案就越完善。常见的战略方案有以下几种。

1. 规模经营战略　规模经营在于成功地实现低成本扩张，抢占更多、更大的市场，以拥有强大的市场竞争力。规模经营可以通过联合兼并、资产重组等方式形成医院或医疗集团。连锁经营和各种协作方式的松散型联合，其结果必然是拓展新的医疗市场，促进区域卫生资源的利用效益，发挥医院规模经营效益。规模经营机会和风险并存，为防范扩张失败或背上沉重的包袱，医院实施规模经营战略要把握好扩张的方向和对象。

（1）合理定位扩张的方向　要拓展医院经营范围，实现规模扩张，推动医院跨越式发展，就要合理定位扩张方向，把眼光盯在全球化大背景下的国内、国际医疗市场，而不是局限于眼前的地方医疗市场。

（2）准确把握扩张的时机　从医院的内部优势分析，当医院的综合实力及经济基础已发展到一定阶段，完全具备扩张实力时，即可有计划加以扩张。

（3）选准扩张的对象　扩展医疗范围不能在一个狭小的区间选择规模小而无特色的医院，要在认真做市场调查的基础上考察拟并购的医院，分析扩张的可行性。

（4）积极稳妥地实现低成本扩张　扩张过程中需要搞好财务分析，搞好产权制度、人事制度、分配制度等方面的改革。

2. 差异化经营战略　患者在医院不仅希望得到快速、安全、有效的治疗，也希望得到医务人员的关心和爱护。随着生活水平的提高，患者还希望享受到方便、舒适的医疗服务。特别是在需求多元化的时代，患者更希望得到定制化的医疗服务。服务质量和医疗质量是医院工作质量固有的、不可分割的两部分。医院应建立自己独特的服务战略，尤其在医疗技术专科特色、高服务质量和社区服务逐渐形成的今天，差异主要来源于资源和能力的差别，其中最主要的区别是组织资源、人力资源和无形资产。

3. 品牌经营战略　采用品牌战略就是要创造出医院特有的服务模式，该模式既符合市场又适合患者，这样才能保证医院竞争力的持久发展。因为在消费市场中，品牌意识在消费者头脑中越来越强，一旦消费者在医院提供的医疗服务中形成"消费满意"，就往往会与医院建立起长久的良好医疗供需合作关系。医院的品牌，除了产品固有的技术含量、产品质量和价格三大要素外，还应有专家知名度、专科特色、高精尖仪器及技术水平等要素形成的无形资产，包括医院的社会信誉度高、专家知名度高、人群中口碑好等。

在医疗市场中，谁能够解决好患者的问题，有竞争优势的核心技术，谁就能够得到患者的信任。有了患者的信任，医院就有所发展。没有学科优势，没有自己的特色和品牌的医院，在医疗市场中常常会因缺乏竞争力而处于弱势。一个品牌的形成往往需要相当长的时间才可以做到。对于一个医院来讲，形成品牌的道路最重要的就是求助于高新技术，不断地创新，在创新中寻求空间，通过创新来树立医院的核心技术，提高服务水平，树立医院的良好品牌。

4. 优质经营战略　患者选择医院将以医疗质量的高低为第一标准，面对社会日益增长的医疗需求和质量理念的产生，医疗质量管理必须与国际接轨，这样才能在全球化的医疗市场竞争中取胜。实施优质经营战略主要从以下 3 个方面着手。

（1）重视质量管理国际标准　医院要引进国际质量认证体系，按照国际质量标准严格要求自己，切实提高医疗质量水平。

（2）重视生态文化在医院建设中的作用　实施优质经营战略，需要建立质量第一的价值观念，医院要通过文化建设改变医务人员的医疗服务观念和行为模式，做到在医疗活动中全面质量管理，追求卓越。

（3）重视服务水平的提高　医疗质量也表现在服务水平和患者满意度等方面，实现优质经营战略，必须从提高医疗服务水平开始。

5. 特色经营战略　特色技术优势是形成医院有效竞争力的核心。医院实施特色经营的基础是"院有重点学科、科有专科特色、人有技术专长"。发展技术特色要靠技术创新，技术创新靠高素质人才，人才完成创新又需要设备、资金等工作条件。因此，特色经营战略强调的是特色与创新，实际反映的是医院的核心竞争力。

（三）评估战略备选方案

提出战略方案后需要对这些方案进行全面评估。按战略分析的原则，评估各备选方案一般要抓住两个基本点：一是要选择的方案是否发挥了医院的优势、克服了弱点、善用了机会，并将威胁削弱到最低程度；二是战略方案是否可被接受。要认真分析医院各利益相关者对这个战略方案的认同度。

（四）战略选择

在战略评估的基础上，由医院的决策者进行战略选择。选择的战略方案可能是一种，也可能是一种组合。医院决策者和利益相关者的价值观和期望在很大程度上影响着战略选择。

（五）制定战略计划和政策

根据选择的战略方案，制定相应的政策、策略和战略实施计划。首先要确定目标和任务，确定战略实施的指导思想和原则，明确要做什么、何时做、由谁去做、需要什么资源以及资源如何分配等。也就是说，要制定详尽的战略实施计划。战略计划的目标是使用正式的计划系统来指导医院战略实施，并将医院战略行为时间表化。一般来说，战略计划有 3 种方式：一是从上到下的计划形式，指计划主要从医院高层开始并控制。二是从下到上的计划形式。计划主要从医院各个部门开始，医院高层只是加以引导，说明其要求，并最后对各部门提交的计划进行评判。三是综合计划方式，是在医院高层和各部门间开展连续的讨论后形成计划。

第三节　医院战略实施

医院战略管理并不是说制定出合理的战略目标和方案就行了，要实现医院的可持续发展，必须将合理的战略贯穿到运行当中，将战略贯彻到底。战略计划的实施是战略管理的中心内容，只有将战略计划全面加以实施，才能保证战略目标的实现。

一、医院战略实施的管理

对于战略实施来说，首要的管理问题包括制定年度目标、制定政策、配置资源、调整现行的组织结构、医院组织的改组和流程再造、调整奖励和激励计划、减小变革阻力、使医院管理者适应新的战略、培育支持新战略的医院文化、调整生产作业过程、发挥有效的人力资源功能等。当所实施的战略使医院向新的方向发展时，医院的管理手段和方式必将发生更大的变化。管理者和医务人员都应直接和尽早地参与战略实施决策，战略制定者首先要投入到战略实施中并真正负起责任。

战略制定后，要积极进行动员。医院战略目标与战略的原理应当在整个组织范围内得到明确的宣传和理解。医院全体人员应当全面了解主要竞争者的成就、产品、计划、行动及业绩等环境因素，知晓医院的主要外部机会与威胁，注重对竞争者的研究，每个人都能将自己的业绩与本行业最强竞争者的业绩水平进行比较，使每个人都有奋斗目标。

二、战略实施中的生产运作

战略实施主要发生于生产现场。与生产相关的决策对战略实施的成败有很大的影响。医院在进行任务分配、业务调整与组织结构重新布局之前需要仔细研究以下因素：主要资源的可获得性、地区工资水平、各种医疗活动的直接成本、医院在医疗市场的基本位置、地区或国家的政治倾向及高质量员工的供给条件等。通过这些研究，明确医院以后的工作任务和任务的合理分配。

战略实施中的运作管理还要充分考虑技术管理的创新。在科技发展迅猛的当代，首先要及时获取能给组织带来战略竞争优势的技术，其次要对技术进行适当的管理，使技术能够发挥出真正的作用，成为战略实施中为组织带来优势的源泉。医院新战略的实施需要营造一个有利于发挥创造性的氛围，使技术的创新受到鼓励，且能广泛沟通和交流，形成学习型的组织。对医院领导者来说，首先应使医院拥有与其定位相适应的、先进的业务技术；其次要使各项业务技术之间相互配套；再次要使医院有重点、科室有特色、人才有专长。

三、战略实施中的人力资源

战略制定时要评估各备选战略的人员使用需求与成本，并要制定战略有效实施的人员计划。医院人力资源管理部门必须建立有利于战略实施的激励机制，要将医院整体业绩与医务人员利益挂钩，使尽可能多的管理者和医务人员参与到战略管理中，认真执行各项战略计划和任务。

医院新战略的实施会对很多管理者和员工构成威胁。战略实施时，新的正式与非正式集团会形成，这些集团的价值观、信仰及侧重点等在很大程度上是未知的。战略实施过程中，医院管理者应与全体员工进行充分交谈和沟通，以了解进展情况，并进行恰当干预。

在战略实施中要充分考虑人员能力与战略实施任务的匹配程度。如果得不到有效的人力资源支持，战略就不会成功实施。因此，战略实施时要注重人力资源开发和人力资源结构的调整。

四、战略实施中的财务管理

资金与资金的管理方式是决定一个组织的战略能否成功的关键因素之一。对于资金的管理，医院管理者应主要考虑三个方面的问题：一是为提高资金的价值所进行的管理。无论是为股东、员工创造价值，还是保证公共资金的最佳使用，提高资金的价值都是医院管理者应该考虑的一个基本问题。二是为医院的战略发展提供资金支持。成功的战略实施必须有足够的资金做保证，医院管理者在战略实施时要多渠道进行融资，融资时要特别注意保证融资活动的性质与战略类型相适应，要关注业务成效与财务成效的平衡。三是要照顾到各利益相关者的财务预期。不同的利益相关者对财务成效会有不同的预期，因此在设计战略实施方案时，必须充分考虑不同利益相关者的预期，制定适合的战略实施方案。

医院战略实施中的财务管理可以按以下方式进行。

（一）预计财务报表分析

预计财务报表分析是一种重要的战略实施技术，它可以帮助医院考察各种行动和方法的预期结果。这种分析可用于预测各种战略实施的影响，预计损益表和预计资金平衡表可以使医院计算出在各种战略实施方案条件下的金融比率，从而优选实施方案。

（二）财务预算

财务预算是详细说明在特定时期如何得到和使用资金的规范性文件，最常见的是年度预算。从根本上说，财务预算是详细确定医院为成功实施战略必须做什么的一种方法。财务预算不是限制支出的工具，而是最有效利用组织资源以获得最大利润的方法。当医院遇到财务困难时，预算对于指引战略实施尤为重要。

财务预算活动详细、具体、繁琐且成本较高，预算不足或预算过度都会给战略实施带来影响。因此，管理者在制定医院财务预算时要全面了解以往的经营状况，运用科学的方法进行预算并进行充分论证，同时还应提高下属对预算制定的参与度，增强预算的公开性和透明度，以获得更多医务人员的支持和认同。

（三）评估组织价值

评估组织价值是有效实施财务管理的前提，也是战略实施中选择恰当实施方案的保证。确定医院组织价值的方法主要分为三类：根据医院的现有资产确定、根据医院效益能力确定和根据医院的市场价值确定。医院的组织价值评估要基于财务事实，但某些因素很难准确衡量其货币价值，如患者忠诚度、历史资信、医院等级及技术水平等，这些因素不能被反映在医院的财务报表中，但其作用和价值是客观存在的，而且有时还显得十分重要，所以医院的组织价值需通过定量和定性两种方法才能获得。

五、战略实施中的信息管理

在战略实施过程中，信息是一种重要的资源。随着科学技术的进步，信息技术也在发生着日新月异的变化。在当今充满竞争的市场上，信息管理成为有效提高一个组织竞争力的重要途径。从战略的角度看，信息的处理能力能够在多大程度上帮助组织创造新知识以及在组织内外有效分享知识，将成为组织在战略规划与实施中必须仔细考虑的问题。战略实施过程中，信息管理发挥着重要的作用与功能，具体表现在以下几方面。

（一）提高管理能力

例如，医院采用信息化电子病历可以提高服务质量和效率，并能更快捷地搜集患者的卫生需求等相关信息，这不仅有利于医院制定更加具有针对性的市场战略，而且对完善实施方案也有重要的指导意义。再比如，医院库房采用信息化的库存管理系统，则能够制定更为科学的存货计划、采购计划，从而降低成本，提高管理的有效性，为确保医院战略全面有效实施提供良好支持。

（二）有利于改善组织结构

随着信息技术的快速发展，组织内部信息的交流将越来越快，医院的领导者可针对战略实施中的问题与基层进行更多的沟通和互动，减少信息在不同层级传递过程中的损耗。这将有利于组织发展的"扁平化"，决策者也能更好地利用信息对战略实施过程加以控制。

（三）有利于发掘市场机会，优化实施方案

随着信息的获取更加容易，以及信息分析技术更加成熟，医院领导者在战略实施方案制定时就可依据相关信息做出更佳的决策。例如，医院所在地域居民疾病发生的相关信息、药品零售机构药品的销售情况、高新诊疗技术的信息等，都能够帮助医院领导者对医疗市场进行分析，从而合理优化战略实施方案。

在战略实施过程中，医院管理者要利用现代信息技术，健全信息管理系统，完善信息流通机制，以提高战略实施中的管理效果。

六、战略实施中的文化作用

改变组织文化使其适应新的战略，要比改变经营战略使其适应现有文化更为有效。改变组织文化的方法有很多种，包括招募新雇员、人员的培训与流动、组织结构的变革、榜样示范及正面引导等。以下因素对连接医院文化与经营战略尤为有用：①在招聘和社交活动中对医院的宗旨、章程和纲领进行正式陈述。②医院的结构布局、外表和建筑设计。③树立榜样，以及由医院领导进行的教育和训练。④明确的奖励、级别制度及晋升标准。⑤有关医院关键人物和事件的故事、传说与格言。⑥医院领导者的工作重点、手段和控制方式。⑦医院领导对关键事件和危机的态度及反应。

应该注意，医院战略实施与医院文化间的脱节会危害医院的整体绩效，并影响战略的成功。医院的战略变革总是要威胁到组织原有的文化，因此，战略实施中要主动变革医院文化，要用新的文化来推动战略实施，而不是在战略实施后才建立新的医院文化。

第四节　医院战略控制

控制是管理的重要职能之一，管理活动要达到预期目标必须要进行有效控制。因此有学者将控制定义为：保证执行与计划相符，从而有效实现预期目标的管理过程。从控制的实施过程看，控制一般是指将反馈回来的实践结果与预定的目标（标准）进行比较，检测偏差，评价其是否符合原定目标（标准），以发现问题，及时采取措施予以纠正。医院战略目标的实现离不开有效控制，一所医院对其战略活动的控制是一个调节的过程，即通过保持医院系统稳定地运行，保证医院战略目标得以实现的不断调节过程。

一、医院战略控制的目的与任务

（一）医院战略控制的目的

战略控制之所以必要，是因为在战略实施过程中会遇到许多具体问题，使战略实施与战略目标出现偏差，导致目标无法实现。医院战略控制的目的主要有两个方面。

1. 确保战略目标的实现　战略控制的首要目标是保证战略实施中各项活动与战略目标保持一致，确保医院战略方案的正确实施，从而保证战略目标的实现。

2. 优化战略方案　即通过控制发现原有战略中不合理的因素，从而检查、修订、优化原定战略方案。

（二）医院战略控制的任务

战略控制不是具体地去了解计划执行情况，不是简单的检查与监控，它主要的任务体现在以下几个方面。

1. 了解并分析现行战略实施的有效性。

2. 研究制定战略方案前提（如战略环境及预测等）的可靠性。

3. 分析早期战略方案修正的必要性和优化的可能性。

4. 对战略方案与战略规划总体进行重新评价。

二、医院战略控制的程序

医院战略控制作为一个持续的调节过程，一般有以下几个步骤。

（一）确定控制标准

标准是人们检查和衡量工作及其结果（包括阶段结果和最终结果）的规范。制定标准是进行控制的基础，没有一套完善的标准战略控制就失去了客观依据。控制标准可以根据战略目标来确定。医院管理部门在制定战略执行方案之前要明确而具体地指出医院的战略总目标和阶段目标，并将此目标分解给下属各部门，使各部门既有一个确定的奋斗方向，又有一个阶段的分目标。结合这些目标，再考虑各部门的环境和资源配置状况，这样就可以制定出各部门基本的控制标准。

（二）建立报告和信息反馈等控制系统

报告和信息反馈系统是医院进行控制的中枢神经，是收集信息、发布指令所必需的平台，这对于大型和超大型医院则意义更为重要。没有一个畅通的报告和信息系统，医院就不可能了解战略执行的具体情况和实施的最终效果，就不能获得进行分析与决策所需的充足而及时的信息，因此也就无法实施控制。

（三）衡量工作成效

控制的基本方式是通过将工作实施成效与标准进行比较，从而发现问题，及时解决。因此，衡量成效是战略控制的一个基本环节。控制过程中衡量工作成效要注意两个方面：一是对工作成效的全面评价和衡量；二是要确定适宜的衡量频度。

（四）比较结果

比较结果是对战略执行中的工作成效与确定的医院评价标准和医院战略目标进行对比和分析，找出实际活动成效与评价标准的差距及其产生的原因。这是发现战略实施过程中是否存在问题和存在什么问题，以及为什么存在这些问题的重要过程。

（五）采取纠正措施

通过对结果的比较分析，对没有达到目标和标准的执行活动，医院应根据分析出来的原因，采取恰当的纠正措施。纠正措施应视问题的性质和产生的原因而定，不一定是对问题所在部门采取责令其改变现有实施活动或行为，也可能是调整评价标准或医院目标以及该部门的分目标。

医院在战略控制过程中，从着手纠正到完成纠正之间往往存在一定的时滞，一所医院的服务范围及人群越分散，跨地域服务越多，组织规模越大越复杂，这种时滞往往就越长，医院在战略控制时要考虑这一因素。

三、医院战略控制机制的选择

所谓控制的机制，主要是指控制所借以进行的手段及其耦合。医院总体上正确运用战略控制机制，可以使各部门在控制自己的战略决策时，从优先考虑本部门利益的排外立场上转变到积极寻求统一实施医院总战略上。

医院的战略控制机制主要有 4 种类型。

（一）战略计划的控制机制

计划是医院对下属进行战略管理具有关键作用的控制机制，大多数医院都在战略方案的指导下制定实施计划。计划的控制机制要在可行的范围内，使制定的计划能够将医院和它的业务分部门的目标具体化为指标或标准，例如在利润、支出和投资水平等方面的指标或标准。

从战略的角度评估一个计划，必须注意几个问题：①计划是否与战略目标相一致，并为战略目标的实施服务。②计划是否与战略环境相符合。③计划是否与内部条件相协调。④从可获得的资源、业务单位的能力和价值的角度看，计划内容是否恰当。⑤计划能否承担一定的风险，有无应变能力。⑥计划的时限是否恰当。⑦计划是否具有可操作性。⑧计划能否激发人们的积极性。

从医院管理的实践经验看，计划中易犯的错误是：①医院主要领导者过度依赖于计划提出者或委托单位。②管理者埋头于处理眼前事务和日常事务，忽略了计划的长期性和协调性。③制定了一个起点不高的计划或难以实现的空洞计划。④没有使各级执行人员参与计划。⑤没有使计划成为评价绩效的标准。⑥执行过程中各相关部门各行其是，难以协调。⑦计划过于死板，缺乏应有的灵活性和回旋余地。⑧不能及时有效地检查计划的完成情况。

（二）数据资料的控制机制

数据资料的控制机制主要是通过负责收集和提供与医院发展战略有关数据资料的系统来进行战略控制。成功的关键在于信息的及时、有效和准确。数据控制机制主要借助于信息系统、成果评价系统、资源分配程序、预算过程等来实施。

（三）管理人员的控制机制

管理人员的控制机制是指通过对管理人员和职工提供帮助、强化协调等办法，使他们的愿望、利益诉求、价值观念、思维模式等从对本部门局部利益的要求转到关心医院总体发展战略活动上去。

医院战略管理实施中，管理人员的控制机制要取得效果，需要注意三个方面：一是下属对医院战略的理解和支持；二是正确使用杰出的管理人才；三是最大限度地调动职工的积极性。

（四）争议解决的控制机制

这一机制主要解决各部门在实行战略方案时所引起的争议。其任务主要包括：决策责任的确定和调整；建立争端解决程序；建立相应的协调机制，如协调委员会、特别工作组等。为了防止战略实施中争议的产生，医院还可采取避免争议的前馈控制，即管理人员采用适当的手段，消弭导致争议产生的各种潜在因素，使不适当的争议行为没有产生的机会，从而达到将问题消灭在萌芽状态、最大限度降低争议与冲突的目的。

前馈控制是控制中最理想也是最有效的方法，但是前馈控制往往受多种因素的制约，不是所有战略实施活动都可以有效地实施前馈控制，也不是所有管理者都能做好这项工作。医院战略实施中的前馈控制可以通过以下方式进行。

1. 管理自动化 医院可通过自动化手段传递信息，下达任务，明确职责，从而减少所需的控制内容，因为一些自动化手段能够按照医院的预期目标指挥员工正确工作，从而减少矛盾，保持工作的稳定性。

2. 相对集中化 是指把权力集中于少数高层管理人员手里，以减少分层控制所造成的矛盾。对于医院中程序相对较为固定、常规的、利益影响弱的一些工作可以通过权力相对集中的方式进行管理，以达到减少控制任务的目的。

3. 与外部组织共担风险 是指医院的有些业务活动由共担风险的外部组织承担责任、负责控制，本医院或单位不需要再进行额外控制。

4. 转移或放弃某种服务活动 是指把某些难以控制的业务活动，通过转让等办法，使其在本单位停止，以此消除有关的控制活动。

【思考题】

1. 医院战略管理的作用是什么？
2. 简述医院战略层次划分。
3. 医院战略的 SWOT 分析描述。
4. 简述医院战略管理实施过程。

第三章　医院组织管理 ▷▷▷

【教学要求】

1. 掌握　医院组织及医院的规模设置。
2. 熟悉　医院组织结构的几种典型类型。
3. 了解　有关组织的概念、原理、设置原则。

课程导入

"格雷·斯隆"医院——扁平化组织的经典案例

德鲁克将医院与交响乐团相比，认为医院作为知识经济的典型范例，是最适合这种扁平化模式的。就如同在交响乐团中，乐队指挥面对的是每一个乐手，扁平化组织中的决策者面对的是众多的参与决策者和执行者。"格雷·斯隆"医院正是采用了这种扁平化的管理模式，才使得企业充满了活力。事实上，组织扁平化不仅是当代企业的新型组织模式，更是学者们关注的热点，在亚当·斯密的劳动分工理论下，科层制的机械组织模式曾经为工业革命的标准化生产带来了效益和规模，但随着知识经济时代的来临和信息化进程的加速，该传统模式变得笨重而缺乏应对性，而"组织结构变革"的趋势之一就是扁平化，扁平化现在似乎成了"好"的组织结构形式的一种标签。

"格雷·斯隆"医院的扁平化组织特征，体现在其结构上采用了以专家主导的散漫性分权制，实践中奉行的是以任务主导的流程式控制法，文化上则倡导以创新主导的"唯一性竞争术"。医院作为救死扶伤的组织，对知识的拥有和输出是能完成其使命的关键所在。

"格雷·斯隆"医院以专家为主导的散漫性分权制具有几个特点：专家主导：散漫性分权制；任务主导：流程式控制法；创新主导：唯一性竞争术。

综上所述，"格雷·斯隆"医院因其在结构上的专家主导模式，从而使权力的散漫化得以实现，而其以任务为主导的流程监控模式，使得其在实践中能有效调动资源，其创新主导的文化氛围则是保持其管理活力的关键所。

（资料来源：谭子雁."格雷·斯隆"医院——扁平化组织的经典案例.经营与管理，2016（3）：34-37.）

案例讨论

扁平化组织为何是组织的发展趋势？现代信息技术可以为扁平化组织提供哪些条件？

　　组织是一个系统，它具有一定的结构，是按照一定的目标形成的权责关系。组织工作在这个权责结构中，按照组织目标的要求，把为达到组织目标所必需的各种管理活动加以组合分类，同时授予各类管理人员进行每一类管理活动所需的职权，协调好各个层次人员上下左右的分工协作关系，并根据外界环境的变化，随时对组织结构进行调整，使之日趋完善。医院作为一个组织体系，则必然要对这个组织进行管理。

第一节　医院组织管理概述

　　组织结构是组织正常运营和提高经济效益的支撑和载体。现代组织如果缺乏良好的组织结构，没有一套分工明确、权责清楚、协作配合、合理高效的组织结构，其内在机制就不可能充分发挥出来。医院组织结构是医院实现战略目标和构建核心竞争力的载体，是医院人力资源管理最基础的部分。因此，医院组织结构的设计在医院管理中占有举足轻重的地位。

一、组织相关概念

　　医院组织管理是应用有关管理的原理和方法，研究医院组织的合理化配置和如何发挥医院员工的积极性，提高医院总体运作效能的一门管理学科。医院组织管理主要是对医院组织结构设计和人员的配置与管理，在医院管理中具有重要意义。

（一）组织

　　从广义上说，组织是指由诸多要素按照一定方式相互联系起来的系统。从狭义上说，组织是指人们为实现一定的目标，互相协作结合而成的集体或团体，如党团组织、工会组织、企业、军事组织等。狭义的组织专门指人群而言，运用于社会管理之中。在现代社会生活中，组织是人们按照一定的目的、任务和形式编制起来的社会集团，组织不仅是社会的细胞、社会的基本单元，而且可以说是社会的基础。

（二）组织管理

　　组织管理是通过建立组织结构，规定职务或职位，明确责权关系，以使组织中的成员互相协作配合，共同劳动，有效实现组织目标的过程。组织管理是管理的基础内容，组织管理的好坏直接关系到组织的适应性，并反映在员工的工作行为上，从而影响到工作效率和管理效能。

（三）组织结构

　　组织结构是表明组织各部分排列顺序、空间位置、聚散状态、联系方式以及各要素之间相互关系的一种模式，是整个管理系统的"框架"。组织结构主要涉及部门组成、基本岗位设置、权责关系、业务流程、管理流程及组织内部协调与控制机制。

二、医院组织结构设计

组织结构设计是组织管理中最重要、最核心的环节，它着眼于建立一种有效的组织结构框架，对组织成员在实现组织目标中的工作分工协作关系做出正式、规范的安排。组织结构设计的目标是要形成实现组织目标所需要的正式组织。

（一）医院组织结构设计的主要任务

1. 搭建组织架构 根据医院的实际情况，选定组织结构类型，设计医院行政管理系统、临床系统、医技系统、后勤保障系统的组织架构体系。

2. 重新规划部门、科室设置 根据医院组织中分工与协作的需要，重新规划部门、科室设置，明确各部门、各科室的使命与职责、岗位设置和职责及人员编制，建立清晰的权力体系。

3. 梳理工作流程 梳理医院基本业务流程与管理流程，并建立医院的内部协调与控制体系。

（二）医院组织结构设计的原则

根据组织结构设计的一般原则，结合医院组织结构变革实践积累的经验，医院组织结构设计应遵循以下原则。

1. 任务与目标原则 组织结构设计的根本目的是为实现组织的战略任务和经营目标服务的。医院组织结构设计的全部工作必须以此作为出发点和归宿点，即医院任务、目标同医院组织结构之间是目的与手段的关系；衡量组织结构设计的优劣，要以是否有利于实现医院任务、目标作为最终标准；进行组织结构改革，必须明确从任务和目标的要求出发，该增则增，该减则减，避免单纯地把精简机构作为改革的目的。

2. 专业分工和协作原则 现代组织的管理，工作量大，专业性强，分别设置不同的专业部门，以助于提高管理工作质量与效率。在合理分工的基础上，各专业部门只有加强协作与配合，才能保证各项专业管理顺利开展，达到组织的整体目标。贯彻这一原则，在医院组织结构设计中要十分重视横向协调问题，主要措施有以下几点。

（1）实行系统管理，把职能性质相近或工作关系密切的部门归类，成立各个管理子系统，分别由各副院长负责管辖。

（2）设立一些必要的委员会、工作小组来实现协调。

（3）创造协调的环境，提高管理人员的全局观念，增加相互间的共同语言。

3. 有效管理幅度原则 由于受个人精力、知识、经验条件的限制，一名领导人能够有效领导的直属下级人数是有一定限度的。有效管理幅度不是一个固定值，它受职务的性质、人员的素质、职能机构健全与否等条件的影响。这一原则要求医院在进行组织结构设计时，领导人的管理幅度要控制在一定水平，以保证管理工作的有效性。由于管理幅度的大小与管理层次的多少呈反比关系，同时这一原则要求在确定组织的管理层次时必须考虑有效管理幅度的制约，因此有效管理幅度也是决定医院管理层次的一个基本因素。

4. 集权与分权相结合原则 医院设计组织结构时，既要有必要的权力集中，又要有必要的权力分散，两者不可偏废。集权是大生产的客观要求，有利于保证组织的统一领导和指挥，有利于人力、物力、财力的合理分配和使用。而分权是调动下级积极性、主动性的必要条件。合理分权既有利于基层根据实际情况迅速而正确地做出决策，也有利于上层领导摆脱日常事务，集中精力抓重大问题。因此，集权与分权是相辅相成的，是矛盾的统一。没有绝对的集权，也没有绝对的分权。

5. 稳定性与适应性相结合原则 该原则要求医院进行组织结构设计时，既要保证组织在外部环境和组织任务发生变化时能够有序地正常运转，还要保证在运转过程中能够根据变化情况做出相应的变更，并具有一定的弹性和适应性。为此，需要在医院组织中建设明确的指挥系统、责权关系及规章制度，同时又要选用一些有较好适应性的组织形式和措施，使医院组织在变动的环境中具有一种内在的自动调节机制。

（三）医院组织结构设计的程序

根据组织工作的基本原则，有步骤地进行组织结构设计，可以在一定程度上保证组织的科学性。医院组织结构设计可以按以下程序进行。

1. 因素分析 这是医院进行组织结构设计的首要步骤。这一步骤中应确定医院的目标和实现目标所需的活动。严格地说，确定目标属于计划工作的内容，医院组织工作通常是从确定实现目标所必需的活动开始的。充分了解医院的状况，尤其是制约医院组织设计的因素，可以在以后的组织工作中做到有的放矢，避免设计出先进但不符合实际的组织结构。

2. 职能分解与设计 这是根据医院资源和环境条件对实现目标所必需的活动进行分组。一方面要明确医院纵向上下级之间的关系，另一方面要明确分解后的职能部门之间的协作方式，通过协作保证分工效益得以实现。

3. 组织结构的框架设计 框架设计能承担企业各种职能的协调、高效的分工协作关系。根据工作人员相称的原则为各职位配备合适的人员，并通过决策任务的分析，确定每个职务所拥有的职责与权限。工作与人员相匹配，职位与能力相适应，即"人与事相结合"，这是医院组织结构设计和人员配备工作中必须考虑的一个重要因素。

4. 组织运行保障设计 根据医院组织结构本身的特点确定相应的人员数量、结构，以保证组织结构设计的意图得以贯彻落实。

5. 反馈和修正 医院组织结构设计是一个动态的过程。医院组织结构确定后，还要将组织运行的情况及时反馈，并根据反馈的信息及时完善组织结构设计。

（四）医院组织结构设计需考虑的因素

影响医院组织结构设计的因素较多，其中常见的有医院环境、医院战略、医院规模、医院生命周期等。

1. 组织结构与医院环境 医院的行为必须顺应环境的要求，根据与医院的相关程度，医院环境可分为任务环境和一般环境。任务环境与医院环境相互作用，并直接影响着医院实现目标的能力，包括医疗行业竞争情况、当地居民情况、医药器械供应等。一般环境是指政策法律、社会文化、经济、技术等。环境的不确定性影响着医院组织结构的设计，具体表现在对职位和部门、组织的分工和协作方式等方面的影响。例如，随着城镇居民医保及新农合等政策覆盖面不断扩大，医保工作量不断增加，需要有专门的部门，因此医院设置了医保管理部。

2. 组织结构与医院战略 组织结构是医院高层决策者为实现目标而建立的信息沟通、权限和职责分工与协作的正式关系，因此组织结构设计的起点应该是医院的目标和实现目标的战略。医院的发展战略导向一般包括技术导向、运营卓越和顾客密友3种形式，与这3种不同的战略导向形式相对应的医院组织结构也有所不同。

3. 组织结构与医院规模 医院规模大小是组织结构设计中必须考虑的一个要素，不同规模的医院表现出明显不同的组织结构特征。例如，二级医院的职能科室比一级医院多，且分工较为明确；三级医院比二级医院的职能科室更多，分工更为细化、明确。

4. 组织结构与医院生命周期 医院的成长过程，如同人的成长要经历幼年、青年、中年、老年等阶段一样，也要经历不同的成长阶段，医院在每个阶段都会有不同的组织特征和遇到不同的问题，因此也需要有不同的组织结构与之相匹配。

第二节　医院组织结构类型

组织结构表现为组织的机构设置和权力划分。组织结构反映了医院组织各部门的排列顺序、空间、位置、聚集状态、联系方式以及相互之间的关系，它是执行经营和管理任务的体制，起"框架"作用，是组织目标得以实现的载体。目前，医院采用的主要组织结构形式有直线型、直线职能型、矩阵型和事业部型等。

一、直线型组织结构

直线型组织结构又称单线型组织结构，该结构中，职权从组织上层垂直流向组织基层。该组织结构具有以下特点。

1. 组织中每一位主管人员对其下属有直接职权。

2. 组织中每一个人只能向一个直接上级报告。

3. 权力高度统一，主管人员在其管辖范围内有完全的职权或绝对的职权。

优点：设置简单，权责分明，统一指挥，集中管理，决策迅速，工作效率高。

缺点：要求管理人员全面掌握各种专业知识，管理人员负担过重，有时可能因为小事而忽略一些重大决策。

直线型组织结构适合于规模较小、管理层次较为简单的医院，如街道、地段医院等一级医院，不适合规模较大、管理较复杂的医院（图3-1）。

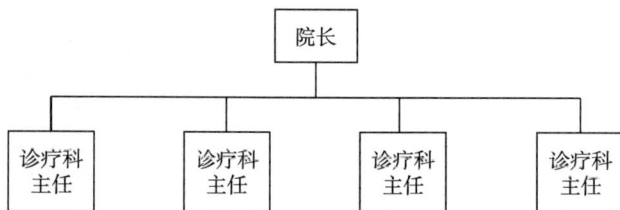

图 3 - 1　直线型组织结构

二、直线职能型组织结构

它是由医院中各级行政领导进行直接指挥与各级职能科室人员进行业务指导相结合的一种组织形式。该组织结构具有以下特点。

1. 根据管理职能划分部门和设置机构，实行专业化分工，加强专业管理，但是医院的经营活动仍由院长统一指挥。

2. 将管理人员分为两类：直线人员和职能人员。直线人员对上级负责，对下级部门具有决策权和指挥权；职能人员对下级没有指挥权，只在专业领域内对直线管理人员起参谋作用。

3. 实行高度集权。

优点：既能体现专业化管理，又能保证统一指挥，权责明确，弥补直线人员精力、能力方面的不足。

缺点：职能部门之间信息沟通不畅，专业化分工带来协调上的问题。

直线职能型组织结构适合于中等规模的医院，我国的区、县中心医院等二级医院多采用这种组织结构形式（图 3 -2）。

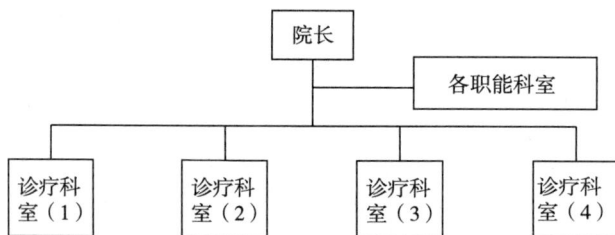

图 3 - 2　直线职能型组织结构

三、矩阵型组织结构

它是将按职能划分的部门与按产品（或工程项目、服务项目）划分的小组结合起来，形成一个矩阵。

优点：①矩阵组织中的项目负责人又是职能部门的人员，加强了组织内各部门之间的联系，有利于多方合作和提高效率。②把不同部门的专业人员结合起来，有利于激发员工的积极性和创造性，培养和发挥业务人员的工作能力，提高其技术水平和管理水平。③矩阵型组织结构有较强的灵活性、机动性和适应性，可根据环境变化而采取相应的对策。④能够调动中层和基层管理人员的积极性，增强责任感，充分利用其专业知识和技能处理医院的日常工作，使高层管理者能集中精力考虑组织的整体发展等重要问题。

不足：①由于实行双重领导，容易产生矛盾。②人员的频繁流动会给管理带来困难，增加管理成本。③工作缺少长期性，会削弱工作责任感。

矩阵型组织结构适合于医疗任务重、业务复杂、辅助诊疗技术要求高、科研任务较多的大型医疗单位（图3-3）。

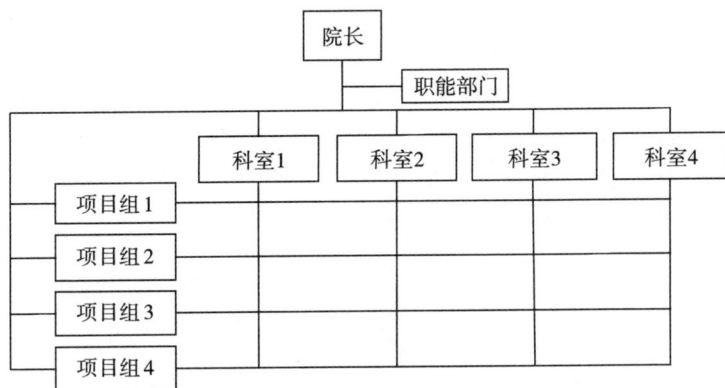

图3-3 矩阵型组织结构

四、事业部型组织结构

事业部型又称分权组织，或部门化结构。其特点是把医院的生产经营活动按照服务种类、对象或地区分成若干个事业部。每个事业部是一个相对独立的经营单位，实行独立核算。在管理上实行集中管理、分散经营的原则（图3-4）。

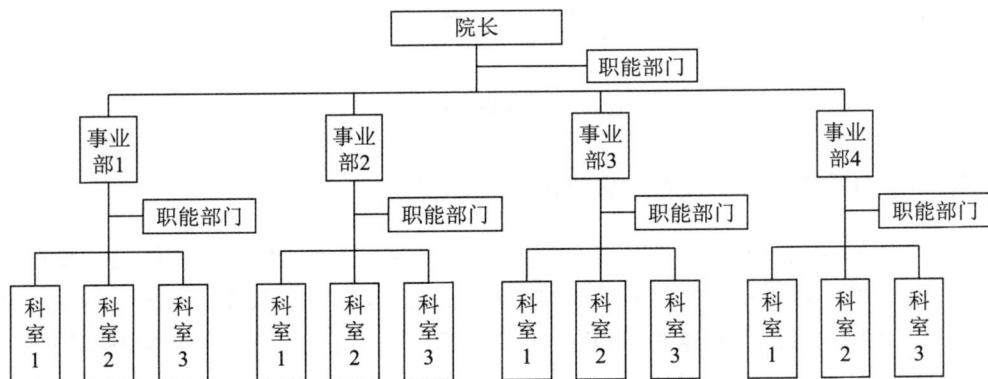

图3-4 事业部制结构

优点：可使医院最高领导层成为强有力的决策机构；具有较强的稳定性和适应性；有利于各事业部发挥医疗经营的主动性和积极性；有利于提高管理者的专业知识和领导能力；有利于医院总部考核评定各部门的经营成果；促进各事业部的利益与整体利益的

协调一致。

缺点：①职能机构重叠，造成一定的浪费。②独立核算，易产生本位主义。③职权下放过大，增加了协调的难度。④各事业部之间竞争激烈，造成人才和技术的相对封锁等。

五、其他复合型组织结构

随着全球化进程的进一步加快，我国医疗服务市场向国内民间资本与国外资本开放；随着医疗市场的不断变化以及医疗制度改革的推进，社会上出现了许多复合组织类型的医院。这些医院在传统医院的组织机构基础上，融合现代企业管理的组织模式，使医院运转效率更高，管理更专业，如董事会领导下的医院集团（图3-5）。此外，医院后勤部门的社会化也是目前医院组织形式显著变化的具体表现（图3-6）。医院组织结构由原来的"小而全"逐渐向分工社会化、专业化的方向发展，使医院业务管理得以提升，医疗服务水平得以提高。

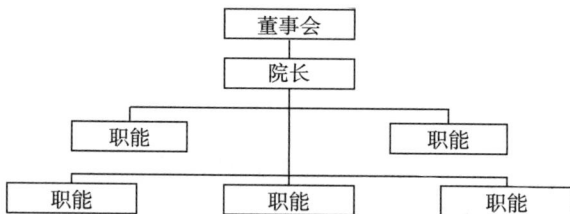

图3-5　董事会领导下的医院集团

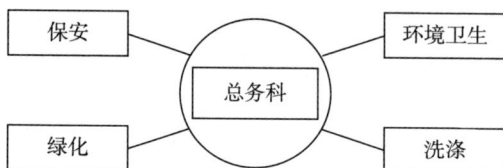

图3-6　医院后勤部门

六、国内外常用的医院组织结构

医院组织结构的选择主要受任务目标、内外环境、技术和医院本身的特性影响，大的综合性医院与小医院的组织结构存在差异，综合医院与专科医院的组织结构也存在差异。当前，我国医院的组织结构多以卫生部1987年发布的《综合医院组织编制原则试行草案》中关于组织机构设置的有关原则为依据，并根据医院规模、承担任务和学科状况而定，以500张床的综合性医院为例，医院的组织机构如图3-7所示。

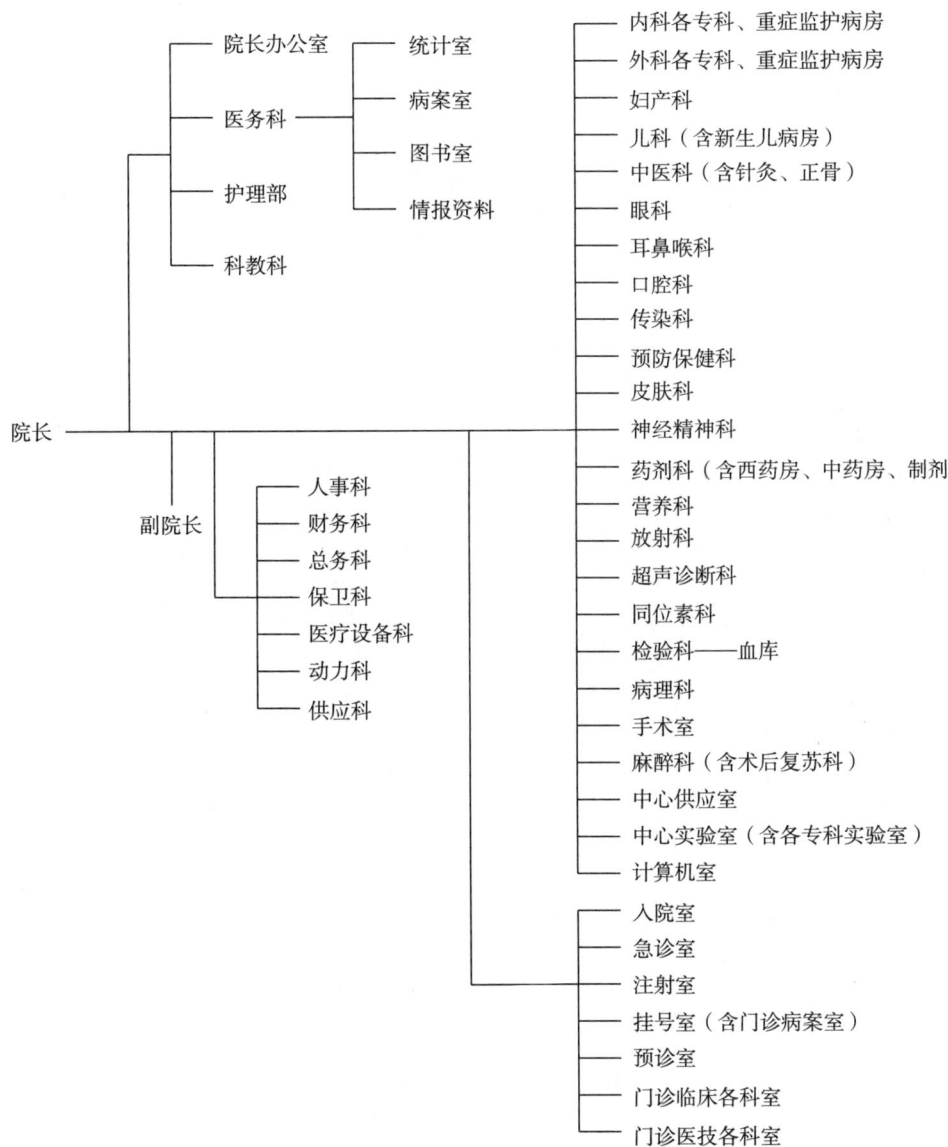

图 3-7　我国综合医院一般组织结构图

随着医学科学的发展和改革的深化，许多大型综合性医院的部门数量和规模大增。随着国家医疗卫生体制改革的深入和医院参与社区卫生服务程度的加深，医院的预防保健功能和规模得到扩展，医院承担了更多的责任，从而不断细化组织结构。但我国医院的组织结构模式发生大的变化的可能性很小，出现变化最可能的医院是股份制医院和私立医院，因为这类医院的所有制形式和经营模式发生了重大改变。

国外现代医院多采用类似的"一长三部"制（图 3-8），即整个医院设一位院长，下设医疗、护理、后勤三部，在院长的统一领导下，医疗、护理、后勤三条线三位一体，共同完成医院的各项任务。这种体制下，组织层次少，部门分工明确，护理工作自成体系，较为适应现代医院的管理。

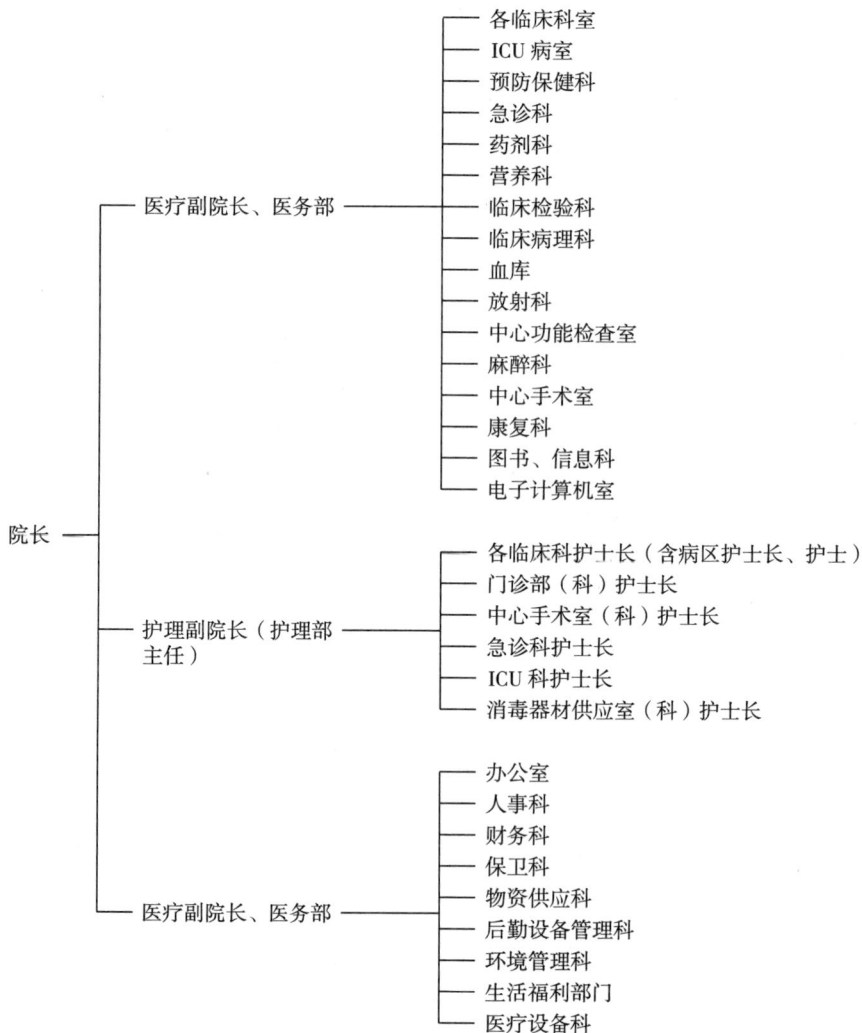

图 3-8　医院的一长三部制

第三节　医院规模设置

医院规模的设置是医院组织管理的一个重要内容。它主要涉及医院病床数的编制和相应人员的编配两个方面。医院规模的大小通常是以病床数来衡量的，病床数通常又是人员编配的重要参考标准。医院规模的设置必须遵循一定的原则，按一定的方法或参考国家的有关标准进行。

一、医院病床设置

（一）医院病床设置的原则

医院病床的多少并不一定是医院业务水平高低的标志，但是病床设置是否合理则影响着医院资源的配置及运行效率。医院病床的设置通常要遵循以下原则。

1. 合理布局原则　一个国家或地区的卫生资源是有限的。医院病床的设置要适应当地卫生行政主管部门对医疗卫生发展规划的总体要求，以保证卫生资源的合理配置和充分利用。同时，应满足本地区人群对医疗保健服务的基本需要。因此，医院的病床编设与调整，必须在充分论证的基础上，报当地卫生行政主管部门审批后，方可付诸实施。

2. 适应社会需求原则　这是医院新建或扩建时必须考虑的原则。所谓社会需求是指医院所服务的社区人群对医疗保健服务有支付能力的需要。社会需求是决定一个医院规模及相应的病床设置的一个重要指标。所在地的该医院服务范围，地区经济特征，服务人群的性别、年龄等人口特征，人群疾病谱和发病率，现有医疗机构的分布和病床设置数量，当地医疗保障体制，病床工作效率和医院工作人员的业务能力等都是影响当地住院服务有效社会需求的因素。

3. 服从医院等级原则　不同等级的医院承担着不同的社会功能，其病床设置的规模与比例也有所不同。目前的二、三级医院从其功能出发，一般配备适当比例的病床数。地段医院、乡镇卫生院等一级医院则以门诊服务为主，仅有少量病床。我国医院的走向是二、三级医院向医疗中心转化，一级医院向社区卫生服务中心转化。医院病床的编制更应从其功能定位，以其承担的功能为标准，从医院人才力量、设备条件的可能以及兼顾医院发展规划综合性地加以研究，科学合理地设置。

4. 效益与动态管理原则　医院病床的设置，要考虑其经济效益，以保证卫生资源的充分利用。随着医院进入社会主义市场经济竞争，医院的经济效益将是各医院考核其经营水平的一个重要指标。现代社会是一个信息社会，医院要随时掌握各类病种病床的需求信息及其使用情况，对医院病床进行动态管理。对于使用效率低的病床，要在充分论证的基础上，及时、合理地加以调整；对本地区发病率低、病床基本闲置的科室可不设病床。

5. 保证重点与反映特色原则　不同的医院或多或少都有自己的重点学科或反映本院特色的专科，尤其是省、市级医院，为此在病床设置时，必须充分考虑重点学科和专业特色，保证其发展，满足患者的医疗要求。

（二）病床设置方法

病床数和结构比例合理对医院管理而言非常必要，床位数基本决定了医院人员的设置，进而决定管理效能和医疗服务的有效提供。我国的医院属于带有一定福利性的公益性事业。医院规模设置既要充分满足服务人群的医疗保健需要，又要考虑社会主义市场经济下医院的经营效益。从社会住院服务的需要量或需求量出发来进行病床的设置是常用方法。

1. 社会住院服务需要量法　该方法的基本思路是先进行医院服务人群的人口特征、多发病发病率的历史资料和现况调查；通过专家咨询法，确定发病率中的住院百分比；由此推算每年社会需要多少住院服务；然后根据有关病床周转次数的规定，将之转化为该地区所需编配的病床数；再根据被配置医院的功能定位以及外来患者的可能百分比，确定有多大份额的病床能配备到该医院；然后通过获得的资料预测将来的人群人口学特征、发病率和住院百分比，对病床的设置进行动态管理与调整。这种方法是单纯从医疗服务的生物性来考虑住院服务的需要，从伦理的角度说有较大的可接受性。

2. 社会住院服务需求量法 该方法的基本思路与需要量法基本相同。不同之处是在现状调查和历史资料收集时，还要收集有关影响卫生服务利用等因素（如经济、交通等）的资料，以此权衡可被利用的住院服务需要量的百分比作为住院服务需求量，以住院服务需求量为参数核算病床的编配额与结构。这种方法较好地体现了医疗服务的社会性，也有利于提高医院的经营效益。

（三）有关病床设置的标准

以上两种方法是建立在大规模基础资料调查之上的，各有利弊。为简化工作，国家根据大多数情况建立了相应的病床标准，比如每百万人口需配备多少张病床，各类病床的比例、结构如何等，但这些标准也存在显而易见的局限性。医院病床的设置，主要是依据服务人群的住院服务需要量或需求量，根据医院本身的建筑、设备条件，同时考虑医院的功能定位和建设规划，由上级卫生行政部门审定。一般认为，城市综合医院的病床数以不超过600张为宜，超过1000张病床则较难管理。有重点专科发展需要或教学、科研的医院，病床数可以多一些。病种单一、需求量大的专科医院，如精神病医院的病床规模亦可大些。

对于每千人口至少拥有的床位数，我国现行的标准是：新建城镇每千人口设综合床位5~7张，新建工矿企业每百名职工设综合病床1.3~1.8张。综合性医院各科病床的设置比例可参照表3–9。

表3–9 一般综合性医院各科病床的设置比例

科别	比例（%）	科别	比例（%）
内科	30	传染、结核科	6
外科	25	眼科	3
妇产科	15	耳鼻喉科	2.5
儿科	10	口腔科	1.5
中医科	5	皮肤科	2

至于病床与门、急诊量的比例，卫生部1978年颁布的《综合医院组织编制原则试行草案》规定，医院病床数与门、急诊人次（日）的比例以1：3为界限，这可作为编设或调整医院床位数的参考。

二、医院人员编制

(一) 医院编制的概念

组织管理在很大程度上是人的配置与管理。医院工作人员是构成医院的重要因素，是医院进行各种活动的基础。医院人员的设置是应用现代医院的组织理论和人员管理理论，确定医院各级人员合适编制数量和任务分配的过程，是医院组织管理的重要组成部分。

从医院管理学的角度，医院编制有广义与狭义之分。广义的编制指确定所有法定医院的组织形式、机构设置以及规定工作人员的数量、构成和职务数的配额，是卫生行政部门从比较宏观的角度来界定的。狭义的编制等同于医院人员编制，即纯粹对医院工作人员数量、各类人员构成等的设定。医院的人员编制在医院管理中占有重要地位，是对"人"进行管理，目的是使医院人员的编设定位恰当、结构合理，在动态管理中达到人力资源的优化配置，保证医院各项任务（医疗、预防、科研、教学等）的顺利完成，促进医院的发展。同时它作为一种规范，可以有效制约医院盲目扩大规模，防止卫生资源浪费等现象的发生。

(二) 医院人员编制的影响因素

影响医院人员编制的因素多种多样。随着医院日益走向市场，医院人员编制在适应社会主义市场经济的基础上应当考虑两方面的因素：一是医院内部因素，二是医院外部因素。

1. 医院内部因素

(1) 医院承担的任务　医院服务任务的轻重是决定医院人员编制的主要因素。如日门急诊人次数、床位数、病床周转次数及经常性院外服务（如国家规定某些医院负有一定的预防、计划生育、体检、援外、保健、指导下级医院、社区服务）等。医院日门（急）诊人次数大、床位数多，则人员编制需增大，其意义是不言而喻的。经常性的院外服务也应在人员编制时将其考虑在内。此外，医院的社会影响力是直接影响医院工作量的一个重要因素，医院的社会知名度大，相应的服务人群范围将加大，因而要增加相应编制。

(2) 医院专科特色及学科发展　大型医院一般都有自己的专科特色，尤其是大型专科医院。由于特色专科的发展以及由此吸引众多外地患者前来就诊，使得诊疗技术日趋先进，专业化的分工及工作量的增加要求配备大量的多科系、多工种的各层次专门人才，以及相应的护理、药剂等辅助人员。医院领先学科的发展使部分医务人员不仅要承担临床工作，还要兼顾部分医学科研及教学工作，这也必须增加编制，以圆满完成各项目标和任务。单就综合性医院不同专业科室而言，其人员编制也有很大差别。因此，核定医院人员编制时应充分考虑医院的专科特色及学科发展的需要。

(3) 医院的软硬件条件　软件条件是指人员素质。人员素质高，训练有素，工作效率高，医院编制自然可以减少。反之，医护人员素质低则会导致编制增加，并使组织管理的难度增大，形成恶性循环。医院在确定人员编制时也要照顾实际，合理定编。在现有条件下加强人员培训，提高人员素质，然后对人员编制进行动态调整。

医院的硬件设施如建筑、设备设施将影响人员的工作效率，从而影响医院的编制。良好的工作环境、集中式的建筑、先进的自动化设备通常可以节省一些人力，但有时相应的保障、维修人员将增多，在编制时应当加以权衡。

（4）医院的内部管理体制　我国医院内部存在党政两套管理系统。医院采取怎样的管理体制势必影响医院行政及党群部门的编制。医院在人员编设时必须进行适当的编配。同时，高效、有序的内部管理体制可以减少管理人员的配置。

2. 医院外部因素　影响医院人员编制的外部因素主要包括所服务人群的人口学特征，经济特征，地理环境和人事，工资，病、事、产假制度，计划生育，社会保障与医疗保险制度等政策性因素以及各种社会条件的影响。例如，我国城市医院危重病人、疑难病人、急诊病人集中，城市人口老龄化使得城市医院相应的编制增加。有调查资料显示，医保人群卫生服务利用比自费人群的卫生服务利用要高出许多，这也直接影响到医院的工作量，从而影响医院的人员编制。此外，服务社区良好的基础条件可适度缩减医院的人员编制。南北气候的不同也会影响医院的人员编制，尤其后勤人员的编制。

（三）医院人员编制应遵循的主要原则

在考虑上述因素的基础上，医院人员编制应遵循以下原则。

1. 功能任务定位原则　我国目前的三级医疗保健网中，各级医院由于其功能、承担的任务、服务对象、拥有的卫生资源不同，人员编制也不同。人员编制应由医院的功能、任务来确定。三级、二级医院转化为医疗中心，一级医院转化为社区卫生服务中心后，医院的人员编制更应从医院的功能定位出发，以利于卫生人力资源的充分利用。因此，应区别医院不同的等级和任务、不同的专业、不同的功能、不同的条件，从实际出发进行医院人员编设。

2. 结构合理原则　医院的任务是多方面的，医、教、研需要各种不同类型的人才。同时，医院的工作具有高度的科学性、复杂性和严密性，每个级层工作人员的能力、资历、思想品质都应与其担负的职级相对称。要充分发挥这些人才的整体作用，必须使各类人才按一定层次和一定比例进行有机组合，从数量和质量上进行合理配置。从数量的角度看，卫生技术人员（包括医疗、预防、护理、药剂、检验检查、放射等人员）、行政管理人员、工程技术人员和工勤人员的数量及所占比例要合理；质量上的要求是指不同学历或不同职称人才的比例要恰当。只有按合理的比例进行人员编设，才能保证医院各部门或科室间的协调配合以及工作状态的稳定。

3. 低投入、高产出原则　社会主义市场经济的大环境使医院在编制人员时，应当按经济规律办事，要考虑人力成本与效益的关系，要优化人才组织结构，充分发挥个体的潜能和创造力，以最低的人力投入获得最大的医疗效果。在服务过程中要充分体现医疗技术的劳务价值，在注重社会效益的同时提高经济效益。

4. 动态发展原则 尽管卫生行政主管部门对不同医院的人员编制有不同的技术标准，但并没有适合任何场合、任何时候的全能标准。客观实际的变化（医院内部如技术、装备、体制、机构的变化；医院外部如政策、服务人群特点的变化）要求人员编制保持弹性和动态发展。人员的流动在现代社会越来越频繁，能进能出、能上能下，且具有"预见性"，对于合理编配医院人员是非常必要的。

（四）医院人员的编制方法

医院各类人员的编制是在已确定的医院组织编制原则的指导下，综合考虑医院的性质、规模、装备、专科特点、门诊工作量等影响医院编制的院内外因素，通过工时测定或国家标准（有时也根据经验）来确定人员编制的总额和比例。

1. 医院编制总数的核定 医院人员编制总数一般由一定数量的核编参数决定。除门诊部以门（急）诊人次数外，医院一般是以病床数来核定编制总数的。病床较少的医院如地段医院、街道医院、乡村医院则常根据服务地域人口数来核定编制总数。医院床位数与人员编制标准见表 3-10。

表 3-10 医院床位与人员编制比例标准

适应范围（床）	计算基数	编制总数（人）
80~150	100	1.3~1.4
151~250	200	1.3~1.4
251~350	300	1.4~1.5
351~450	400	1.4~1.5
>450	500	1.6~1.7

2. 医院人员的分类及其编制比例 我国医院工作人员大体可以分成 4 类，即卫生专业技术人员、工勤人员和行政管理人员。各类人员的编制标准可参考表 3-11。

表 3-11 医院各类人员的编制标准

人员类别	比例（%）
卫生专业技术人员	70~72
行政管理人员	8~10
工勤人员	18~22

卫生专业技术人员中，中、西医师约占 25%，护理人员约占 50%，药剂、放射、检验、其他人员分别约占 8%、4.4%、4.6% 和 8%。

在医师编制中，主任医师、副主任医师、主治医师、住院医师一般可以按 1：2：4：8 的比例配备。其他护理、药剂、放射、检验等人员数与病床数的比例可参照 1978 年卫生部颁布的《县及县以上综合性医院组织编制原则（试行草案）》中的有关规定。

3. 医院人员编制计算的基本方法

（1）工作量的测定　工时测定法是工作量与消耗时间之间内在联系的方法，也是确定劳动量的基本方法之一，通常包括工时、工时单位、工时单位值的测定。工时是指完成某项医疗工作全过程的每一环节必须进行的程序和动作所耗费的时间。工时单位是指完成某项医疗工作所要消耗的平均工时，通常用"分"表示。工时单位值是每人每小时能够完成的工时单位值，以"工时单位/每小时"表示。工时单位值可认为是每小时个人最有效的工作时间，日常工作中最理想的工时单位值为 45 工时单位/小时。

直接的工时测定可以按以下步骤进行：①抽取一定量的能熟练掌握测定项目的操作技术和方法、且技术水平具代表性的被测定者。②分解测定项目的操作步骤与环节。③测定每一操作步骤所耗费的时间并汇总为总工时。④不同时间及环境中反复测定找出所测项目工时的误差百分比，取得相对正确的平均工时值。⑤测定时被测定者集体操作，可取其平均值。⑥标准工时单位值的计算。

公式：标准工时单位值 $T = （A_{min} + 4A_{mean} + A_{max}）/6$

式中 A_{min}、A_{mean}、A_{max} 是被测定者完成操作的最短、平均和最长时间。间接工时测定法是利用国家规定的标准工时表或其他医院或单位的直接测定的数据，结合本院的实际情况加以对比、校正。例如，我国综合性医院门诊医师每完成一名门诊患者诊治的工时标准见表 3-12。

表 3-12　综合性医院门诊医师工时标准

科　别	工时标准（分）
外科、皮肤科	8.59
内科、妇产科、计划生育科、眼科、五官科、传染科、结核科	10
小儿、中医科	12
口腔科	20
平均	12

（2）各部门人员编制方法　由于工时的测定繁琐，不可能所有的医院或单位都直接去测定工时，因此医院在人员的编配上应用最多的是利用国家规定的标准工时进行推算。医院各部门人员编制的计算公式如下。

①门诊各科医师编制方法：计算公式：

$$某医疗科应编制医师数 = \frac{科日均诊疗人次 \times 平均每名患者所需诊疗时间}{每名医师日有效工作工时值} + 机动数$$

说明：公式中的机动数一般为 25%，每名医师的日有效工时单位值为 45 分，下同。

②病房各科医师编制方法：计算公式：

$$某科病房应编制医师数 = \frac{编制床位数 \times 床位使用率 \times 每名患者日均所需诊疗时间}{每名医师日有效工作工时值} + 机动数$$

③护理人员编制方法

计算公式1：

$$某科病房应编制护理人员数 = \frac{各级护理实际患者人数 \times 各级护理平均所需时间}{每名护理人员日有效工作工时值} + 机动数$$

计算公式2：

$$某科病房应编制护理人员数 = \frac{编制床位数 \times 床位使用率 \times 每名病人日均所需护理时间}{每名护理人员日有效工作工时值} + 机动数$$

说明：公式中各级护理平均所需时间参照卫生部颁布的有关标准。

④医技科室人员编制方法

a. 医技门诊科室人员编制方法：计算公式：

$$某医技科门诊应编制数 = \frac{日均门诊人次 \times 每人次门诊平均检查件数 \times 检查平均耗时}{医技科工作人员日有效工作工时值} + 机动数$$

说明：平均每人次门诊检查件数、平均每件检查所需时间均按有关文件规定及医院实际情况而定（下同）。

b. 医技科室病房人员编制方法：计算公式：

$$某医技科病房应编制数 = \frac{床位数 \times 床位使用率 \times 每名患者平均检查件数 \times 检查平均耗时}{医技科工作人员日有效工作工时值} + 机动数$$

⑤行政、工勤部门人员编制方法：行政部门人员编制可参考国家的有关规定，视医院体制、规模等具体情况而定；工勤部门的人员编制可通过工作量、负责范围等进行编制。

⑥街道医院、乡村医院工作人员编制方法：街道医院、乡村医院由于极少设立病床，因而工作人员的编制常按服务地域人口数来核定。计算公式：

$$某医院应编制工作人员数 = \frac{地域人口总数}{每一工作人员规定服务人口数} + 机动数$$

说明：每一工作人员规定服务人口数按有关规定及本地区实际情况而定。

第四节　医院领导

如何提高医院领导的能力，建设合理的领导群体结构，是医院领导活动成功和实现医院科学管理的关键，也是医院管理学必须从理论和实践上研究、解决的问题。

一、领导的概念

领导是指领导者在一定的环境下，为实现既定目标，对被领导者进行指挥与统御的行为过程，即领导活动。领导是一种多层次、多领域的立体概念，可以从不同的视角进行分类。根据领导的权威基础，可分为正式领导和非正式领导；根据领导活动的层级，可分为高层领导、中层领导和基层领导；根据领导活动的领域，可分为政治领导、行政领导和业务领导等。另外，作为名词的领导是指领导者。对领导的概念可从以下几个方面进行理解。

（一）领导是一个社会组织系统

这个系统由领导者、被领导者、环境三个要素构成。领导者是在一定的组织体系中，处于组织、决策、指挥、协调和控制地位的个人或集体，在领导活动中，其处于主导地位。被领导者是按照领导者的决策和意图，为实现领导目标，从事具体实践活动的个人或集体，其构成领导活动的主体，是实现预定目标的基本力量。领导者与被领导者的关系是权威与服从的关系。环境是独立于领导者之外的客观存在，是对领导活动产生影响的各种外部因素的总和。这三个要素缺一不可，它们相互结合，才能构成有效的领导活动。

（二）领导是一个动态的行为过程

领导的三个要素表现为两对基本矛盾：一是领导者与被领导者的矛盾；二是领导活动主体与领导活动客体的矛盾。领导者的"投入"要通过被领导者的行为效果"产出"，领导活动主体作用于客观环境的过程，表现为客观环境由"自在之物"不断地转化为"为我之物"。

（三）领导是高层次的管理

高层次的管理是宏观管理，主要处理带有方向性、原则性的重大问题，独立性较强，因此，把高层次的管理称为领导。

（四）领导具有权威性

领导的权威性表现在领导者与被领导者的关系上，它既反映了领导者的权力和威望，也反映了被领导者对这种权力和威望的认可和服从。

二、医院领导

（一）医院领导的概念

医院领导是指挥、带领、引导和鼓励医院全体职工为实现目标而努力的过程，医院领导者是致力于这一过程的人，即领导主体。

（二）医院领导的作用

领导活动的有效性直接影响医院管理目标的实现。医院领导的基本工作是决策、计划、组织、用人、协调、控制。

1. 决策　决策是领导者的基本职能，也是管理最本质、最高级的职能。提高科学决策能力，是提高医院管理水平的重要环节，也是检验领导水平的重要标志。

2. 计划　领导者要在充分研究论证的基础上，对未来工作的发展方向形成有条理的想法，确定目标，并做出切合实际的规划。

3. 组织 领导者要建立一个适当的工作系统，将医院的各个要素（人、财、物、信息等）、各个部门、各个环节合理地组织起来，形成一个有机的整体。

4. 用人 领导者要知人善任，要善于发现各种不同类型的人才，要有用才之能，要善于激励，要大力培养人才，促进事业的兴旺与发展。

5. 协调 领导者在纷繁复杂的环境面前，在盘根错节的人际关系之中，要起到协调作用，要善于排除各种不利因素，促进医院整体功效的提高。

6. 控制 医院领导者要及时发现事业发展中的偏差，寻找原因和对策，控制好医院发展的方向。

三、医院领导的素质

领导素质是指充当领导角色的个体为完成其特定的影响和作用所必须具备的自身条件。医院管理者要成为合格的领导者必须具备一些基本素质。

（一）政治素质

《资治通鉴》中有句名言："才者，德之资也；德者，才之帅也。"医院领导的政治素质主要表现在以下几个方面。

1. 坚定的政治信念，明确奋斗目标。只有始终不渝地坚持正确的政治方向，坚定信仰，才能真正意识所处的历史地位和肩负的社会使命，才能正确履行领导职责，使领导活动不偏离正确的政治方向。

2. 坚持"解放思想，实事求是"的思想路线。这是医院领导敬业开拓、锐意改革、积极进取、团结协作开展工作、解决问题必须坚持的基本原则。

3. 为政清廉，奉公守法。医院领导要自觉接受院内和社会的监督，真正做到依法行政、廉洁自律、率先垂范、全心全意为人民服务。

4. 坚持发扬艰苦奋斗、厉行节约的优良传统和作风。

（二）现代思想观念

要实现医院管理现代化，医院管理者还必须具备现代思想观念。

1. 树立宏观调控的战略观念 根据全局发展的战略目标和医院整体计划来思考及规划工作，正确处理好国家与医院、全局利益与局部利益的关系，按照既定的目标正常运转。

2. 把握时间观念 实现医院管理现代化，时间是最宝贵的资源。医院领导在处理各项工作中要善于抓住机遇，合理规划，加快工作节奏，尽量减少不必要的应酬。

3. 坚持求真务实 做到摸实情、办实事、讲实话、求实效。

4. 树立信息观念 医院领导干部要不断追踪、分析各种新情况、新动向，善于预测发展前景和可能遇到的问题，用以指导工作。

5. 勇于创新 建立健全医院管理体系是一项系统工程，需要医院领导更新观念，用创新的精神去开拓。

6. 锐意改革，科学管理 改革医疗机构运行机制，加强经营管理，改革人事制度和分配制度，加强医疗服务质量管理，树立"以患者为中心"的思想观念。

（三）能力素质

这是医院领导从事组织和管理活动的基本素质。

1. 具有准确分析问题的能力 能在工作中权衡利弊，抓住关键和本质问题。

2. 具有超群的预测能力 能够立足全局，快速准确地掌握工作发展变化趋势，有效预测发展前景。

3. 具有敢抓善管的组织能力 能够管好下属，组织大家密切协作，努力完成工作目标。

4. 具有适应形势的应变能力 能够做到不墨守成规，不固执己见，善于因势利导，牢牢掌握工作主动权。

5. 具有广泛的公关能力 善于协调各方面的关系，平易近人，言行得体，做到内求团结，外树形象。

（四）知识素质

医院领导应当具有较为广博的知识。主要包括政治理论知识、经济理论知识、法律知识、科学文化知识、医院管理和领导科学知识、业务知识和高科技知识等；既要有一定的学历，更要掌握领导学、管理学、心理学、社会学、行为科学、专业技能等多方面的知识理论。

（五）身体素质

身体健康是领导工作的本钱。当今社会快节奏和高效率的工作要求医院领导应具备健康的体魄、充沛的精力、敏捷的思维，这样才能胜任繁重的领导工作。

四、医院领导的结构

管理好一个医疗卫生单位，不但需要德才兼备的领导个体，更需要一个结构优化的领导群体，从而发挥出大于个体效能的整体效能。因此，加强医院领导班子建设，必须注意领导班子群体结构的优化。

（一）梯形的年龄结构

要求每个领导班子应有合理的老、中、青比例，并在经常不断的调整中实现动态平衡。一般而言，医院的领导班子应由 50 岁左右、45 岁左右、35 岁左右的干部组成。目前应以 45 岁左右的人为主体，并逐步实现年轻化。这种老、中、青梯形结构具有许多优点。首先，不同年龄的人具备各自的优势。老年人经验丰富，洞察力强，思虑周密，处事稳健，善于辨别和把握方向，善于处理复杂问题，应对复杂局面；中年人年富力强，精力旺盛，有开拓创新精神，善于接受新知识，善于发现创造；青年人朝气蓬勃，思维敏捷，行动迅速，竞争力强，敢作敢为，善于打"硬仗"，善于从事攻坚性工作。这种组合能够取长补短，发挥各自特长，为群体最佳效能的发挥提供前提和条件。其次，新老干部合作，并让中青年在领导群体中占优势，可以使领导班子充满生机，富有活力，适应艰巨繁重的领导任务。另外，老中青相结合，能够保持医院工作的连续性。

领导群体实行梯形的年龄结构，要注意以中青年为主体，这是实现领导群体年龄梯形结构的核心内容。此外要注意不同级别、不同类型的医院的领导群体年龄结构应有不同的要求，不可"一刀切"，不能片面认为越年轻越好。要保持动态平衡，一方面完善干部的离退休制度，另一方面做好后备干部的选拔培养工作，防止出现断层现象。在培养选择后备年轻干部问题上，既要坚持标准，又不能求全责备，要大胆选拔。像古人所说的那样："用人之道，当自其壮年心力精强时用之。"

（二）相济的知识结构

相济的知识结构是指将具有较高文化知识和专业知识水平的领导人才进行科学的组合。领导群体的层次越高，其成员的知识水平应越高；领导群体工作的部门越重要，其成员的知识应越完备。领导群体的工作性质和领导方式不同，其成员的知识结构也要有所区别。医院领导群体，应当具备较高的马列主义理论水平，并能够用正确的立场、观点和方法分析问题、解决问题。要拥有卫生管理学、卫生经济学，以及法学、文学、社会心理学、人才学等方面知识；要具备卫生专业知识，每个成员都应具有所负担的工作所必需的专业知识，成为内行领导。从领导群体整体专业知识结构上看，应当是门类齐全、合理搭配；从每个领导成员看，应该是扬长避短、专业对口。现代医院管理需要的是既具有较专业的医药卫生知识，又具有较专业的科学知识，如管理、金融、法律等知识的管理者。

（三）互补的智能结构

智能是运用知识来解决实际问题的能力。互补的智能结构是指领导群体中具有不同智能优势的领导成员得到合理的配备。一个优化的领导群体的智能结构，应当由帅才型、将才型和智囊型人才按一定的比例而构成。在这样的领导群体中，智囊型人才提出方案，帅才型人才做出决策，将才型人才组织实施。如果一个领导群体全是帅才和将才，虽然个体素质和能力都很强，但整体效能往往会不高，甚至会产生大量内耗。每个医院的领导班子既要有头脑清醒、能力全面、善于组织管理的人才，又要有思路敏捷、考虑问题周全、能出谋划策的人才，还要有脚踏实地、坚韧不拔、埋头苦干的人才。合理的智能结构，不仅要注意每个领导成员的智能优势，更要注意整个领导群体的整体智能结构，即"系统效应"。

（四）合理的专业结构

现代领导是建立在高度分工又高度综合的基础之上的，任何一项领导工作都有很强的专业性，领导群体内如果没有多方面的专业人才进行合理搭配，就很难适应这种需要。

领导群体专业化，不是指"硬"专家化，即科技专家化，而是指"软"专家化，即管理专家化。现代行政管理、医疗卫生管理和医学科研管理等都是专门学问，领导成员要掌握这些学问，并做到专、深，这是社会发展的需要。出色的领导比出色的专家在一定意义上更重要。如果把不具备管理素质的外科或内科专家硬推到领导岗位，不仅勉为其难，而且会造成人才浪费，对管理和业务的平衡发展也会带来不利影响。因此，医院领导干部的配备应当根据实际情况做出选择，并非所有的领导一定是专家，只要有领导魄力和才能，懂得卫生管理就应大胆启用。但一把手及主管业务的副手一定是本专业的行家。总之，要正确理解领导班子群体专业化的概念、范围及程度，注意用人所长，人尽其才。

（五）协调的人格结构

由于先天遗传和后天实践的影响，每个人的人格不尽相同。在领导群体中，应当充分发挥每个成员的人格优势，使之相互制约、相互补充，发挥协调效应。组建领导班子时也要注意各成员间气质和性格的搭配；在考虑干部德、能、勤、绩的同时，要了解其性格、气质。

人格不是一成不变的。自我修养和实践，尤其是复杂环境的锻炼都可对人格产生很大影响。领导群体中的每个成员，一方面要自觉地以个性服从党性，善于控制自己的情绪，大事讲原则，小事讲风格；另一方面要严于律己，宽以待人，自觉维护领导群体内的团结和协作。

五、医院领导艺术

领导是一门科学，也是一门艺术。作为一门艺术，它是建立在一定科学知识上的领导技能，是领导者在履行其职责时依照具体情况、具体形式所采取的有利于达成组织主要目标的各种技巧、手段和方法，是领导者德、才、学、识、心理素质、经验的综合体现。要做一名成功的领导，需要不断提高领导艺术。

（一）运筹帷幄

运筹是指对具体的项目或宏观决策进行谋划、策划和思考的过程。作为领导，要对所负责的工作深思熟虑，知晓其方针、重点、目标、步骤等，保证既定目标得以实现，做到运筹帷幄，通过制定一系列方针、政策而解决存在的问题。

（二）推陈出新

创新性是现代领导艺术中极其重要的特征。一名领导能否最大限度地利用新的管理手段开展领导活动，是区别"传统领导艺术"与"现代领导艺术"的重要分界线，也是提高领导艺术的前提条件。

（三）因势利导

领导者要善于运用客观条件，包括国家政策、方针、组织内外环境和自然资源，以提高领导工作的有效性。要设计良好的工作环境，就应善于组织和发挥本地区、本部门的各种优势。

（四）扬长避短

领导者要善于发挥主体优势，要知人善用，避其所短，用其所长。善于发现人的长处是一种本领，充分发挥人的长处才是"艺术"。

（五）协力合作

为了实现组织目标，领导者要善于团结一切可以团结的力量，调动各方面的积极因素，充分发挥集体智慧，同心协力去奋斗。

六、我国医院的领导体制

我国医院的领导体制大致经历了如下过程。

中华人民共和国成立初期，我国学习国外的领导体制，医院实行一长制，一切工作由院长负责。

1957 年 12 月召开的全国医院工作会议提出了"党委为核心的集体领导下的分工负责制"，院长分管行政业务，强调了党组织的领导作用。

1978 年 12 月，卫生部颁布了《综合医院组织编制条例》，明确规定，医院实行党委领导下的院长分工负责制，重大问题经党委讨论做出决定后，由院长负责执行。

1982 年，卫生部颁发的《全国医院工作条例》要求医院实行党委领导下的院长负责制，并对党委书记与院长职权做出了明确的划分。

1985 年 4 月，国务院批转的《卫生部关于卫生工作改革政策问题的报告》中提出，各级医疗卫生机构要积极创造条件实行院（所、站）长负责制。

1990 年，中央 12 号文件和 2000 年中央组织部、人事部、教育部第 59 号文件规定高等院校实行党委领导下的校长负责制，一些高校附属医院的领导体制确定为党委领导下的院长负责制。

1997 年 1 月，《中共中央　国务院关于卫生改革与发展的决定》提出，卫生机构实行并完善院（所、站）长负责制，进一步扩大卫生机构的经营管理自主权。

2000 年 3 月，中央组织部、人事部、卫生部联合印发《关于深化卫生事业单位人事制度改革的实施意见》，提出卫生事业单位实行并完善院（站、所）长负责制。要建立和完善任期目标责任制，明确院（站、所）长的责、权、利。要充分发挥党组织的政治核心和监督保障作用，依靠职代会实行民主管理和民主监督，建立有效的监督保障机制。实行产权制度改革的试点单位，经批准可探索试行理事会（董事会）决策制、监事会监管制等新型管理制度。要严格执行离任审计制度。

2009 年，无疑是中国医疗体制改革的新纪元。3 月国务院发布《关于深化医药卫生体制改革的意见》，将建立现代医院管理制度作为医改的重要抓手。医改以来，一直在探索更加科学有效的现代医院管理制度。

2018 年 6 月 25 日，中共中央办公厅印发了《关于加强公立医院党的建设工作的意见》，要求公立医院充分发挥党委的领导作用，实行党委领导下的院长负责制。

【思考题】

1. 医院组织结构设计需要考虑哪些因素？

2. 分析比较几种典型的医院组织结构特点。

3. 什么是"一长三部制"？

4. 医院人力资源可分为几类？

5. 分析医院领导的结构。

第四章 医院人力资源管理 ▷▷▷▷

【教学要求】

1. 掌握 医院人力资源的概念、特征与分类。
2. 熟悉 医院人力资源管理的内容。
3. 了解 医院人力资源激励的方法。

课程导入

医院人力资源考核问题

小王是某医院新上任的人力资源部主任。医院的普外科主任认为她是医院管理专业的博士，请她帮忙解决一直困扰普外科的人力资源考核问题。

1. 医院要求按业务收入的一定比例给医院提取效益工资，有医生强烈反对，并质问：就算同一种疾病，病人花费 500 元一定比 50 元的治疗效果好吗？

2. 按工作量计算工资后，普外科副主任医师连阑尾炎这样的手术也要抢着做，主治医师、住院医师非常不满。

3. 同等资历情况下，医技科室人员的收入比临床要多，他们心里感到很不平衡。

4. 普外科常常加班加点，忙得要死，在质量方面还总扣分，而医院管理人员似乎没有多少事做，每月绩效考核分数总比临床科室的要高，普外科的人员感到不公平。

（资料来源：医院人力资源管理案例 . http：//www. bjdcfy. com/qita/xgsrsbhal/2016 – 1/682706. html）

案例讨论

如果你是小王，如何解决这个问题？这个案例反映了什么问题？

第一节　医院人力资源管理概述

一、医院人力资源管理的概念

（一）人力资源

人力资源是指在一定的范围内，能够作为生产性要素投入经济活动中，且可以利用并能够促进和推动整个经济和社会发展的、具有智力劳动和体力劳动能力的人们的总称，包括数量和质量两个方面。

（二）人力资源管理

人力资源管理即指运用科学方法，协调人与事的关系，处理人与人的矛盾，充分发挥人的潜能，使人尽其才、事得其人、人事相宜，以实现组织目标的过程。

人力资源管理的主要内容包括岗位设置（建立合理明确的组织结构，设置相应的岗位，并对各岗位的职责与权限范围、工作内容与要求、人员要求等做出规定）、人员配备（招聘、选拔、调配、任用）、人员培训、人员考核、人员奖惩（报酬、资格认可、职称评定、聘任、晋升管理等）、劳动人事统计和人事档案管理。

（三）医院人力资源管理

医院人力资源管理是指根据医院发展战略的要求，运用现代科学理论与方法，对医院人力资源进行有效开发、合理配置、充分利用，并通过培训、考核、激励等一系列管理措施，发掘员工潜能，充分调动员工的积极性与创造性，最终实现医院发展与员工工作需求的双向目标。医院人力资源管理的主要工作内容是选人、育人、用人、留人。

二、医院人力资源管理的主要特征

（一）管理理念人本化

以人为本，将人视为医院最重要的资源加以开发、管理，采取人性化管理，考虑人的情感需求和心理需求，激发人的潜质，体现人的价值，根据员工个体特点实行个性化管理。

（二）管理部署战略性

医院传统人事管理向现代人力资源管理过渡的一个重要标志是人事管理工作从战术地位向战略地位的转变。传统的人事管理工作只表现出其战术地位，人力资源管理则具有战略性。医院传统的人事管理与医院的经营活动相互分离，人事部门作为一个非生产部门，起着院长的参谋和助手作用，对院长的决策绝对执行。人事部门在整个医院系统中仅限于对现有人员的档案、工资等进行管理。现代医院人力资源管理与开发已被逐渐提高到医院的决策管理上来，在医院经营管理中具有全局性和战略性的地位。

人力资源管理的战略性主要表现在如下几个方面：人力资源超过物力资源而成为医院发展的决定性因素；人力资源管理部门逐步转变为医院的生产部门和效益部门，人力资源的开发和管理对医院的经营影响显著，与医院的经济发展融为一体；人力资源管理部门由医院的执行层面进入决策层面；现代医院人力资源管理注重引才借智和开发员工的创造性潜能，并且对员工进行动态管理；人力资源的开发与管理工作成为衡量医院工作优劣的重要指标。

（三）管理过程全方位性

传统意义上的医院人事管理贯穿于员工从录用到退休的整个过程。人员的招聘、录用、委任标志着雇佣关系的建立，之后的考核、奖惩、职务升降、工资及福利待遇的确定、人事纠纷的调解等，构成了管理阶段的主要内容。现代人力资源管理不仅涵盖了传统人事管理的基本内容，而且进一步纵向加深、横向拓宽，形成全方位、多领域的管理。

在纵向方面，人力资源管理不仅包括传统人事管理的录用，而且把管理触角延伸至录用关系发生之前和录用关系结束之后；不仅充分发挥人才现有的作用，而且开发尚未形成和尚未利用的潜力；不仅管好8小时的工作时间，而且涉及工作之外的业余时间。在横向方面，首先，人力资源管理要提高考核、奖惩、职务升降、培训、交流、工资福利待遇、人事纠纷调解等环节的科学性，同时还要把管理触角拓展到员工的社会关系、情感世界和心理活动等领域，而不仅仅是将其看作可供利用的资源。其次，人力资源管理不仅把眼光放在高层次的技术人员和管理人员身上，也把每一位普通员工看作是宝贵的人力资源，不忽视、不排斥任何一个人，实行全员培训、全员开发，以发挥每个人的最大效能。因此，与传统的人事管理相比，人力资源管理具有明显的全方位性和综合性。

（四）管理模式创新性

医院的人力资源管理是一个动态的过程，需要根据医院内外部环境的变化而做相应调整。人力资源管理模式既要有稳定性又要有灵活性，同时更要富有新的含义和不断创新的发展需求。要以市场观念和人力资源开发管理新理念创新人力资源管理制度，构建高效、精干的组织体系，创新医院分配体系，加大生产要素和责任、风险参与分配的比例，提高技术创新附加值在内部分配中的权重，激励、支持广大医务人员在医疗实践中不断创新。

三、医院人力资源的分类

根据岗位性质，医院人力资源可分为三类。

1. 卫生专业技术人员 执业医师、执业助理医师、注册护士、药师（士）、检验技师（士）、影像技师（士）等均属于卫生专业技术人员。

2. 管理人员 指担任医院领导职责或管理任务的工作人员，主要从事党政、人事、医政、科研、继续教育、信息管理等工作。

3. 工勤技能人员 指在医院中承担技能操作和维护、后勤保障等职责的工作人员，护理员（工）、收费员、挂号员，以及从事电梯、搬运、供暖、安保、保洁等工作的人员都属于工勤技能人员。

四、医院人力资源管理的目标

医院人力资源管理的最终目标是促进医院目标的实现，同时又要考虑员工个人的发展，强调在实现医院目标的同时实现个人的全面发展。

五、医院人力资源管理的原理

1. 系统优化原理 是通过组织、协调、运行、控制，使医院整体功能获得最优效果，为满足系统优化进行的战略性人力资源调整，是医院人力资源管理与开发最重要的原理。系统优化原理可以使人力资源整体功能大于部分功能之和，减少因人员分歧、利益冲突而导致的相互摩擦和能力抵消，将内耗降到最低。对外，可以增强对外部环境的适应力；对内，可以使医院成员目标一致，提升医院的凝聚力。

2. 能级对应原理 能级是指人的能力大小分级，不同行业或不同岗位对从业人员能级的标准是不一样的。能级对应是指在人力资源开发中，要根据人的能力大小安排工作、岗位和职位，使人尽其才，才尽其用。在医院人力资源管理中，需根据人的能级层次要求建立稳定的组织形态，承认人有能力的差别，同时保证能级本身的动态性、可变性和开放性，使人的能级与组织能级动态相对应。

3. 系统动力原理 在人力资源开发过程中，要通过竞争、激励等方式激发员工的工作热情和创造精神。医院人力资源管理动力包括物质的、精神的或其他方面的鼓励和表扬，目的是激发员工的工作热情，从而提高工作绩效。物质动力包括工资、奖金、保险等；精神动力是指包括友爱、表扬、奖励、晋升、信任、尊重等各种非物质性激励，这是激励人们的一种内在动力。

4. 反馈控制原理 是指在人力资源开发过程中，各个环节、各个要素或各个变量形成前后相连、首尾相顾、因果相关的反馈环。其中任何一个环节或要素的变化都会引起其他环节或要素发生变化，并最终使该环节或要素也发生变化，从而形成反馈回路和反馈控制运动。所以，在医院人力资源管理中要注意把握各个环节或各个要素之间的关系，通过抓住关键环节或关键要素提高工作效率。

第二节　医院人力资源配置

医院人力资源的配置水平直接影响着医疗服务的安全性与质量，也决定着医院的运营成本与其他资源的使用效率。因此，科学、合理地配置人力资源对保证医疗质量、控制人力成本、提高医院绩效具有重要的意义。

一、医院人力资源配置的概念

医院人力资源配置是指医院根据服务功能、任务、规模及发展目标的要求，对各类岗位人员的数量、质量、结构进行合理设置的过程。

二、医院人力资源配置的要求

1. 符合国家对医院人力资源配置的要求。
2. 以医院功能、任务、卫生服务需求为导向。

3. 坚持实事求是、精简高效、结构合理、因事设岗的原则。

三、医院人力资源配置的原则

（一）按需设岗原则

坚持按需设岗，做好岗位分析，明确岗位职责和任职条件，根据各科室人员需要制定医院当年的进人计划，对全院各类人员进行合理配置。严格把握岗位空缺等情况，制定科学的人员需求计划，将岗位的具体需求在招聘中规范化、具体化，力求做到个人与岗位相匹配。

（二）能级对应原则

医院岗位有层次和种类之分，岗位人员的配置，要求人的能力与岗位要求相对应，即能级对应。要求主要临床、医技科室主任须具备高级职称或达到相应能力，护士长须具备大专以上学历、中级及以上职称；职能部门负责人需具备本科以上学历或中级以上职称。

（三）动态配置原则

根据岗位目标任务的变化，适时进行工作分析与人才评测，对岗位职责、要求及现有人员的知识、技能、能力进行重新定位，合理稳妥地实行人力资源动态配置，破除"岗位终身制"。能力远远超出现有岗位要求的，一般可通过职务晋升进行优化配置；能力不符合或达不到现有岗位要求的，可通过加强技能培训，提高业务水平，或通过调配，谋求人岗能级对应。建立公开、平等、竞争、择优选人和用人制度，实行竞争上岗，可实行低职高聘等，激发中青年技术人员的学习热情和工作积极性，建立健全人才激励机制。

（四）结构合理原则

保证各类人员合理的比例关系、合理的层次结构配置、合理的年龄结构和合理的知识结构，使医院各类人员达到最优化群体组合，发挥医院所拥有的医疗、护理及管理人才的最大效能。

1. 合理配置各级各类卫生专业技术人员。

2. 优化专业结构，合理安排学科设置，突出重点学科、特色专科。

3. 以加强临床、科研、教学为中心，以引进和培养学科建设急需的高层次人才为重点，加大优秀青年技术骨干培养力度，搭建适应医院未来发展的人才梯队。对重点学科所需的高层次人才在人事调配中要优先考虑。

4. 健全现有人员的继续医学教育和考评制度，针对不同专业、不同层次的人员分别采用不同的培训内容和方式，严格执行医师规范化培训和医务人员"三基三严"训练等；积极派送优秀专业技术人员外出进修、参观学习，多渠道提高人员的整体素质。

四、医院人力资源配置的标准

医院人力资源配置标准要依据工作任务的多寡及专业特点来确定。目前，医院人力资源配置标准有两种形式：①单位用工标准：即完成单位任务所需员工的数量，医院工作任务总量决定员工的数量。②服务比例标准：患者服务量与医务人员的比例。

卫生部在《医疗机构专业技术人员岗位结构比例原则》中明确规定了各级医院高、中、初级员工的比例：一级医院为 $1:2:8\sim9$；二级医院为 $1:3:8$；三级医院为 $1:3:6$。医院病床与医院工作人员的比例为 300 张病床以下的医院为 $1:1.3\sim1:1.4$；$300\sim500$ 张病床的医院为 $1:1.4\sim1:1.5$；500 张以上病床的医院为 $1:1.6\sim1:1.7$。

卫生部在 1994 年颁布的《医疗机构基本标准（试行）》中明确规定，一级综合医院每床至少配备 0.7 名卫生专业技术人员，至少有 3 名医师，5 名护士和相应的药剂、检验、放射等卫生专业技术人员，至少有 1 名主治医师以上职称的医师；二级综合医院每床至少配备 0.88 名卫生专业技术人员，每床至少配备 0.4 名护士，至少有 3 名具有副主任医师以上职称的医师，各专业科室至少有 1 名具有主治医师以上职称的医师；三级医院每床至少配备 1.03 名卫生专业技术人员，每床至少配备 0.4 名护士，各专业科室的主任应具有副主任医师以上的职称，临床营养师不少于两人，工程技术人员占卫生专业技术人员总数的比例不低于 1%。

护理工作在医疗服务中占有重要的地位。随着护理理念的不断更新，护理工作的内容也发生了巨大变化，已从过去单纯满足患者的治疗、生理需求及纯粹的技术操作需求扩大到满足患者的心理、健康教育、卫生保健等方面的需求。由于护理工作在职责上、工作内容上的扩大与丰富，使得护理人员的工作量大幅度提高，如果医院还是用过去的配置标准来配置护理人力，则会急剧加重护理人员的工作负荷。越来越多的研究显示，医院注册护士与患者比例、护理质量或患者结局呈正相关。卫生部根据医院护理服务的客观需要，颁布了《医院注册护士管理办法（试行）》（以下简称《管理办法》），并明确指出，医院应当加强注册护士的科学配置，根据医院的功能、任务、服务量和服务效率，全面统筹、科学合理、弹性动态地进行护士队伍的科学规划和合理配置。《管理办法》要求，普通病房注册护士与患者平均比例应当 $\geq0.4:1$；重症监护病房注册护士与患者之比应为 $2.5:1\sim3:1$；全院一级护理患者的平均比例为 60% 以上的病房，注册护士与患者比应 $\geq0.6:1$；新生儿病房注册护士与患儿比应 $\geq0.6:1$。

五、医院人力资源配置的方法

1. 比例定员法　在符合国家相关规定的基础上，医院中各级、各类服务人员的数量是依据相应的被服务对象的数量以及不同岗位、等级之间员工的适宜比例来确定的，这种方法适用于确定医院各级、各类人员的配置。除此之外，医护之间、卫生专业技术人员与管理人员之间、卫生专业技术人员与工勤技能人员之间的比例可根据医院规模、服务量、所在区域的人口状况及经济发展水平等因素来确定。

2. 效率定员法　是根据医院各科室的工作量和员工的工作效率来确定人员配置数

量的方法。效率定员法主要适用于医院卫生专业技术人员、其他技术人员、工勤技能人员的配置。在运用效率定员法的时候还应该考虑机动工作量的问题。

人员配置数＝平均工作任务总量/员工工作效率×出勤率

例如：某医院心内科平均每天接诊患者为270人次，每位医生日均可接诊患者50人次，医生的出勤率为95%。根据上述公式：心内科医生配置数＝270/50×95%＝5.13，即该医院心内科医生的配置数为5～6人。

3. 岗位定员法　是根据医院各部门（科室）工作岗位的数量及各岗位工作量来计算人员配置数量的方法。该方法主要适用于住院部卫生专业技术人员的配置计算。

人员配置数＝床位数×床位使用率×诊疗每位患者每天所需时间/每名卫生专业技术人员日均诊疗时间。

例如：某医院泌尿外科有床位120张，床位使用率为97%，每位患者每天诊疗耗时1小时，每名医生每天工作8小时。根据上述公式：泌尿外科医生配置数＝120×97%×1/8＝14.55，即该医院内科病房医生的配置数为14～15人。

4. 设备定员法　根据医院各类设备的数量和设备使用率、每台设备所需员工数量和员工出勤率来确定人员配置数量的方法。该方法主要适用于医技科室设备操作人员配置数的计算。

人员配置数＝同类设备开动台数×单机定员标准×该设备平均开动班次×出勤率

例如：某医院有X光机5台（全部工作），每台X光机定员为1人，该设备平均开动班次为3，员工平均出勤率为87%。根据上述公式：X光室操作人员配置总数＝5×1×3×87%＝13.05，即该医院放射科X光室的操作人员配置数为13～14人。

5. 职责定员法　是指医院根据部门和科室的业务分工及职责范围来确定人员配置的方法。职责定员法适用于对医院管理人员、工勤人员的配置，因为这两种岗位的工作定额难以量化，通常以对实际工作的调研情况及管理者的经验为依据。

六、医院人员招聘

医院人员招聘是医院获取所需人才的途径。通过招聘活动，医院可以宣传组织文化，提升形象；可以广开才源，吸纳优秀人才加盟，为组织增添新生力量，提高医院的核心竞争能力。人员招聘是医院人力资源管理的重要内容，招聘过程的科学性与规范性直接关系到人才甄选的准确性、招聘成本及招聘效率。

（一）医院人员招聘的概念

医院人员招聘是指医院根据工作需要，通过一定的程序与方法，寻找、选拔符合要求的人到医院工作的过程。

（二）医院人员招聘组织

1. 人员招聘流程　见图4-1。

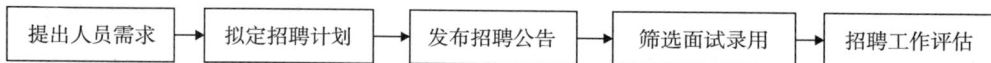

图 4-1　人员招聘流程图

2. 人员需求　根据医院发展状况及人员配置状况，由各科室与人力资源部共同拟定和调整人员需求，确定招聘人数及具体岗位需求。各科室填写人员需求计划表，交由人力资源部拟定招聘计划。

3. 招聘计划　招聘计划应包括招聘人数、招聘标准（年龄、性别、学历、工作经验、个性品质等）、招聘形式。

（三）医院人员招聘形式

人员招聘可分为内部招聘和外部招聘两种形式。招聘形式的选择，要根据人才需求分析和招聘成本等因素而综合考虑。

1. 内部招聘　鉴于内部职工比较了解医院情况，对医院的忠诚度较高，内部招聘有助于改善人力资源配置状况，提高员工的积极性。医院在进行部分系列人员招聘时，如后勤服务岗位或可替代性较强的岗位，可考虑内部招聘。

（1）招聘形式　在尊重员工和用人部门意见的前提下，采用推荐、竞聘等多种形式，为供求双方提供双向选择的机会。

（2）招聘流程

①发布招聘公告：人力资源部根据所需招聘人员的职级编制工作说明书，并拟定内部招聘公告。公告发布方式有院周会、公告栏及网络等多种形式。内部招聘公告要尽可能传达到每一名员工。

②报名：所有在职人员在上级主管的许可下都有资格向人力资源部报名申请。

③筛选：人力资源部结合申请人和科室主管意见，根据职务说明书进行初步筛选。对初步筛选合格者，人力资源部需组织内部招聘评审小组进行面试及考核，报分管院领导批准后生效。

④录用：经评审合格的员工应在规定时间内做好工作移交，并到人力资源部办理岗位调动手续，在规定时间内到相关科室报到。

2. 外部招聘　招聘的主要对象为大专院校应届毕业生及有相关工作经验的各类专业技术人才。

（1）招聘形式　外部招聘以人力资源部为主，各职能部门及相关用人科室配合。

（2）招聘渠道　外部招聘要根据岗位和级别的不同采取有效的招聘渠道组合，具体可以采取张榜公告、网络信息发布、网络招聘、人才市场、大专院校毕业生双选会、在职人员推荐和同行业推荐等形式。对关键的管理和技术职位的招聘可通过人才中介进行。

（3）招聘流程

①发布招聘信息：招聘信息需含岗位名称、任职资格、人员数量等重要内容。

②初步筛选：根据收集到的求职者信息，分类建立外部人才库。根据招聘岗位的要

求，由人力资源部对库中求职者的个人简历和求职表进行初选审查。

③面试：人力资源部向初选合格的求职者发放面试通知，应聘人员如实填写《应聘人员登记表》，提交学历证书、身份证等相关证件原件，人力资源部进行审查并复印留存。面试由人力资源部组织面试小组分类别进行：卫生专业技术人员面试主要考核专业知识、技能及综合素质；总务后勤人员面试主要考核技能情况；行政管理人员面试主要考核专业知识和综合素质。

面试分院级、科级两个层面。院级层面的面试小组由人力资源部、相关职能部门负责人、院领导共5~7名组成，通过面试官提问，对应聘人员的智力、品德和综合素质以及工作经验与能力进行初试和评价，对某些类别，如专业技术人员、行政管理人员的院级面试还包括人力资源部组织的专业知识笔试及英语面试。科级层面的面试小组由相关用人科室共3~5名组成，主要考评应聘人员的专业知识和技能。通过院级和科级的面试，形成《应聘人员面试考核记录单》，确定面试通过名单。

④审批：将面试确定的建议录用名单与面试考核结果一并报院办公会审批。

⑤录用：人力资源部通知被录取者到医院办理录用手续。被录用员工未在规定时间内到医院报到的，可取消其录取资格，特殊情况经批准后可延期报到。

⑥试用：员工试用期原则上为1~3个月，视具体岗位及试用情况，经报人力资源部批准，可酌情缩短或延长。试用期人员在试用期间，可随时提出辞职；试用人员如出现违反医院相关规定，身体条件和岗位技能不能胜任本职工作，或工作中出现重大失误等情形，医院有权随时终止试用。

⑦签订劳动合同　试用期满后，聘用人员填报《聘用人员考核登记表》，由用人科室填写考核意见，经相关职能科室负责人签署意见后，报人力资源部，批准后，签订劳动合同或服务协议。试用期内，由人力资源部根据岗位性质、员工资历及工作胜任情况，确定工资岗位等级；对经试用不符合岗位录用条件者，需及时做出继续试用、调岗或解除劳动关系的决定。

第三节　医院人力资源的开发与培训

一、医院人力资源的开发

医院人力资源开发是指根据医院发展需要对员工素质与技能进行培养，以充分挖掘其潜能，有效发挥其才能与能力的一系列活动。

人力资源开发的目标：一是提高人的才能；二是增强人的活力或积极性。

开发的对象是人的智力、才能，即人的聪明才智；借助的手段有教育培训、激发鼓励、科学管理等。人力资源开发的主要环节有人才发现、人才培养、人才使用、人才调剂；人力资源开发的主要内容为组织与个人开发计划的制定、组织与个人培训和继续教育的投入、培训与继续教育的实施、员工的职业生涯开发及有效使用等。

人力资源开发活动是无止境的，人既是开发的主体又是被开发的客体。同时开发过程既受到主观因素的影响，又受到客观因素的影响，是一项复杂的系统工程。

二、医院人员的培训

医院人员培训是医院人力资源开发的基础性工作，也是医院在当代医疗市场的竞争中赖以生存、发展的基础，通过系统培训，可提高医院和员工个人的竞争力，实现医院的目标。

1. 医院人员培训的概念　是指医院通过对员工进行一系列有计划、有组织的学习活动，让员工获得完成其岗位工作所需要的专业知识与技能，提高员工现在或将来工作绩效的活动。医院人员培训具有战略性、全员性、专业性、层次性、实用性、长期性、实践性等特点。

2. 医院人员培训的目的　提高员工的专业技术水平、文化素质及综合竞争能力，改善员工的知识结构，统一员工的思想和认识。专业技术类培训的目的是使员工了解最新的专业技术发展和动态，增强科技创新能力，确保医院在未来的发展中立于不败之地。管理类培训的目的是使员工提高相关的管理技能，进而提高医院总体的工作效率，确保医院的稳定发展。员工的培训情况将存入个人培训档案，作为受聘、转正、晋升、加薪、年终考核及职称评定的重要依据。

3. 医院人员培训的类型　医院人员培训可分为非学历培训和学历培训。非学历培训分为岗前培训、在岗技能培训和管理培训；学历培训根据性质和形式不同，可分为学位教育和非学位培训。

4. 医院人员培训的内容

（1）新员工培训　指新进员工在试用期须接受的岗前培训，包括医院统一组织的集中培训和各科室/部门安排的专业培训。

（2）岗位技能培训　指为了更新和扩展员工的知识面、提升其任职能力和职务晋升、提高工作效率所组织的各种培训（含研讨会）。

（3）外派培训　因工作需要不能提供内部培训的，可参加社会上专业培训机构或卫生系统所组织的培训。

（4）进修学习　指医院根据工作需要，组织符合条件的员工到大型专业医院进修学习，接受中、短期训练，以开阔员工视野，提升专业或管理水平。

（5）战略性培训　指为了满足医院持续发展需要而进行的培训，主要包括关键且稀缺人才培训、提高核心竞争能力所需的持续培训、后备干部培训。

（6）文化制度培训　指医院为了推行新的或经改良的医院文化、管理体系而进行的培训，如某医院员工行为规范、人力资源管理制度等方面的培训。

5. 医院人员培训流程

（1）需求分析　培训需求分析也称确定培训需求点，是确定培训目标、培训内容、培训方式的重要依据。培训效果在很大程度上取决于培训需求分析是否准确。培训需求分析可以从岗位任职者个体层次、工作层次和组织层次三个层面进行。培训需求分析需明确的内容有：①为什么要培训？②谁（人或岗位）需要培训？③需要培训什么？④

如何培训？⑤什么时间培训？⑥在哪儿培训？⑦培训的成本是多少？

（2）制订计划　确定培训需求后，就要制订培训计划。培训计划主要包括培训目标、培训原则、培训对象、培训地点、培训时间、培训形式、培训师资、培训组织人、考评方式、培训经费预算等。

（3）培训实施　培训实施是对培训计划的具体落实。培训实施由准备阶段、实施阶段、总结阶段三个部分构成。医院相关部门要按照实施工作的日程安排，组织、协调、安排培训前、培训中、培训后的各项工作，并在资源保障、人员调配、培训现场控制等方面做好应急准备工作。

（4）培训评估　培训评估是对培训的有效性进行系统、全面的评价过程。评估培训效果的方法很多，最为经典的是柯克帕特里克（Kirkpatrick）评价模型。

柯克帕特里克评价模型从"反映""学习""行为"和"结果"四个层面对培训效果进行评价。反映层评价主要是了解学员对培训项目的反映，即对培训内容、培训方法、培训条件、培训教师的看法，通过该层面评价，了解学员对本次培训的总体反映和感受；学习层评价主要是评估学员对原理、技能、态度等培训内容的理解和掌握程度；行为层评价主要考查学员经过培训在实际岗位工作中的行为变化情况，以判断所学知识、技能对实际工作的影响；结果层评价是上升到了组织的高度，即判断培训是否对组织具有具体而直接的贡献，该层面的评价是组织培训的最终目的。

第四节　医院人力资源激励

激励是医院人力资源管理中非常重要的一部分。随着我国经济的发展，以及医疗卫生体制改革的不断深入，医院之间的竞争压力越来越大，因此激励成为现在医院人力资源管理的重要手段，并得到广泛的推广。研究表明，人的潜能是巨大的，人所表现出来的现实能力仅占一个人能力的30%，尚有70%的潜能未发挥出来。医院目标的实现需要组织机构、规章制度、经费等保障，但核心还得靠人来实现。如何才能提高工作效率，充分调动医务人员的积极性，这正是激励理论所要解决的。因此，掌握激励的内容，了解激励理论和方法，对于提高人力资源管理效果有着非常重要的作用。

一、医院人力资源激励的内涵

激励是一个复杂的概念，有着不同的含义，可以从不同角度予以理解。激励，从字面上可以理解为激发和鼓励；在管理学上，一般指为调动和激发劳动者积极性而行使的一种奖励和惩罚措施；在心理学上，一般指人被激发行为动机的过程。尽管不同学科所给出的定义不完全相同，但其也有共同之处，即采用不同手段激发人的内在动机，使其产生某种行为。

所谓医院人力资源激励，是指从医院管理目标出发，在了解医院人力资源需要的基础上，通过一系列的措施和手段激发员工产生与实现医院目标相一致行为的管理过程。

二、医院人力资源激励理论

(一) 需要层次论

美国人本主义心理学家亚伯拉罕·马斯洛 (Abraham H. Maslow) 于 1943 年出版了《人类激励理论》，首先提出需要层次理论。1954 年马斯洛在《激励与个性》一书中对该理论进行了进一步阐述。

该理论将人的需要分为五个层次，即生理需要、安全需要、友爱和归属需要、尊重需要、自我实现的需要。后来有人将需要分为七个层次，即生理需要、安全需要、友爱和归属需要、尊重需要、求知需要、求美需要、自我实现需要。我国在引述需要层次理论时，一般将人的需要分为五个层次。

1. 生理需要 这是人类维持自身生存的最基本要求，包括食物、水、住房等满足生理方面的需要，这些需要如果得不到满足，人类的生存就受到威胁。

2. 安全需要 这是人类要求保障自身安全、摆脱工作和丧失财产威胁、避免职业病侵袭等方面的需要，包括老有所养、病有所医、失业有保障等。

3. 社交需要 这一层次的需要包括两方面内容：一是友爱的需要，即人人都需要伙伴之间、同事之间的关系融洽或保持友谊和忠诚；二是归属的需要，即人都有一种归属于一个群体的情感，希望成为群体中的一员，并相互关心和照顾。

4. 尊重需要 包括自尊和受他人尊重。自尊是指在自己取得成功时有自豪感；受他人尊重是指当自己做出贡献时，能得到他人的承认。人人都希望自己有稳定的社会地位，希望个人的能力和成就得到社会的承认。马斯洛认为，尊重需要得到满足，能使人对自己充满信心，对社会满腔热情，体会到自己活着的地位和价值。

5. 自我实现需要 这是最高层次的需要，是指实现个人理想、抱负，发挥个人的能力到最大程度，达到自我实现境界的人，接受自己也接受他人，解决问题能力增强，自觉性提高，善于独立处事，要求不受打扰地独立完成与自己能力相称的一切事情的需要。也就是说，人必须干称职的工作，这样才会使其感到最大的快乐。

马斯洛认为，人的需要按重要性和层次性进行排序，一般将生理需要和安全需要称为较低级的需要，将社会需要、尊重需要和自我实现需要称为较高级的需要。当人的低层次需要得到满足后才会追求高一层次的需要。只有未满足的需要才能影响人的行为。

(二) 双因素理论

双因素理论又称激励 – 保健理论，是美国心理学家弗雷德里克·赫兹伯格 (Frederick Herzberg) 提出的，该理论的提出是建立在大量的实地调查基础之上的。

赫兹伯格曾调查了这样一个问题：人们想从工作中得到什么。调查结果显示，人们对工作满意时的回答和对工作不满意的回答大相径庭。员工倾向于把工作满意的因素归于自己，把工作不满意的因素归于外部和组织。换句话说，带来工作满意的因素和导致工作不满意的因素是不一致的，即当改善某种员工不满意的因素时，员工并不会因为感到非常满意而是减少不满，而恶化某种满意因素时员工也并不会有强烈的不满意。赫兹伯格把工作条件、工资制度、管理制度、与上下级的关系、工作安全因素称为保健因素。这些因素得到改善，对提高生产效率没有直接影响，而这些因素如果得不到解决，员工往往会产生强烈不满。将工作具有成就感和挑战性的工作、责任重大的任务、工作成绩能获得社会承认、个人有很好的发展前景和自我发展的空间等称为"激励因素"。这类因素如果得到改善，会很大程度上提高员工的积极性和工作热情；如果得不到改善，员工会觉得工作缺乏动力，但不会引起强烈不满。

（三）强化理论

强化理论由美国心理学家斯金纳首先提出。该理论认为，人的行为是其所受刺激的函数。如果这种刺激对他有利，则这种行为就会重复出现；若对他不利，则这种行为就会减弱直至消失。

根据性质和目的不同，强化可分为正强化和负强化两大类。正强化是指奖励那些符合组织目标的行为，以便进一步加强这些行为，促进组织目标的实现。具体方式包括公开表扬、晋升、奖励、增加培训机会等。如某医院制定了科研奖励政策，规定每在核心期刊发表一篇论文奖励 2000 元。规定出台后，医务人员的积极性大大增加，1 年后论文发表的数量比前 1 年增长了近一半。

负强化是指惩罚那些不符合组织目标的行为，以使这些行为削弱直至消失，从而保证组织目标的实现不受干扰。具体方式包括警告、批评、罚款、撤职等。例如，张护士平时工作马虎，有一次将甲床患者的药物发给了乙床患者，幸亏护士长及时发现，没有造成大的损害，事后护理部决定给予张护士警告处分。在警告处分期间，张护士长仔细分析发生过错的原因，并认真工作，坚持"三查七对"，主动帮助患者解决困难。过了一段时间，张护士的表现得到了科室同事和患者的称赞。护理部得知后，撤销了处分。此后张护士一直表现不错。

实践上，强化理论在医院人力资源过程管理中一直在应用，掌握这一理论，可以更好地指导医院管理工作。

（四）公平理论

公平理论由美国心理学家约翰·斯塔希·亚当斯（John Stacy Adams）于 1965 年首先提出，又称社会比较理论。该理论主要讨论报酬的公平性对人们工作积极性的影响。每个人不仅关心自己所获得报酬的绝对数量，也关心自己的报酬与其他人报酬的关系，通过两个方面的比较来判断其所获报酬的公平性。

一方面是横向比较，就是将"自己"与"他人"进行收入比较，判断自己所获报酬是

$$\frac{Q_p}{I_p} = \frac{Q_x}{I_x}$$

Q_p：自己对所获报酬的感觉　　Q_x：自己对他人所获报酬的感觉

I_p：自己对所投入量的感觉　　　I_x：自己对他人所投入量的感觉

如果这个等式成立，那么进行比较的员工就觉得报酬是公平的，就有可能继续保持工作的积极性和努力程度。如果该等式不成立，就会有两种情况发生。一是 $Q_p/I_p > Q_x/I_x$，说明该员工得到了过高的报酬或付出较少的努力。在这种情况下，一般来说，他不会要求减少报酬，而且有可能会自觉增加自我的付出。但过一段时间他就会因重新过高估计自己的付出而对高报酬心安理得，于是其产出又会回到原来的水平。如果 $Q_p/I_p < Q_x/I_x$，则说明员工对组织的激励措施感到不公平。此时他可能会要求增加报酬，或者自动减少付出，以达到心理上的平衡，也有可能离职。

另一方面是纵向比较，就是将自己目前的收入与过去进行比较，判断自己所获报酬是否公平，并据此做出反应。我们以下列公式来说明。

$$\frac{Q_{pp}}{I_{pp}} = \frac{Q_{pl}}{I_{pl}}$$

Q_{pp}：自己目前所获的报酬　　　Q_{p1}：自己过去所获的报酬

I_{pp}：自己目前的投入量　　　I_{pl}：自己过去的投入量

如果这个等式成立，员工积极性和努力程度可能会保持不变；如果该等式不成立，就会有两种情况发生。一是 $Q_{pp}/I_{pp} > Q_{pl}/I_{pl}$，说明该员工得到了过高的报酬或付出了较少的努力。一般来讲，这种情况往往不会觉得所获报酬过高，因为可能会认为自己的能力和经验有了进一步的提高，其工作积极性因而不会提高多少；二是 $Q_{pp}/I_{pp} < Q_{pl}/I_{pl}$，说明员工觉得很不公平，工作积极性会下降，除非管理者给他增加报酬。

由于人们总是倾向于过高估计自己的投入量，过低估计自己所得到的报酬，个人的主观判断对比较的结果影响较大，因此管理者在运用该理论时应当更多地注意实际工作绩效与报酬之间的合理性。

（五）期望理论

期望理论是美国心理学家 V. 弗罗姆（Victor Vroom）于 1964 年在《工作与激励》一书中提出来的。期望理论的核心假设是：当人们预期到某一行为能为自己带来某种有吸引力的结果，才会采取这一特定行为。这一理论有以下几个重要概念。

激励（motivation，M）：对行为动机的激发程度。

效价（valence，V）：目标实现后能给自己带来价值的主观估计。

期望（expectancy，E）：能够实现目标可能性和主观估计，即目标实现概率。

关联性（expectancy，I）：工作绩效与所得报酬之间相联系的主观估计。

这一理论用公式表示为：

激励 = 效价某期望值（M = V · E）

该公式说明，激励水平的高低取决于效价与期望的乘积。一个人进行某项工作时，对能否实现目标有一个预期，即期望值；同时对于目标实现后能给自己带来什么利益也有一个主观估计，即效价。这里所指的利益是多方面的，包括直接经济利益、提升机会、心理安慰、自我满足等多方面，这些方面呈现出复杂的组合体。

基本公式表示了激励与效价、期望之间的关系，但在实际运用中我们发现，目标实现与效价并不是一一对应的关系，中间还有一定的关联度，称之为关联性。关联性虽然是个人的主观判断，但这个判断受过去结果的影响，这与医院规定或承诺本身有关，也与已经发生的规定执行情况或承诺兑现情况有关。激励模式见图 4 - 2。

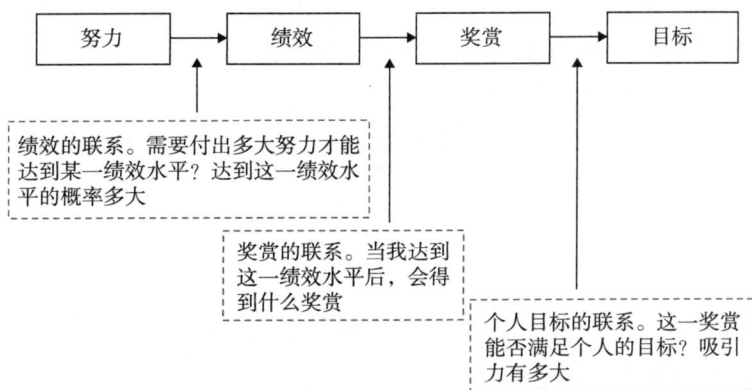

图 4 - 2 激励模式

这一模式很好地解释了医生工作的动力。如某医生要去完成一项工作，他会考虑工作成功后会给自己带来奖金、晋升、表扬、成就感，也会对工作成功机会进行估量，考虑医院兑现承诺的情况。该理论告诉我们，激励医生工作应注意：确定恰当的目标、提高医生的期望值、确立正确效价，提高工作目标与所得价值的关联性。

（六）波特 - 劳勒激励模式

美国学者波特（L. W. Porter）和劳勒（E. E. Lawer）以期望理论为基础，将公平理论、需要理论、强化理论等进行整合，形成一种综合的激励模式，我们称之为波特 - 劳勒激励模式（图 4 - 3）。

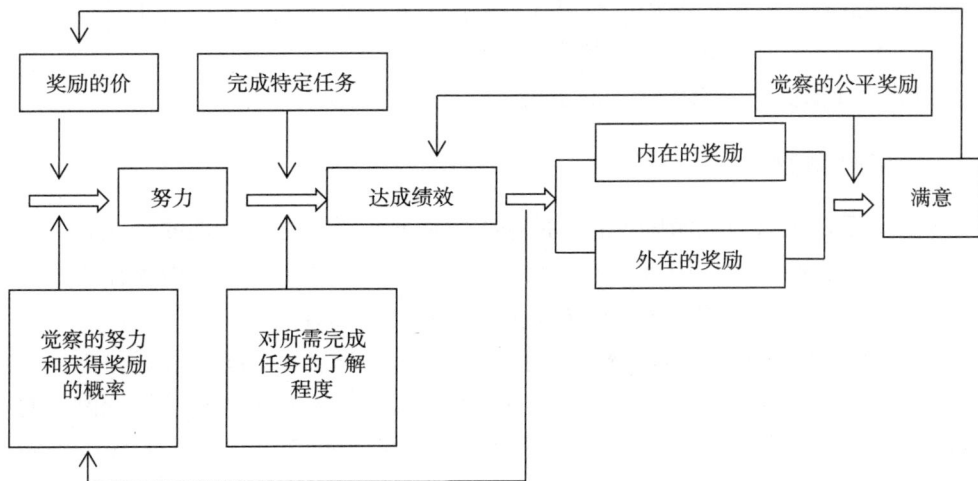

图 4 - 3 波特 - 劳勒激励模式

波特－劳勒激励模式认为，动机导致努力，努力产生工作绩效，绩效产生满意感，这个过程中包含了许多变量，这些变量从不同侧面影响着激励过程。下面简要分析这个模型。

1. 个人是否努力以及努力的程度不仅仅取决于奖励的价值，还受到个人觉察出来的努力和受到奖励概率的影响。

2. 个人实际能达到的绩效不仅仅取决于其努力的程度，还受到个人能力的大小以及对任务的了解和理解程度的影响。

3. 个人所应受到的奖励应当以其实际达到的工作绩效为价值标准，尽量剔除主观评估因素。

4. 个人对所受到的奖励是否满意以及满意程度如何，取决于受激励者对所获报酬公平性的感觉。

5. 个人是否满意以及满意的程度将会反馈到其完成下一个任务的努力过程中。

三、医院人力资源激励的方法

恰当的激励方法能激发员工的热情，使之心甘情愿地为医院目标的实现努力工作。

（一）工作激励

工作本身就是一种非常重要的激励因素，它能够调动人的积极性。医院人力资源管理者要为各类人员创造发挥才能的机会，做到人尽其才。运用工作激励方法应注意以下问题。

1. 根据人员的素质、能力、兴趣、个人目标安排工作。

2. 让员工了解本职工作的意义和重要性。

3. 工作目标具有挑战性。

4. 丰富工作内容，使工作扩大化、内容丰富化的途径很多，比如重新设计工作内容，增加更多的自主权，或者将工作流程中的前后几个程序交给员工去完成。

5. 以工作成绩作为奖惩、晋升的主要依据。

6. 为员工提供更多的参与管理的机会。

（二）报酬激励

报酬激励是最为有效的激励方式。所谓报酬激励，是指通过合理的分配方式，将员工的工作业绩与报酬挂钩，即以按劳取酬，多劳多得，通过分配量上的差异作为酬劳或奖励的一种激励方式。运用报酬激励方法需要注意以下几方面。

1. 建立合理有效的薪资分配体系　医院人力资源部门要对岗位进行分析，注重工作中的技术含量和工作的强度、难度，通过工作岗位的劳动价值进行薪资分配，制定合理的薪资结构。合理的薪资结构要建立在公平公正的基础之上，并且形成以患者为中心、多劳多得的分配体系。

2. 建立有效和完善的奖金制度　奖金是超额劳动的报酬，但在实践中，许多医院将奖金变成了工资附加部分，没有起到很好的激励作用。奖金应该是对符合医院精神的员工行为的一种奖励方式。因此，奖金的发放应建立在有效的标准基础上，同时管理者要信守诺言，及时兑现。这样不但可以充分发挥奖励的作用，而且能使员工增加对奖励的重视。

3. 巧设福利项目 福利激励是指医院采取措施负担员工工作之外的基本生活设施项目，如职工福利、社会保障、奖励旅游等。工资、奖金能够激发员工的积极性，但对于留人聚人的作用还不够，利用福利留人聚人是最重要也是最简单的方式。

4. 建立与医院发展紧密相连的薪酬增长机制 无论对谁，高额报酬总是很具有诱惑力。员工会根据市场情况和一些合适的对象进行比较，当他们感觉自己得到的薪水少于付出时，就会对工作热情产生影响。医院管理者要主动进行市场调研，建立与企业发展紧密相连的薪酬增长机制。

（三）情感激励

这种激励在员工情感上产生的效应是积极、强烈而持久的，对培养员工良好的工作动机可产生积极有效的影响。如对员工的各方面情况应尽可能多地了解，包括身体状况、家庭困难、工作愿望、能力与不足、上下班路程、交通是否方便等，经常给予关心和必要的帮助，营造一个温馨、和睦、友爱的环境。员工在这样充满团结友爱的医院里就会奋发向上，激发潜在的能力。相反，就会产生压抑和孤独感，产生消极情绪，降低工作积极性。

（四）组织激励

从广义上讲，组织激励是指实现组织目标的所有激励方式。从狭义角度讲，包括参与激励、培训激励和竞争激励。

1. 参与激励 实践证明，决策如果是领导做出，下属实施的话，很容易使员工产生脱离组织的感觉。如果不仅让下属实施，还让其参与决策的形成过程，就能激发员工的热情，提高工作效率。

2. 培训激励 是指定期对各类卫生专业技术人员和管理人员进行专业技术培训和管理技能培训，给各类医务人员提供进修提升的机会。如有选择地将员工送到各级院校、培训中心学习，通过深造，具备一定能力后及时给予相应的专业技术职称。

3. 竞争激励 通过组织各种形式的竞赛，激发员工的工作热情，如护士技能大赛。这些竞赛，能够充分调动员工的积极性，促进员工个体充分发展。

（五）评价激励

评价激励是对医院人员的某种行为做出一定的反应，如表扬、批评、惩罚、奖励等。运用评价激励时需要注意以下几方面的问题。

1. 评价适度 恰当地掌握评价激励力度，这直接影响到激励作用的发挥。评价过度不仅影响激励效果，还会增加激励成本。评价过度会使员工产生骄傲和满足情绪，失去进一步提高自己目标的欲望，或者会让员工感到不公，或者失去对公司的认同，甚至产生怠工或破坏性情绪。评价过轻会起不到激励效果，或者使员工产生不被重视的感觉，或者让员工轻视错误的严重性，从而可能还会犯同样的错误，甚至使错误严重。

2. 评价公平　由于评价是组织行为，因此在实施激励时必须做到一视同仁，评价结果与员工功过相一致。

3. 评价过程公正、公开　即评价必须按章行事、公开与民主化，不得夹杂私人感情因素。

（六）榜样激励

目前，我国各类医院仍以物质奖励为主，物质奖励在合适的范围内会调动员工的积极性，但奖励不当反而会适得其反。对于安于现状、不思进取的员工，物质奖励往往起不到作用，为此，人力资源管理部门可采取榜样激励的方法。

所谓榜样激励，是指某方面工作优秀的人，在自己的岗位上取得突出业绩，而成为典范。榜样是员工行为的参照标准。如果能够建立科学、合理的参照标准，就能将人们的行为引到有利于医院目标实现的轨道上。运用榜样激励需注意以下几方面的问题。

1. 明确榜样激励的动机　榜样人物并非大人物，亦非名人，凡是在工作岗位上取得优秀业绩的人均可成为榜样。

2. 关心和保护榜样　要关心榜样的成长，引导员工正确对待榜样，避免榜样人物承担不必要的压力。

3. 分析榜样形成的条件和成长过程　为员工学习榜样指明正确的路径。

四、医院人力资源激励的作用

1. 有效的激励能够激发员工的工作积极性，提高工作效率　对医务人员而言，长时间的工作会使大多数人难以保持工作积极性。有调查显示，某医院员工在未受到任何激励的情况下，一天的工作时间中只有不到 20% 的时间保持高涨的工作状态；而在受到激励的情况下，一天的工作时间中只有 20% 的时间未处于积极的工作状态，并且还可以将高涨的工作情绪传递给其他同伴。

2. 有效的激励能够增强内部沟通和凝聚力　激励的前提条件是发现员工未满足的需要，这就需要医院人力资源管理部门树立"以人为本"的管理理念，加强管理者与被管理者之间的平等沟通，通过沟通，使员工获得被尊重的感觉。这样不仅使员工能够感到来自上层领导的关心，也可以使管理者更加了解员工，从而满足员工需要，使医院更具有凝聚力。

3. 有效的激励能够吸引和留住人才，为医院发展打下良好基础　留住人才需要有效的激励措施。无论是谁，只要付出了就希望得到回报，如果回报丰厚，就会更加努力地付出。可以说，可观的收入、丰厚的奖金对任何人都具有吸引力。有人说过这样的话，"如果一个价值 100 万的员工，我们给他 80 万，他就会回报我们 50 万，而且想跳槽。如果一个价值 100 万的员工，我们给他 120 万，他就会回报我们 200 万。"这适用于所有人才，物质激励是吸引和留住人才必不可少的措施。

当员工的物质需求得到满足后，他们会进一步追求精神满足。精神激励的方法很多，如实行民主管理、良好的企业文化、富有挑战的工作任务、增长才智的机会等，都会使员工感到在医院工作心情舒畅。恰当的激励方式能够人尽其才、物尽其用，有助于员工展示自己、提升自己，在提升自己的同时，也为医院创造良好的效益。换句话说，物质激励与精神激励相结合，在使人才被留下来的同时也能为医院未来的发展提供动力，而医院未来发展趋势越好，优秀人才就越愿意在医院继续发展，从而形成良性循环。

4. 有效的激励能够为员工营造良好的竞争氛围，提高医院的综合竞争实力　员工之间的竞争有助于调动员工的工作积极性，从而取得更好的成绩。在医院内部采用差异化报酬、有效的技能竞赛、公平的奖罚制度等激励措施，有利于医院形成良好的竞争氛围，从而促使员工更主动地学习，提高个人素质。每位员工的能力得以提高，整个医院的医疗水平和工作效率也会提高。

医院的绝大多数员工为知识型，根据这一特点需采用恰当的激励方式。由于每个医院的背景、员工素质及员工需要各不相同，所以人力资源管理部门需根据医院的文化特点及员工特点制定适宜的激励策略，如此方能推动医院的整体发展。

【思考题】

1. 什么是人力资源管理？
2. 医院人力资源管理常用的激励方法有哪些？
3. 医院人力资源分为哪几类？
4. 医院人力资源配置的原则是什么？

第五章　医院文化建设 ▷▷▷▷

【教学要求】

1. 掌握　医院文化的结构、特征及功能。
2. 熟悉　医院文化的概念与建设医院文化的意义。
3. 了解　医院精神文明建设的主要内容。

知识拓展

武汉 H 医院文化建设五大准则

第一准则：反映医院文化传承因子。医院文化，首先要从文化传承因子入手，因此，医院的院训、价值观、精神及其他理念一定要体现这些文化因子，或者在这些文化因子中提炼一些更适合医院各个层面的文化。由于医院在很大层面上医道医德是相通的，因此要提炼一些比较独特的医院文化是很难的。

第二准则：把握医院历史发展脉络。医院发展有其自身的独特规律，有的医院是从教会医院转过来的，有的医院是从行业转过来的，有些则是作为投资兴建的，出发点不同，历史发展也不同。有时医院的历史发展脉络也体现出社会的变迁，从侧面反映整个时代的发展。武汉 H 医院是一个发展了一个半世纪的医院，其发展可归纳为四个阶段，分别为仁爱济世、风雨同舟、和衷共济、盛世人和。文化，只有把握了历史发展规律，才能从根本上发挥文化的导向作用。

第三准则：体现医院自我发展定位。医院的发展有专科、有综合，因此文化的定位一定要有所侧重。对于综合医院来说，可以更多地从医院道和德的层面来阐述，如果是专科医院，可以从术的角度来定位。因此，医院在文化发展定位时，一定要根据自身特色，不能人云亦云，否则会邯郸学步，不知所云。

第四准则：符合医院内在发展规律。医院的内在发展规律，由于很多涉及医疗体制改革，因此我们在强调医院文化时，要更多地强调医院的社会公益性。在医院发展规律的描述上，我们站得越高，文化就越有感召力。

第五准则：便于医院对外宣传推广。好酒也怕巷子深，医院也是如此。如果医院的文化能够体现医院的一些特色，使人过目不忘，则是最好的。医院文化思考视角要从广义出发。文化建设的好坏还包括很多因素，这在现实操作中要予以注意。

（资料来源：仁爱济世，协诚人和四：武汉协和医院印象系列之文化建设行为准则 EB/OL. http：//www. luckylong. com/guanli/2011 - 11 - 24/486. html）

案例讨论

医院文化建设中，如何将医院文化这一观念渗透到各年龄、各层次的员工之中呢？

第一节　医院文化概述

一、医院文化的概念

文化一词，英文为"culture"，意为耕作、培养、教育、发展、尊重。18 世纪以后，其含义逐步演化为个人修养，整个社会的知识，思想方面的素养，艺术、学术作品的汇集，以及引申为一定时代、一定地区的全部社会内容。我们认为，组织文化应是在一定历史条件下，某一组织（如企业、学校、医院等）在其发展过程中形成的共同价值观、精神、行为准则等及其在规章制度、行为方式、物质设施中的外在表现。而医院文化就是这种专业文化的一种社会表现。

在我国，医院文化自 20 世纪 80 年代企业文化兴起之后才开始引入医院管理，真正上升为理论并成为一门学科还是近年来的事。国内医院管理界对医院文化的概念有不同的观点，如群体意识说、物质精神结合说、文化管理模式说等。目前比较认同的医院文化概念是指特定的群体在医疗及与之相关领域的工作、生活实践中所创造的物质财富和精神财富的总和，是一种具有医院自身特点的行业文化，其核心内容是医院这个组织的共同价值观。

二、医院文化的特点

医院文化作为一种特殊组织的专业文化，具有以下特点。

（一）独特性

医院主要与患者打交道，不仅涉及专业诊治，而且涉及心理抚慰。所以对全体医护人员强调救死扶伤，以人为本，不断进取，团队合作是永恒的主题。

（二）综合性

医院文化是在特定历史背景下形成的，不仅要接受和继承民族的文化传统和价值体系，在发展过程中还要吸收其他组织的优秀文化，融合世界上最新的文明成果，不断充实和发展医院文化的内容。

（三）多样性

医院文化不可能独立存在，不同专业的文化类型、文化内容、文化层次势必对医院文化形成影响。医院文化需要借鉴其他专业文化来丰富发展自己，由此形成医院文化的多样性色彩。

（四）发展性

强势健康的医院文化有助于适应外部环境的变化，而弱势不健康的医院文化则会影响医院的发展。改革现有文化，重新设计和塑造健康的医院文化过程就是适应外部环境变化、改变医护人员价值观念的过程。

随着经济的发展、社会的进步和人们健康期望值的提升，经济和文化融合的趋势加剧，对医院文化发展提出了新的要求，医院管理者必须以崭新的思想、独到的见解、精辟的论述和丰富的例证，构建新的医院文化建设内涵。

三、医院文化的内容

医院文化的内容主要包括 10 个方面。

（一）医院文化价值观

医院文化价值观是指在医院长期的医疗保健服务中形成并为医院领导和职工认同的群体价值观和群体意识，即医院的传统、道德规范，职工的理想信念、价值趋向、工作态度和行为倾向等。这是医院为实现其价值和社会责任，经过长期培育形成的一系列反映群体意识的信念和座右铭，是医院存在和发展的精神支柱和精神动力。

（二）医院道德文化

医院道德文化是指医院职工个体或群体的品质和在医疗实践中应遵从的一种单位群体文化，即通过社会舆论、内心信念和传统习惯这三种道德力量来调整医患之间、医务人员之间和医务人员与社会之间这三组之间人伦关系的行为准则文化。

（三）医院思维文化

医院思维文化是指思维科学、医学哲学、科学创造艺术、创造学等学科在医院管理、医院临床、医学科研中的运用，并通过思维文化的武装，提高人们的思维方式，改进并推进医院管理、临床诊疗和医学科研工作文化。

（四）医院心理文化

医院心理文化是以医院特定的心理领域为对象，从文化学角度研究医院管理者、医务人员、工勤人员、患者、家属及相关人员的心理现象、心理规律、心理机制、心理作用。它是将心理学与管理学、医学社会学及哲学等学科运用文化学理论进行交叉研究而形成的一种边缘学科的理论框架，是医院文化的重要组成部分，属于深层次的医院文化。

（五）医院服务文化

医院服务文化是指医院的临床医学服务、预防医学服务、康复医学服务和自我保健医学服务这一统一服务体的文化。医院服务文化属实践形态文化，可分为以下几种。

1. 医疗服务实践文化　它反映在医务人员的行为模式上，属于服务文化的主体地位。

2. 物质服务文化　包括医疗设施、物品、药物、环境、信息等硬件。

3. 意态服务文化　包括服务方针、相关政策、人员心态等。

（六）医院科技文化

医院科技文化是医学技术观念、医学技术手段、医学技术方法的总和。其内容主要包括临床技术、检验技术、护理技术、监护技术、预防技术等的演进、革新和运用；适宜技术与高新技术的合理配置与合理使用；对人体科学、医学目的、生命质量的深层认识与其机制的揭示；对目前的"不治之症"、疑难病证和遗传疾患的攻克和遏制；对改善自然和社会环境、控制人口技术的掌握和提高；对中西医结合技术发展的推进。科学技术的发展是社会发展和社会变革的推动力量，医学科技进步则是人体科学及医院发展的推动力量。

（七）医院管理文化

医院管理文化是指关于研究医院管理理论、管理模式、管理体制、管理者类型及管理手段、领导艺术的文化。这一文化还涉及管理要素、管理哲学的研究和实践。

（八）医院制度文化

医院制度文化是指精神文化、物质文化的明文规则，是通过规章制度、条例法规来展现的。没有规矩不成方圆，规章制度是指要求大家共同遵守的办事章程和行为准则。它是以规章或准则的形式对某一文化加以肯定或否定，明确禁则和允则。医院制度的健全与否、科学与否关系到院内秩序能否正常运行、院内外人际关系是否协调，因此，医院制度文化是关系到医院大局的保证性文化、支柱性文化。

（九）医院环境文化

医院在医疗活动中所处的一切外部条件分为自然条件和社会环境两大类，具体包括医院政治环境、医院人际环境、医院工作环境和医院生活环境。

（十）医院组织文化

医院组织文化是指组织功能的性格、组织结构的形式及其协作的构成关系。不同的功能性格、不同的结构形式和不同的协作构成体系形成不同的组织类型，不同的组织类型即表现为不同的组织文化。组织文化属医院文化的基础文化，它反映的是医院体制的文明程度、医院组织发展的时代进程。这一文化对物质文化、制度文化和精神文化等起着制约作用。

四、医院文化的功能

管理与文化密不可分，二者相互依从，彼此影响。在医院的建设与发展中，医院文化发挥着非常重要的作用，主要可以概括为以下几个方面。

（一）导向功能

一般来说，任何文化都是一种价值取向，规定着组织和个体所追求的目标，具有导向功能。医院文化规定着医院所追求的目标，能对医院整体和医院每个职工的价值取向以及行为取向起到导向作用，使之符合医院的目标。

（二）育人功能

文化是人们在生产、生活实践中创造出来的，通过文化教育，人们可以不断提高生产手段，增加生活知识。医院文化亦然。医院文化的第一要素是人，主要作用对象也是人。医院文化通过教育、培育和熏陶职能，提高职工的素质，使医院的内在水平和外在形象得到提高。医院文化建设的好坏体现在尊重人才、开发人才上，因此要使卫生技术人员在科技高度发达的今天有机会去学习、掌握、攀登高新技术高峰。同时，医院文化建设搞得好，人们的心理状态、思想品质、公共关系、服务态度及思维方式、道德修养等都能得到良好的协调，职工们会努力实现与时代相适应的价值观念，促进医院外部形象的树立。

（三）凝聚功能

医院文化就像一种黏合剂，可以使人们产生对目标、原则和观念的"认同感"，实现目标的"使命感"，对医疗卫生事业有"亲切感"，对医院集体有"归属感"，从而对医院产生一种向心力，将自己的理想和行为与整个医院联系在一起。通过"认同感""亲切感""归属感""向心力"，培养职工的群体意识，形成内部的和谐气氛，使全院职工自觉树立爱院兴院意识和主人翁的责任感，同甘共苦，团结进取，为共同目标而奋斗。

（四）激励功能

医院文化的激励功能，是指医院文化是以人为中心，形成一种人人受重视、人人受尊重的文化氛围，使人们产生一种高昂的激情、奋发进取的精神。共同的理想和共同的目标可以增强职工的荣誉感和责任感，有着强大的激励作用。从政治思想工作上看，激励有其一套理论和方法，可以激发人们团结上进，奋发图强，可以调动工作积极性，产生为医院争光、为集体求荣的集体荣誉感。

（五）约束功能

医院文化中的观念文化、道德文化和制度文化通过思想观念、道德规范和规章制度对医院职工的行为加以约束，使其尽可能符合医院的要求，以实现自我控制、自我规范，保持良好的职业道德。按照辩证唯物论的观点，外因最终要通过内因起作用。医院文化中的外因就是制度文化，规章制度的约束力是靠"禁令""戒条"而使人的行为得以规范的，是一种强制的外部约束力。这实际是一种"法"的作用。内因主要通过传统观念、医院道德规范和社会制度环境 3 种因素的影响，促使医院职工中的每一分子都形成一定的"文化定式"，即"内心信念"，知晓医院提倡什么、反对什么，从而自觉自愿地奉献，促使医院正常运转、健康发展。

（六）协调功能

医院文化的协调功能，是指通过增进职工间的友谊与和谐，沟通职工的情感与理解，从而提高职工的工作热情，培养职工与医院同甘苦、共命运的感情。因此，医院文化有利于克服困难、减少摩擦、沟通思想、传递信息、协调关系。医院文化的协调作用可分为主动调节和被动调节两种形式。

1. 主动调节　每个职工都有要求进步的一面，如刻苦学习专业知识，努力增长专业技术，逐渐积累临床经验，不断提高工作能力；服从领导，团结同志，配合默契，提高效率，真诚为患者服务而不要求额外回报；在工作实践中不断调节自己的人生观、世界观、价值观，统一到主动自觉地为实现医院总目标而奉献。

2. 被动调节　当医院管理者把客观要求转化为职工个人需要时就成为职工的心理动力，它支配着职工的动机和行为。当管理者尊重职工的人格，满足职工的合理需要，关心职工的切身利益，如晋升、奖励、进修、学习，以及工作能力和成就的认可等，就会产生强大的力量，调动职工的积极性，推动其为医院总目标的实现而努力。

（七）管理功能

医院文化是一门新兴的综合学科，包括医院管理。医院管理是医院文化建设的重要职能。医院领导者和职能部门一方面通过有计划、有组织的控制和协调各基层单位的工作，以达到医疗质量与医疗服务的统一，从而最有效地利用人力、物力、财力提高医院的经济效益和社会效益；另一方面，在医院管理的人、财、物三个元素中最主要的是人的管理，医院管理的核心就是规范人们的价值观。为此医院领导和职能部门需采取各种激励措施，将医院中的每个个体凝聚在一起，培育共同的价值观。

（八）保障功能

任何事物的生存和发展都凭借着一种或几种"力"的把握和保障。医院能生存和发展，就是凭借在医疗实践中能够救死扶伤、实行革命的人道主义作保障。救死扶伤的革命人道主义是一种医院精神，医院精神是医院文化的精髓，每个医院都要培育一种精神，以激励每个职工凝聚在医院周围，保障每个职工的行为，达到医院目标的实现。

医院文化的多项功能彼此之间并非互不影响，独立发挥作用，而是综合发挥功效，形成上下和谐、内外一致的合力，对医院的建设发展具有积极的推动作用。

第二节　传统医学文化

我国是具有五千多年历史的文明古国，我国劳动人民在长期的生产生活实践中逐渐形成了具有中国特色的优秀文化。我国的传统文化是以儒家、墨家、道家、法家等文化为主的，其中影响最大、最广泛的是儒家文化，它对医学科学的发展具有不可忽视的指导作用。

一、传统医学文化的起源

在原始社会，由于生产力极为低下，人们过着刀耕火种、构木为巢的生活，不仅饱受天灾之苦，还经常遭受毒蛇猛兽的袭击，在食用野生动植物时常有中毒的危险。这些都迫使人们在生产生活的实践中、在与大自然的搏斗中逐渐掌握了止血、止痛的方法，逐渐了解了可食可医之植物，这就是传统医药知识的萌芽。在《纲鉴易知录》中有"神农氏尝百草，始有医药"的记载。《帝王世纪》中有"伏羲氏……画八卦……乃尝百药而制九针"的记述，这些传说中的人物能冒着生命危险"尝百药""一日而遇七十毒"是为了"令民知所避就"，体现了我国远古时代的劳动人民勇于探索和自我牺牲的精神，是我国传统医学优秀医德的起源。

儒家文化是一个以教化伦理道德为核心的学派，在中国古代长期居于文化的主导地位。其核心是"仁"，即"仁者爱人"。儒家的"仁"对医学、医者影响很大。他们称医学为"仁术"，即"医乃仁术"，"仁者爱人"思想构成了古今医者所信守的医德准则。"医乃仁术"要求医生们为仁人之士，对患者要有同情心、恻隐之心。"仁术"认为医生治病为救命，医生要爱惜、重视患者的生命，要成为掌握"仁术"的良医，要求医生要有热爱医药事业的恒心，"人而无恒，不可以做巫医"（《论语》）。

在道德修养上，儒家要求"慎独"，严于律己。子思说："莫见乎隐，莫显乎微，故君子慎独也。"强调在教育的基础上用"修"的方法来达到良好的道德。要求作为掌握"仁术"的"君子"更应该以"慎独""正己"来修其身、正其行。"医乃仁术"作为儒家思想的核心，对我国传统医学文化的影响一直至今。

二、古代传统医学文化的精粹

（一）殷周时期的医学文化

早在殷周时期，我国传统医学就开始分科，即分为食医（营养医生）、疾医（内科医生）、疡疾（外科医生）和兽医四科，并出现了对医生全面考核的制度，要求医生做到"十全为上"。

我国现存最早的医学巨著《黄帝内经》的《素问·四气调神大论》中要求医生要刻苦钻研、勤学苦练、掌握高超的医术，这样才可达到"不治已病治未病，不治已乱治未乱"的"圣人"境界。医生诊病要聚精会神，思想高度集中，"善为脉者，谨察五脏六腑，一逆一从，阴阳表里，雌雄之纪，藏之心意，合心于精"（《素问·金匮真言论》）。

（二）春秋战国时期的医学文化

春秋战国时期的扁鹊是一位杰出的医学家，他医术精湛，精通望闻问切四诊。他具有朴素的唯物主义思想，一生中与巫医做着坚决的斗争，"信巫不信医，六不治也"，体现出扁鹊科学的医学思想。

（三）东汉时期的医学文化

东汉末年张仲景的《伤寒杂病论》是治疗外感热性病的总纲，对疾病的发生发展及其传变规律做出了科学的论述，对中医的四诊、八纲和八法，以及诊断治疗和处方用药等均有精辟见解。书中有理论有实践，理法方药齐全，是中医临证医学的基础。张仲景无比热爱医学事业，十分关心百姓疾苦。他在《伤寒杂病论》序言中记述了当时战乱、疫疾流行情况，到处"白骨落于野，千里无鸡鸣"，表达了对患者因失去救治而死亡的深切同情，并愤怒地指责了一些庸医为了达到个人私利而"竞逐荣势"的卑劣行径。他主张习医应博采众长、为我所用，强调治病要严肃认真、一丝不苟。他不仅医术高超，而且医德高尚。

（四）隋唐时期的医学文化

隋唐时期的孙思邈是我国医史上最早全面系统论述医德的著名医家。他所著的《备急千金要方》把两篇论医德的文章《大医习业》《大医精诚》放于卷首作为全书的序。他认为，"人命至重，有贵千金，一方济之，德逾于此"。这也是《备急千金要方》书名的来源。

（五）宋朝的医学文化

《医工论》是南宋儿科专著《小儿卫生总微论方》的篇首，强调医生不仅要"广收方论、博通义理"，掌握高超的医术，还要品行端正，做到"性存温雅，志必谦恭，动须礼节，举乃和柔，无自妄尊，不可矫饰"。对于来自不同区域、不同阶层的患者要一视同仁。"不择高下，远近必赴"，都要热忱为病家服务，否则将成为"生灵之巨寇"。

（六）元朝的医学文化

元朝朱震亨（又称丹溪翁）为金元四大家之一。他德高业精，谦虚好学，待人宽厚温良，热情相待，对己严格要求，一丝不苟；生活俭朴，粗茶淡饭，"其清修虽节，能为人之所不能为；而于世上所悦者，淡然无所嗜"，他的言行举止堪为后世之楷模。他继承发扬前代诸家学说，为中医学的发展做出了突出贡献。

（七）明朝的医学文化

明代著名医药学家李时珍所著的《本草纲目》是中国医学史上一部内容丰富、论述广泛、影响深远的药学巨著。它不仅对 16 世纪以来我国的医药学进行了全面总结，而且记述了诸如植物学、动物学、矿物学、化学、农学、天文学、气象学等学科内容，被世界著名科学家达尔文誉为"古代中国的百科全书"。李时珍为了编撰这部巨著，刻苦学习经典，参阅了 800 多种文献，并认真总结前贤经验，翻山越岭，访医求药，亲自品尝百草，视察实践。李时珍的身上充分体现了传统医药文化的精华。

（八）明清时期的医学文化

明清诸多名医及名训使传统医学文化得到了较为系统和全面的发展。明代著名外科学家陈实功所著的《外科正宗》中提出的医德守则是一篇医德的重要文献，被美国列为 1978 年出版的《生命伦理学百科全书》世界古典文献之一，与著名的希波格拉底誓词并列。陈实功的"五戒十要"论述了一名医生所应遵循的医德守则，从医生的专业学习、思想修养、言行举止、服务态度、生活作风以及如何处理与同行、同事间关系均作了精辟、具体的论述，可谓医生之格言和座右铭。如勤奋好学，广收博论；一心一意，竭诚服务；医为仁术，不求相报；作风正派，严肃认真；尊重隐私，严守秘密；尊重同仁，信和为贵；对待病人，一视同仁；生活俭朴，反对奢华，等等。

三、近代传统医学文化

近代，由于许多丧权辱国条约的签订，广大劳动人民广遭涂炭，许多有志之士认为学医治病是拯救劳动人民于水火的良方，于是广学医术，西医也因此在我国兴起，使我国医院文化有了快速发展。

被誉为"医林四大家"之一的张锡纯（另三人为陆晋笙、杨如侯、张少雷）一生为医学教育竭尽全力，辛亥革命后在沈阳创办了"立达中医院"，后在天津设立"中西汇通医社"，晚年开设国医函授学校，收门徒弟子数百人。他早年接触西医后即"颇喜其讲解新异，多出中医之外"，认为"沟通中西并非难事"。他积极寻找西医与中医共通之处，反对中西医之间老死不相往来的观点。他所著的《医学衷中参西录》是其中西汇通代表作之一。

施今墨是民国以后著名中医，被称为北京"四大名医"之一。他忠于医业，精于技术，爱护病家，尊重同行，医德高尚。他不讳中医之短，不嫉西医之长，提倡"中医积累千年经验必须与西洋医学相结合，始能充其真理"；"学术无国界而各有擅长"，为此他于 20 世纪 20 年代就使用听诊器、血压计、体温表，并开办了合剂药房，探索改进中药剂型的方法，开创了中成药并采用西医病名的范例。由于他重视西医对疾病的认识，把西医的诊断和病理融合到中医辨证施治当中，故诊治疾病独具一格。施今墨是民国时期敢于扬长避短、推陈出新、提倡中西医结合的典范。

丁福保，早年曾赴日考察，最早提出"中西科学化的口号"，提倡"撷采彼长，以补吾短，适为保存国粹之唯一途径"。他是最早接纳传染病学说、内分泌学说、维生素学说的医人。辛亥革命前后他在上海设医书局，致力于翻译医书，由日文译成中文的近代西医著作就多达 68 种，比较全面地把西方医学介绍到中国。他还组织中西医学研究会，主办《中西医学报》，为传播近代西医学知识，促进中西医学交流做出了重要贡献。

宋国宾，留学巴黎，获博士学位，曾任上海震旦大学医学教授、上海医师公会主席、中华医学会业务保障委员会主席等职。针对国内医风日下，医术不兴，"同道之争论，医病之纠纷，日充耳而不休也"的状况，为使医者"自尊其业"，他致力于医学伦理道德的宣传教育。他曾拟定《震旦大学医学院毕业宣誓》《上海市医师工会医师信条》，示医师以为医之道。宋国宾是我国现代医学教育家和医学伦理学的先驱者，所著《医学伦理学》是我国第一部医学伦理学著作，阐述了医生人格、医患关系、医生和社会关系，呼吁医生须加强医德修养。

土地革命、抗日战争、解放战争时期是我国社会发展的特殊阶段，此时的医院文化也进入了一个崭新的发展阶段。这一时期，由于战斗频繁，广大军民生活艰苦，缺医少药。但是在毛泽东同志卫生工作方针的指导下，卫生工作人员克服重重困难，自力更生，勤俭办院，自采自制药品，保证了医疗、预防的需要；兴办护士学校、卫生学校，培养医务人员，使卫生工作由弱到强，卫生人员由少到多。广大医务人员忘我工作，刻苦钻研，发扬救死扶伤的革命人道主义精神，全心全意为伤病员服务，构建了新型的人际关系。这种精神，使医术高超的外国医生白求恩、柯棣华等都甘愿为其贡献力量。

这一时期的医院文化、道德文化、精神文化、心理文化、服务文化都有了较大发展，是中国社会发展特殊时期医院文化的特殊表现，也为我国的医学伦理学发展奠定了基础。

四、国外医学文化

公元 5 世纪到 15 世纪，欧洲处于封建社会时期，由于教会在政治、经济上占有统治地位，因而宗教、神学与医学密切相关。尽管各国的历史发展、社会形态演变各不相同，但传统医学的形成与发展则有其共同特征。其一是以患者利益为根本，即为患者解除痛苦、为病家谋幸福；其二是明显受到宗教思想的影响。从古罗马到欧洲各国，医学都操纵在基督教会的手里，绝大多数医生属于各修道院教派。在基督教和经院哲学的束缚下，医生不允许解剖尸体，也不允许研究人体，故在相当长的时期内，医学发展停滞不前。

（一）古希腊的医学文化

古希腊医学（前 6 世纪—前 4 世纪）被公认为是西方医学的起源，杰出医生希波格拉底（Hippocrates，前 460—377 年）是西方医学的奠基人，是古希腊伟大的医学家和哲学家。他医术高超，医德高尚，许多著作反映了他的医学伦理思想。特别是《誓言》，强调了医生行医的唯一目的是为病家谋幸福，不能分男女与贵贱。医生要严格约束自己的行为，不做害人之事，尤其不能有淫邪之念、要敬重同道等。可以说，他的伦理思想奠定了医学伦理学的基础，被作为世界医学的道德典范沿用了两千多年而经久不衰。

（二）古罗马的医学文化

古罗马帝国医学的代表盖伦（Ciandius Galen，约130—200年）是当时杰出的医生，他继承了希波格拉底的体液学说，发展了机体的解剖结构和器官生理概念，创立了医学和生物学的知识体系。他继承了古希腊的优秀传统医学文化，认为医生要把自己全部身心奉献给医学事业，不能以赚钱为目的。

（三）古印度的医学文化

古印度是世界文明的发源地之一。古印度名医阇罗迦对医学本领、医学职业和医学道德进行了精辟论述，它们是世界古代医学文化中的重要组成部分。与印度的外科鼻祖妙闻医生一样，阇罗迦认为，"使人健康即正确之医学，除人痛苦者即是最好之医生"。《妙闻集》言："医生要有一切必要的知识，要洁身自持，要使患者信赖，并尽一切力量为患者服务。"他们的许多著作被译成多国文字，并被奉为经典。但是印度佛教的产生及其反科学的宗教唯心主义思想对当时的医疗活动和传统医学文化起了很大的抑制作用。

（四）古代欧洲的医学文化

在欧洲宗教、神学控制医学领域的中世纪黑暗时代，阿拉伯医学却在向前发展。此时期，阿拉伯医学继承和发展了古希腊以来的医学文化。当时杰出的医学家迈蒙尼提斯还是一位神学家、哲学家，他的《迈蒙尼提斯祷文》是世界古代传统医学文化史上的重要文献之一。祷文的中心思想是"医生一切要为病人着想，为了人类生命与健康，要时时刻刻有医德之心"。他虽然把自己的医术看作是神授予的，把行医的成绩看作是神的功劳，但他提出的一系列医学道德思想对后世医家影响深远。

（五）西方近代的医学文化

到了近代，在14世纪到16世纪，意大利文艺复兴时期是欧洲资产阶级反抗封建统治、批判以神为中心的斗争时期，一些先进的思想家提出了人道主义口号，宣传以人为中心的世界观，内容波及医学界，于是出现了医学人道主义。医学人道主义推动了包括医学在内的整个自然科学从宗教的束缚下解放出来，民间医学开始向新医药学发展。比利时医学家维萨里大胆进行了人体解剖研究，并出版了医学名著《人体的构造》，这标志着解剖学的诞生。英国医生哈维建立了血液循环学说，从人体自身寻找生理活动的原因。到了17世纪，以实验科学为基础的近代医院相继涌现，医学实践活动由个人行医发展到集体行医。柏林大学教授胡弗兰德提出了《医德十二箴》，是希波格拉底《誓词》在新的历史条件下的发展。1791年，英国医生帕茨瓦尔为曼彻斯特医院起草了《医院及医务人员行为守则》，1803年他出版了第一部《医学伦理学》专著。

英美两国十分重视医学伦理学教育，英国成立了医学伦理学研究会、医学伦理学研究所，出版了医学伦理杂志，举办了医学伦理讲习班等；美国1846年成立了医学会，制定了医德守则，1877 年通过了医学伦理原则。

　　围绕着人道主义、医患关系问题，一些国家和世界性组织相继制定了有关医德的文件和规定，一系列国际医德法律文献也相继产生。如 1946 年制定的著名的《纽伦堡法典》，1948 年世界医学会全体大会制定的《日内瓦宣言》，1949 年公布的《医学伦理学日内瓦协议法》（*The Geneva Agreement*），1964 年第 18 届医学会通过了《赫尔辛基宣言》，1965 年国际护士协会通过了《国际护士守则》，1968 年通过了《悉尼宣言》（*The Declaration of Sydney*），1975 年第 29 届世界医学大会在东京召开并通过了《东京宣言》（*The Declaration of Tokyo*），1977 年第 6 届世界精神病大会专为精神病医生制定了道德标准，即《夏威夷宣言》（*The Declaration of Hawaii*）等，表明随着医学的发展和进步，医学伦理学原则日趋系统化、规范化。

第三节　医院文化的培育与建设

　　建设适应变革的医院文化是一个长期的过程，同时也是医院发展过程中的一项艰巨、细致的系统工程。医院应当充分认识到，文化建设是医院获得持续发展的有效手段。只有高度重视医院文化的功能，切实增强医院管理中文化的含量，才能实现医院管理水平的飞跃。

一、医院文化建设的意义

　　国内外企业文化已经成为确立企业进一步变革思路、理顺各类问题的主线和指导思想，是推动和促进企业全面发展的内在力量。同样，医院文化也是推动医院和医疗卫生事业发展的有效途径。当前国内外企业家已经感到奖金和物质刺激远远不够，还要想方设法寻求有号召力、凝聚力的价值观体系，以先进的文化把千万职工的心聚为一体，使企业具备巨大的智慧和行动的力量。这也是我们进行医院文化建设和卫生事业改革时所必须借鉴的。

　　当前我国医院面临的难点和热点问题很多，如医院改革如何深化、如何提高医疗质量、如何提高患者满意度、如何端正医德医风、如何控制医疗服务中的不合理现象等。要解决这些问题，就必须从道德的、法制的、科技的、物质的等方面综合治理，即发挥医院文化的功能，通过加强医院文化建设来推动问题的解决。

　　随着我国社会主义市场经济体制的逐步建立，医院文化建设正在向多元化、个性化方面转变，加强医院文化建设，对主动参与市场竞争、强化医院管理、提高综合实力有着十分重要的意义。

二、医院文化建设的条件

　　医院文化是在一定的客观条件下形成和发展起来的，建设医院文化必须从现实的管理条件出发，既要认识到外部条件对医院文化建设的影响，又要认识到创造医院内部环境是建设医院文化的关键。

（一）医院文化建设的外部条件

文化必须随着经济、社会的发展而发展，必须适应经济、社会发展的需要。目前，我国正处于经济发展和社会改革时期，医疗卫生体制改革正在全面推进，建设医院文化必须从这个基本情况出发，根据不断发展变化的政治、经济和文化条件，来提出医院文化建设的具体任务、要求和方法，使医院文化建设对医院物质文明和精神文明建设起到促进作用。

（二）医院文化建设的内部条件

通过改革管理体制，现已逐步建立起医院的发展管理机制，以优质服务和少投入、多产出的竞争观念开始树立。这些观念的树立为医院文化的发展提供了肥沃的土壤，也是对医院进行文化建设的有力鞭策。观念的更新、管理的跟进，是医院文化建设最重要的内部条件；医院领导者的重视和广大职工的积极参与，是医院文化建设的另一个基本条件。

三、医院文化建设的作用

就当前医院的发展和管理来说，医院文化建设的作用主要表现在以下 4 个方面。

（一）深化医院改革的需要

在医疗卫生改革的大环境下，医院怎样才能振兴和发展，除了要靠技术、设备、资金、劳动力这些有形的资产外，更要靠一种无形的力量，即职工对医院的热爱、关心、支持，职工团结奋斗的进取心和无私奉献的主人翁精神，也就是医院文化建设要培养的、可以使医院职工群体确立正确价值观的医院精神。

（二）提高医院现代化管理水平的需要

医院管理本身就是一门文化，医院管理是医院文化的重要内容之一。医院管理就是为保证医疗质量和医务活动的协调安全而进行的有组织、有计划、有指导、有控制的一系列管理，以最有效地利用医院的人力、物力、财力资源来提高社会效益和服务水平。在发展建设中形成以培养医院精神、提高人的素质、确立医院群体价值观为核心的行为规范和群体意识，是医院管理的灵魂和原动力。医院管理水平的提高就是在这一灵魂和原动力推动下的提高。

（三）加强思想政治工作的需要

思想政治工作是医院文化的组成部分，其根本任务是研究人的思想意识和行为。思想政治工作作为精神文明建设的基础工作，是医院文化建设的重心所在。在医院文化范围内的各项文化中均可以找到很多思想工作的载体，可以更广泛地扩充思想工作队伍，更好地运用和创新思想政治工作方法，进而取得更好的思想政治工作效果。因此，彻底改变思想政治工作与医疗业务工作分离的现象，加强思想政治工作，对医院文化建设具有重要作用。

（四）推进医院文明发展的需要

医院文化是医院文明的内涵，医院文明是医院文化的升华。医院文化活动支撑和保证医院文明建设，医院文明建设促进和指导医院文化活动。它们是相辅相成、互为补充的关系。医院精神文化是医院文化的核心，医院精神文化和医院精神文明在许多方面的交叉重叠，使得医院精神文化建设无形中保证和支持了医院精神文明的建设。

四、医院文化建设的原则

加强医院文化建设需要坚持以下原则。

（一）针对性原则

医院文化建设要注重继承以往的成功经验，发扬自身专业的优势，并根据医院自身的特点和实际，针对本院文化的薄弱环节"对症下药"，做到有的放矢，针对性强。

（二）易接受原则

医院文化是一门新兴的综合学科，有自身的理论体系和方式方法，进行医院文化建设首先必须在理论、方法和规律上进行深入研究和探讨，做到理论先行，同时要考虑到职工的认同程度，做到使医院职工对这些理论、方法和规律易接受、易掌握并有参与的积极性，这样医院文化建设才能见实效。

（三）可操作原则

文化虽属上层建筑，但推行医院文化建设并不是看不见、摸不着的东西，在进行医院文化建设中一定要有中心思想、活动主旨、具体目标、要求标准，使医院文化建设可操作、能检查、好评价。

（四）群众性原则

医院文化是群众文化，它的实施、建设都要依靠医院全体职工。医院精神是医院文化的核心，而人是医院精神的载体，所以人是医院文化建设的核心要素。医院文化建设必须把群众作为实践的主体，调动全体职工参与医院文化建设，防止和避免医院文化建设在上层热热闹闹、中层不冷不热、下层冷冷清清的现象。

（五）实践性原则

医院文化建设是一项实践性很强的活动，推行医院文化建设重在行动、重在实践、重在建设，不能把医院文化只当作理论宣传、理论教育，要通过一系列活动载体推行建设，要在医院文化理论指导下组织群众实践活动。

（六）循序渐进原则

医院文化建设不能急功近利、一哄而上，应该循序渐进，从易到难，并分不同层次、不同人群开展不同类型的文化活动。当医院文化建设在量上有足够积累时，就要及时提升文化建设的层次，把渗透到职工内心的价值体系提上议事日程。

（七）领导带头原则

医院文化建设的最后结果是通过医院精神归结到正确的医院群体价值观上来，要达到这一目标，医院领导及管理者必须身体力行、率先垂范，带头设计建设方案，带头组织方案实施，带头参与到活动中去。只有这样，目标才能顺利实现，否则医院文化建设的目标再宏伟、医院精神再崇高，领导不带头垂范，也只能是纸上谈兵。

五、医院文化建设的措施

医院文化是多学科综合的一种行业文化。从医院文化的功能作用、当前医院需要解决的热点问题、医院将来的发展等方面看，坚持且加强医院文化建设都是非常必要的。推行医院文化建设需要采取以下措施。

（一）领导高瞻远瞩

医院文化建设最关键的传达方法是领导者的身体力行、以身作则和宏伟远景目标的确立。一方面，领导者要通过各种培训项目和机会，向职工传达医院的基本价值取向；另一方面，领导者要树立目标远大的医院理想，建立起一种不断进取、永远争先的共同价值观念，形成全体组织成员为之共同奋斗的目标，使其成为人们的内心信念和行为习惯，以引导全体职工出色完成医疗、护理、服务、管理等各项任务，造就人才，出成绩，创奇迹，促进医院发展。

（二）确立合理的报酬和晋升标准

医院职工能从报酬制度、考评标准、晋升政策等方面识别出医院的价值观、态度和假设，因此，领导者要想促使某种价值观转换成每名职工的共同认识，必须设计出与这种价值观一致的奖励、晋升制度。

（三）保证新职工聘用标准的公开性和连续性

医院挑选新职工是内化医院价值观最核心、最有效的工作。通过招聘、录用一大批认真负责、有创新意识的职工让他们自主工作，有利于形成独特的医院文化。

（四）完善医院设计

领导者要通过组织结构设计表露自己的价值观和信念。①通过各种制度和程序设计将组织文化固定下来。这有助于医院文化的形成和维持。同时，制度、程序等的变化也会引起医院文化发生相应变化。②医院的建筑物、卫生状况、办公环境、绿化美化等也是医院文化的重要内容，这些既可以强化已有的文化，也可以促使新的价值观和行为规范的形成。

（五）加强文化宣传

宣传工作是医院文化建设的重要环节，通过宣传医院职工中的先进事迹、推行有利于强化医院文化的意识、礼仪，可以促进医院文化的形成与巩固。

（六）典型示范教育

典型人物是医院文化的精髓，可以作为一种模范，以生动具体的形象体现医院文化。把抽象的精神层面的文化内涵形象化，对医院文化的形成和强化具有极为有效的作用。典型是一种象征，是有形的价值风向标。职工会根据典型人物的言行，来决定自己的行为导向。

（七）重视和完善文化网络

文化网络能够传递大量的信息，在一种文化的形成中往往起着正式组织无法替代但又必不可少的作用。医院文化建设要重视非正式组织和团体的作用，使之起到交流信息、提高素质、密切关系、寓教于乐的作用。此外，还要善于利用特定的文化网络，用来传播对医院发展有益的信息，促进医院的稳定发展。

第四节　医院良好形象的塑造

医院形象除了医院的建筑设计、医院规模、外形性状、内外环境甚至坐落地点外，最重要的还是医院素质、医院行为、医院各种活动的成果给予人们的总体印象。设计和塑造医院形象是医院文化建设的外显功夫，它可以通过患者、百姓的耳闻目睹认识一个个医院，通过一个个医院形象比较来选择医院，进而通过就医体验辨识一个医院形象的优劣。由此可见，医院形象既是给人的第一印象，也是留在人们感受中的持久印象。

医院形象是医院文化的表现形式，医院文化是医院形象的基础。医院文化决定了医院形象，医院形象又对医院文化有一定的反作用。人是医院文化中的核心要素，既是医院文化的体现者，又是医院形象的塑造者。所以医院形象的塑造主要是教育人、提高人的素质、提高人的形象。

一、塑造医院形象的意义

医院的改革和发展使得现代化医院竞争的重点正在从单纯技术的竞争上升为技术与形象并举的状态，二者缺一不可。医院形象的优劣已成为医院能否生存和发展的关键，塑造良好的医院形象意义重大，其作用在于：①能够提高群众对医院的信赖，增强解除病痛的信心。②能够增加群众对医院的理解，增强人们对医院工作的支持。③有助于医院在竞争中取得优势，促进医院发展。④有助于吸引人才，提高医院内部凝聚力、向心力和感召力。⑤有助于开展医疗业务，提高医院的知名度。

在当前医院文化的发展和实践中，医院精神、医学道德和价值观等深层次的文化意识是最能反映医院形象的主要方面，它们决定着医疗活动的行为、取向和发展方向，是构成医院形象的灵魂、支柱和基石。

（一）医院精神是塑造医院形象的灵魂

医院精神是医院文化的灵魂，是医院文化建设的思想基石。每个医院都有自己特定的医院精神，它反映了医院职工的理想信念和共同的价值趋向，是医院领导和职工集体认同的群体意识。医院内部具有团结向上的凝聚力，可以引导职工自觉树立良好的医院形象。

塑造医院形象首先要培育医院精神，人是医院精神的载体，是医院文化的第一要素，因此，首先要培育人，提高人的素质、塑造人的形象。医院精神一旦被全体职工认可，就会在医疗实践中不断升华，并形成巨大的精神力量，产生向心力、吸引力，激励职工不断进取，促使医院不断发展。

（二）良好的医学道德观是塑造医院形象的支柱

道德观包括三个方面：家庭婚姻道德观、社会公德观和职业道德观。医学道德观就是医疗卫生职业道德观，主要指医务人员的行为准则，包括医生道德、护士道德、医技人员道德和医院管理人员道德。在我国，医务人员的道德观应是以救死扶伤、实行革命的人道主义为第一准则。医务人员在为患者服务的过程中，全心全意，精益求精，不谋私利，不索取非正当利益，做到服务周到，技术高，质量好，收费合理，这种具有高尚医德的医务人员群体就能塑造良好的医院形象，这样的医院也就会使社会满意，受到患者的欢迎。

（三）正确的价值观是塑造医院形象的基石

价值观是指人对周围客观事物（包括人、物、事）的意义、重要性的总体评价和总体看法。在医院，人是医院文化最活跃的因素，价值观是医院文化的核心。医院文化的价值观既指个体价值观，也包括群体价值观。因此，使医院个体和群体确立正确的价值观是医院文化建设、医院精神培育中的首要问题，也是塑造医院形象的首要问题。价值观不确立，医院精神就不可能树立，人的行为就会失去正确导向，良好的医院形象就很难塑造。医院管理者要注重关心人、理解人、培育人、教育人，努力提高职工各方面的素质，这样就能使医院群体产生正确的价值观，从而塑造良好的医院形象。

二、如何塑造医院形象

（一）领导高度重视

要把重视医院形象的塑造提高到战略的高度去认识，树立模范，带头垂范，充分利用"上行下效"的效应原则，努力塑造良好的医院形象。

（二）抓好人才培养

广招人才并积极培养学科带头人，是塑造医院良好形象的不竭动力。医院有了众多知识渊博、技术高超的优秀人才，其科技水平就会不断提高，医院形象的正效益就会增强，患者的满意度就会提高。

（三）重视质量控制

医疗质量是医院医疗服务的核心要素，是医院工作的生命线。医疗质量的优劣直接决定着医院的形象和发展前途。医疗质量有保障且能持续不断提高，就能得到患者的信赖和社会的认同，医院形象自然就是良好的。

（四）抓好医德医风教育

目前，社会诉求日益多元化，人们的健康意识日益增强，加之现有卫生资源与社会需求之间的矛盾，"看病难、看病贵"的状况很难在短期内得到改观，这使得医务人员对付出和回报不尽满意，患者对医疗服务不尽满意，对此需要加强医德教育，提倡奉献精神。领导者和管理者应加强正面引导，采取多管齐下的方法纠正不正之风，保证医务人员良好的天使形象，进而塑造良好的医院形象。

（五）营造优美的内外环境

医院是职工工作的地方，是患者诊疗的场所，内外环境的好坏直接关系着医院的形象。优美的绿化设计、干净整洁的院落、清晰有序的标识、宽敞的就诊大厅、安静整洁的病房，都会使职工和就医者心情舒畅，再辅以优质的服务，医院的良好形象就能树立起来。

（六）坚持合理收费

医疗收费项目繁多，其中往往存在不尽合理的情况，对此领导者和管理者要加强检查，公开收费项目和收费标准，杜绝不合理收费，及时纠正增加患者负担的收费现象，保证医疗收费公平、公正、公开、合理。

第五节　医院公共关系

公共关系是一项树立医院形象进行信息双向沟通的活动，是医院营销管理的重要组成部分。当前，随着社会经济的不断发展，医院之间的竞争越加激烈。医院不但要加强医疗设备、医疗环境等硬件建设，还要逐步向医疗质量、服务理念、医院形象等软实力方面发展，公共关系作为医院成功经营与管理的重要谋略，可以提高医院在公众心目中的良好形象，增强医院软实力，使医院在激烈的医疗市场竞争中处于有利地位，保证医院的可持续发展。

一、医院公共关系的含义

医院公共关系是医院自觉地运用各种科学的传播媒体和沟通手段有计划、有目标、持续地开展各种活动，使医院与公众相互了解、相互信任和支持、互惠互利，以塑造医院良好形象的一种管理活动。

二、医院公共关系的职能

医院公共关系的职能主要有以下几个方面。

（一）树立形象，塑造医院精神

医院形象就是医院通过自身行为展示在公众心目中形成的对医院总体的、概括的印象和评价。医院形象主要通过医院的知名度和美誉度两个基本指标来衡量。医院建立良好的公共关系，可以通过把握服务对象的消费心理，增进社会各界对医院的理解，获得政府支持和社会投资；可以吸引人才，保障医院发展所需的资源。

（二）收集信息，辅助决策

医院公共关系收集的信息主要是与医院经营决策和形象信誉相关的各类信息：一是医疗服务市场供求趋势信息；二是公众对医院的评价信息；三是医院自身发展状况的信息。

（三）传播沟通，争取谅解和支持

现代医院面临着各种纵横交错的社会关系，医院与公众彼此利益相关，医院要通过公共关系活动，及时解决出现的各种危机事件，化解公众对医院的误解，取得公众的谅解和支持，进一步优化医院与公众的各种关系。

（四）促进业务开展，提高综合效益

医院公共关系活动的最终目的，就是通过树立形象、收集信息、传播沟通等活动，赢得公众对医院的信赖，为医院的经营营造一个良好的环境，为患者提供更高质量的医疗服务，提高医院的社会效益和经济效益。

三、医院内部公共关系与外部公共关系

医院公共关系可分为内部公共关系和外部公共关系两类。

（一）医院内部公共关系

医院内部公共关系从人员角度划分，包括院领导与中层干部的关系、院领导与员工的关系、中层干部与员工的关系、中层干部之间的关系、员工与员工之间的关系等；从

科室角度划分，包括职能科室与临床医技科室之间的关系、临床医技科室与后勤保障科室之间的关系、临床科室与医技科室之间的关系、临床科室与临床科室之间的关系等。医院内部公共关系的实质就是人员之间的关系，即所谓的员工关系。

（二）医院外部公共关系

医院外部公共关系主要是协调与之相关的公众关系，主要包括医患关系、社区关系、新闻媒体关系、政府关系、商业保险关系、竞争或合作医院关系、社会名流关系等。

四、医院公共关系的工作程序

医院公共关系的工作程序，通常为前期调查研究、制定计划目标、策划实施方案和评估公关效果四个阶段。

（一）前期调查研究

前期调查研究是指在一项重大的公共关系活动出台之前，先集中一定的力量，运用定量与定性分析相结合的方法，重点搜集与该项公关活动相关的环境、历史、政策、人员、公众、产品（服务）、声誉等信息，寻根探源，发现医院的优点和缺点、公众的意见和要求、问题的症结所在，从而为制定切实的公共关系行动方案提供充分可靠的依据。

（二）制订计划目标

调查的目的是解决问题。在前期调研的基础上，要因事、因时、因财（经费）制宜，制定计划目标。它应包括目标的确定、传播渠道的选择、费用和时间的预算、人力的安排、起草书面报告等环节。

（三）策划实施方案

公共关系计划一经批准，就具有指令性性质，公关部门为保证计划的实施，要精心策划实施方案，确保计划目标的兑现。策划实施方案时应考虑两点：一是选用相应的公关模式。所谓公关模式是指为完成一定的公关任务而采用的工作方法系统。其模式大致有宣传型公关、管理型公关、交际型公关、服务型公关、建设型公关、社会型公关、公益型公关、征询型公关、矫正型公关等，医院可以从实际出发，选择相应的公关模式，也可以一种模式为主，兼有其他型公关模式的具体运用；二是选择恰当的传播媒介。

（四）评估公关效果

由于重大的公关活动具有连续性和持久性，因此评估公关效果不应成为某项公关活动的最后一道程序，而有可能是酝酿新的公关活动的开始。此阶段一般经过：①重温公关计划目标。②综合分析公关活动的情况、资料和数据。③运用数学和统计学手段，测定传播效果。④撰写小结报告。

【思考题】

1. 医院文化有什么特点?

2. 医院文化建设有什么作用?

3. 儒家文化对我国传统文化有哪些影响?

4. 如何塑造良好的医院形象?

第六章　医院质量管理与绩效评价 ▷▷▷▷

【教学要求】

1. **掌握**　医疗质量管理与绩效评价的概念、特点。
2. **熟悉**　医疗质量控制方法和绩效评价的原则。
3. **了解**　医疗绩效评价内容与过程。

课程导入

构建以患者为中心的非医疗服务体系

2015年12月24日下午，由原国家卫生计生委医政医管局指导，《健康报》主办的"2015年改善医疗服务创新大会"暨"改善服务创新医院""优质服务岗"颁奖典礼在北京隆重召开。在大会"2015改善服务创新亮点展示评选活动"中，某医院"构建以患者为中心的非医疗服务体系"获评十大亮点奖。

2015年1月，该医院专门成立了院前准备中心，对医院病床进行统筹预约管理和相关院前准备工作，为患者提供预约、登记、安排病床的"一站式"服务，让患者能够高效、便捷入院。除优化住院患者入院流程外，为了让患者在就医的各个环节能够更加省时、便捷，医院还采用多种信息技术手段推进预约诊疗服务，实行实名制挂号、预约全支付。患者通过手机APP、官方微信、QQ客服等新媒体服务平台都能进行诊疗预约。

同时，2015年开启了全病程管理服务项目。该服务系统具有个案处理、双向转诊、居家随访、远程健康管理、短信推送等功能，于11月在内分泌科、神经外科和骨科三个科室运行，助力"基层首诊、双向转诊、急慢分治、上下联动"的分级诊疗模式的建立。对于住院患者，未来可通过全病程服务管理云平台，从入院开始，病房医疗团队就全程介入，对患者进行全面评估。在完成出院准备流程，医生开具出院医嘱后，双方医院个案管理人员将借由云平台完成转诊流程。双向转诊绿色通道的建立，可加速患者诊疗信息共享，不仅加快了转诊效率，缩短了鉴别诊断时间，同时建立了联通各级医疗机构的完整健康电子病例档案。

不仅如此，医院的人性化服务、医务社会工作、志愿者服务和社会公益活动一直以来也都是非医疗服务湘雅模式的重要组成部分，包括"爱心义剪""心灵绿洲""病房天使"等一系列人文关怀活动，给患者送去了温暖，为医疗增添了暖色。同时成立了医学与健康基金会，搭建了医疗救助平台，引进专业医务社工人才，开展专业医务社会工作；倡导成立省内首个以服务大型综合医院为主的志愿者协会，近5年来开展大型志愿服务活动百余次；赴多地开展医疗帮扶，参与国内外各类医疗救援活动。

运行模式的创新不仅提高了患者的满意度，还降低了医疗费用的支出。据了解，以住院患者为例，全病程服务包括院前准备、入院评估、住院管理、出院准备、双向转诊、院后追踪随访等环节，并有专门的个案管理人员全程介入持续跟进，可提供患者转诊指导、出院回访及健康管理等服务，减少了重复入院，节约了医疗费用支出。

（资料来源：周玲."非医疗服务"的湘雅模式.中南大学湘雅医院新闻网.2015－12－24. http：// www. xiangya. com. cn/web/Content. aspx？chn＝284&id＝30420）

案例讨论

该医院在提高医疗服务质量方面有哪些创新？

第一节　医院质量管理与绩效评价概述

一、医院质量管理概述

（一）质量

质量（quality）一词来自拉丁文 qualis，即本质的意思。质量是指某种产品或某项服务工作的优劣程度。也可以说，质量是一种产品或一项服务满足规定要求的特征和特性的总和。

（二）医疗质量

1. 概念　医疗质量（medical quality）是指医疗服务过程（process）、诊疗技术效果（effectiveness）及生活服务（service）满足患者预期康复标准的程度。医疗质量定义所包括的主要内容有诊断是否正确、及时、全面；治疗是否及时、有效、彻底；诊疗时间的长短；有无因医、护、技和管理措施不当给患者带来的不必要（心理或生理）的痛苦、损害、感染和差错事故；医疗工作效率的高低；医疗技术使用的合理程度；医疗资源的利用效率及其经济效益；病人生存质量（quality of life，QOL）的测量；患者满意度（医疗服务与生活服务）。可以说，医疗质量是医疗技术、管理方法及其经济效益概念的综合体现。

美国学者对医疗质量的内容在广义上从两方面进行解释：首先是对患者的伤害最小，能提供良好的服务；其次是在各个医疗环节上重视期望的收益与亏损间的平衡。具体内容：以医学科学为基础，合理的医疗实践；重视预防；重视医学科学与非医学科学之间的联系；全面地治疗患者；在医患间保持密切关系；与社会福利工作相配合；与其他类型的服务相结合；为满足患者需求提供必要的现代化措施。

2. 医疗质量内涵的扩展　随着医学模式的转变和健康新概念的形成，医疗质量的内涵不断扩大，由以往的单纯效果原则扩大到包括经济效益原则、"大质量观"原则和"大卫生观"原则。

（1）**单纯效果原则**　测量医疗服务的科学性、有效性、先进性。

（2）**经济效益原则**　医疗质量包括降低医疗成本与提高经济效益。强调成本效果分析，相同医疗成本时以产出效果佳为医疗质量好；相同医疗效果时，以投入成本低者为质量好。在治疗手段上，以适宜技术的使用与合理医疗为医疗服务质量好，反对高成本、高产出的医疗行为。

（3）**"大质量观"原则**　强调"医院围墙打开"，对患者的诊治不仅限于住院期间，而是向其生命全程扩展。随着医疗质量内涵的扩展，以及医疗需求的不断变化和提高，医疗功能已从单纯的诊治向医疗－预防－保健－康复一体化发展。

（4）**"大卫生观"原则**　健康成为衡量医疗服务产出效果的唯一标准。服务的重心由关注技术投入与项目本身转移到关注患者的健康结果，即更注重医疗行为对患者生存质量的影响。随着患者期望值的提高，心理与精神关照成为医疗服务的重要内容，医院除了提供高质量的医学技术服务外，还要提高一般生活服务质量，如就医环境、医疗服务态度、饮食条件等均成为评价医疗质量的重要因素。

（三）医疗质量管理

1. 概念　医疗质量管理是把质量教育贯彻始终，按照医疗质量形成的规律，运用现代科学管理方法，有效控制质量服务信息，以及人力、物力、设备和技术等，以达到预定质量目标的活动过程。医疗质量管理是医院管理的中心环节，是医院的核心工作，现代医疗质量管理已由事后检查判定医疗工作是否符合标准发展到全面质量管理。

2. 特点

（1）**敏感性**　医务人员对质量问题敏感，对质量管理产生回避与抵制，以事后检查为主要手段的管理方法是造成这种抵触情绪的主要因素；患者亦敏感，由于对医疗服务缺乏知识，盲目担心医院诊治不周，从而引起不必要的纠纷。

（2）**复杂性**　由于不同病种、病情及医疗技术质量本身的复杂性给质量分析判定及管理造成难度，提示质量管理需要高度的科学性和严谨性。

（3）**自主性**　医疗服务的对象是人，不同于一般产品，标准化程度、控制程度极其有限，所以要充分调动医护人员的主观能动性，加强质量教育，提高其质量意识和责任心。

3. 结构　明确医疗质量管理的三级结构，即基础质量、环节质量和终末质量。其中以基础质量管理为重点。

（1）**基础质量管理**　包括对人员技术、设备、药品、信息、时限和环境等要素的管理，又叫要素质量管理。这些要素是构成质量的条件，质量的高低直接影响甚至决定整体质量，故成为管理重点。

（2）**环节质量管理**　在一定条件下，质量好坏就看工作过程，即质量形成过程，故又叫工序质量管理。医疗质量环节相当复杂，反映在业务活动和管理活动等各个方面，在一定条件下，环节质量会成为质量的决定因素。

（3）终末质量管理　是质量最终结果的管理，终末质量是基础质量和环节质量综合作用的反映，是质量管理的成果，故又叫成果质量管理。

二、医院绩效评价概述

医院绩效评价对于医院管理者认识医院经营现状、发现困境和抓住机遇等有着十分重要的意义，是医院管理的重要内容。搞好医院绩效评价，首先要对绩效、绩效管理和绩效评价有清楚认识。

（一）绩效、绩效管理、绩效评价

1. 绩效　绩效是评价一切实践活动的有效尺度和客观标准。美国医疗机构联合评鉴委员会对急性医疗机构的绩效定义是：个人、群体或组织执行某程序或步骤，以增加所预期结果的能力。部分学者认为，绩效是指将机构可用的资源凝聚在成果之上。综合以上观点，可将绩效定义为：一个机构及其成员的行为、活动、程序与行动所产生的结果，而且机构和成员期望这个结果是以最小的资源来达成的。

2. 绩效管理　通常指通过绩效评价对被评对象按照设定的指标，对照一定的标准进行对比分析，对被评对象在一定时期内的工作进行考察、评定、奖励以及相关的培训活动，以此建立起激励与约束机制，促使其经营管理的改善，实现总体战略目标。

绩效管理被认为是一种适宜的管理模式，它兼有理性管理和非理性管理的特点，是这两种管理模式的统一。面临当前的经济竞争形势，在我国各行各业中，如果能够把一切工作的出发点和落脚点都放在提高绩效上，那么各项工作的开展就会出现新面貌，整体管理水平也会提高到一个新的高度。

3. 绩效评价　绩效评价是指对某个单位、某个地区的工作采用特定的指标体系，对照统一的评价标准，通过运用一定的数理方法，全面、客观、公正、准确地评价它们所取得的业绩和效益。

（二）卫生系统绩效评价

卫生系统是指所有致力于产生健康行为的组织、机构和资源。卫生系统的三大总目标是：增进健康、合理分摊医疗卫生费用和对人们的期望做出良好反应。增进健康毫无疑问是卫生系统的首要目标。由于医疗费用常常高昂且难以预料，因此合理分摊医疗风险和提供经济保护相当重要。其中，"反应"是指卫生系统能否满足人民群众的期望，这个期望并非是对医疗结果的期望，而是指患者是否享有人格尊严的非医疗性质的各种期望，如尊重个人尊严和治疗自主权及患者的隐私权，对患者需要注意的及时性、社会支持网络（家庭及朋友）的利用，卫生机构设施的基本条件，选择卫生服务提供者的可能性。

卫生系统绩效是指卫生系统 3 项总目标的完成情况。WHO 用 5 项指标来衡量卫生系统绩效：人群总的健康水平；不同人群的健康水平；卫生系统总的反应性；不同人群中卫生系统的反应性情况；不同人群医疗卫生费用的分担情况。将这5项指标按一定比例合并后，即可得出一个国家卫生系统的绩效。WHO通过对大量数据的分析、总结，对全球各国卫生系统的绩效有了一个衡量，并得出一个绩效列表。这种通过利用预先设计好的系列指标（指标体系）对一个国家或地区卫生系统完成各项指标的状况做出全面、科学的评估，就是卫生系统绩效评价。

（三）医院绩效评价

医院绩效评价是卫生系统绩效评价的重要组成部分，是指运用科学规范的管理学、财务学、数理统计方法，对医院一定时期内的经营状况、运营效益、经营者业绩等进行定量与定性的考核、分析，从而做出客观、公正的综合评价。医院绩效评价不同于医院的人力资源绩效评价，它是基于医院经济管理活动对医院发展的整体效果的评价。医院绩效评价在医院经济管理中是对结果进行评价和控制的一种系统方法。科学地评价医院的绩效，可以了解医院面临的机遇和挑战，促进医院内部管理机制的完善，有效降低医疗服务成本，切实激励工作人员的积极性，提高医院的工作效率，增强医院的发展潜力。

医院绩效评价不仅包括医院的医疗质量评价，还应考虑医院的运行效率，以及满足外部顾客（患者）和内部顾客（工作人员）的期望与需求，并与医院的发展目标相结合。

医院绩效评价系统一般由以下5个基本要素构成。

1. 目标 即整个评价系统的指南和目的，主要是明确通过绩效评价能为管理者提供的信息。

2. 内容 包括社会效益、经济效益等，要能全方位反映医院整体工作状况。

3. 指标 收集、整理、选择、确定能够反映社会效益、经济效益等内容的适宜指标。选择绩效评价指标并确定其权重是医院绩效评价系统设计中最关键的问题。

4. 标准 适用于评价业绩优劣的指标基准值。

5. 绩效评价报告 是绩效评价系统的结论性文件。

第二节 医疗质量控制方法

一、PDCA 循环

（一）PDCA 循环的概念

PDCA循环分为4个阶段，即计划（plan，P）、实施（do，D）、检查（check，C）、处理（action，A）。P阶段是制定计划阶段，D阶段是贯彻执行计划阶段，C阶段是检查计划执行情况阶段，A阶段是总结处理阶段，并为下一阶段制定提供资料和依据（图6-1）。

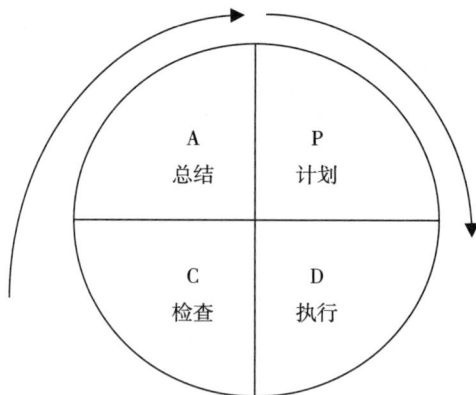

图 6-1 PDCA 循环图

PDCA 循环的主要特点：是综合性的循环，4 个阶段紧密衔接，连成一体；是大环套小环，小环保大环，推动大循环；质量管理每循环一周提高一步，呈螺旋式上升。

（二）PDCA 循环的构成

PDCA 循环的 4 个阶段由多个步骤的工作内容组成。

1. 计划阶段

（1）分析现状、找出存在的质量问题。

（2）分析产生质量问题的各种原因或影响因素。

（3）从各种原因和影响因素中找出影响质量的主要因素。

（4）针对影响质量的主要原因，制定技术质量计划。

2. 实施阶段　执行计划，按预定计划和措施分头贯彻执行。

3. 检查阶段　检查效果，把实际工作结果与预期目标对比，检查计划执行情况。

4. 处理阶段

（1）巩固措施，把执行的效果进行标准化，制定制度条例，以便巩固。

（2）把遗留问题转入下一个管理循环。

二、医疗质量因素分析

质量因素分析主要是分析事物的变化因素及相互关系。

（一）因果分析图

因果分析图又叫特性因素图，是日本东京大学石川馨教授提出的一种简单而有效的方法。它是由结果找原因的一种方法，即根据反映出来的质量问题（结果）来寻找造成这种结果的大原因、中原因、小原因，然后有针对性地采取措施解决质量问题的方法。

因果分析图做图的步骤：

1. 确定分析对象，明确最终结果，即明确找什么问题的因果关系，最好能测出数据。

2. 召开有关人员的质量分析会，把影响质量问题的特征性原因找出来，一直找到能采取具体措施为止。

3. 把影响因素进行分类，并依次用大、小箭头标出。

4. 判断关键原因，可采用排列图法、投票表决法来确定，并用方框把关键因素框起来，以示区别。

5. 绘制因果分析图。

（二）排列图

排列图是由意大利统计学家帕累托（Pareto）首先采用的，故也叫帕累托图。排列图是反映一个"关键的少数和次要的多数"的思想。在影响质量的因素中，尽管数量少但是关键，虽属多数却是次要，排列图就是寻找少数关键因素的方法。做排列图要按以下步骤：

1. 收集一定时期的质量数据。

2. 把收集的数据按原因分层，并计算各种原因重复发生的次数，即频数。做整理表，计算出不同原因发生的频率及累计频率，记入整理表。

3. 绘制排列图。

4. 寻找少数关键因素，采取措施。

排列图一般由两个纵坐标、一个横坐标、几个直方形和一条曲线（帕累托线）组成（图6-2）。左边的纵坐标表示频数（如件数、金额、时间）；右边的纵坐标表示频率；横坐标表示质量的项目，或者质量的各种因素。用直方形高度表示不同因素频数的多少，由左向右按大小依次排列于横坐标上。帕累托线是在各因素的直方形上方的累加百分率打点的连线。排列图绘好后，在右边纵坐标频率的80%和90%处画横线，把图分为A、B、C三个区域，落入A区的因素（累加百分率打点处）即为关键因素。

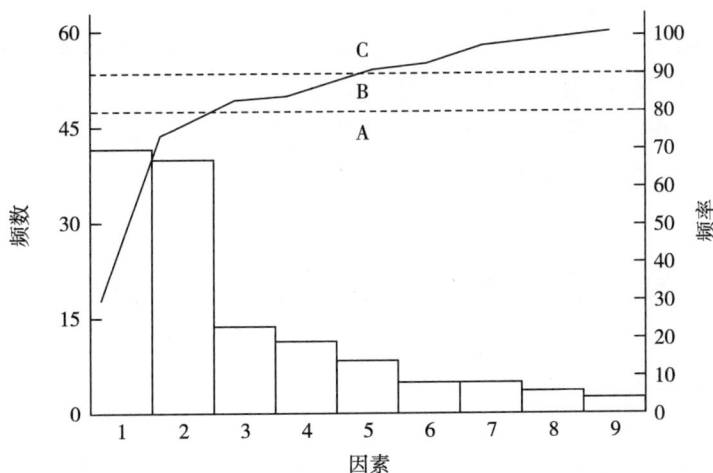

图6-2 排列图示意图

三、医疗质量程序控制

用于描述事物中心趋势与变量的变化状态用控制图，又叫管理图。控制图由美国贝尔电话实验室 W. A. Shewhart 于 1924 年提出。该图在质量控制中应用最广、效果显著。人们对它的评价是质量管理始于管理图，亦终于管理图。控制图是坐标图，纵坐标标明质量特性值，横坐标是时间顺序或采样号，坐标中的 3 条横线是控制界限。中线（central limit，CL）是实线，表示样本数据的平均值（$\bar{x}$）；控制上限（upper control limit，UCL）是虚线，表示平均值加上两个或 3 个样本数据的标准差（$\bar{x} \pm 2s$ 或 3s）；控制下限（lower control limit，LCL）也是虚线，表示平均值减去两个或 3 个样本数据的标准差（$\bar{x} - 2s$ 或 3s）。图 6 - 3 中的曲线是实际质量特性值以一定时间顺序按坐标打点的连线。控制图是把数理统计学原理应用于质量管理，反映医疗工作过程中质量的中心趋势与变量的变化，以便及时发现超异常状态，从而起到质量控制的作用。

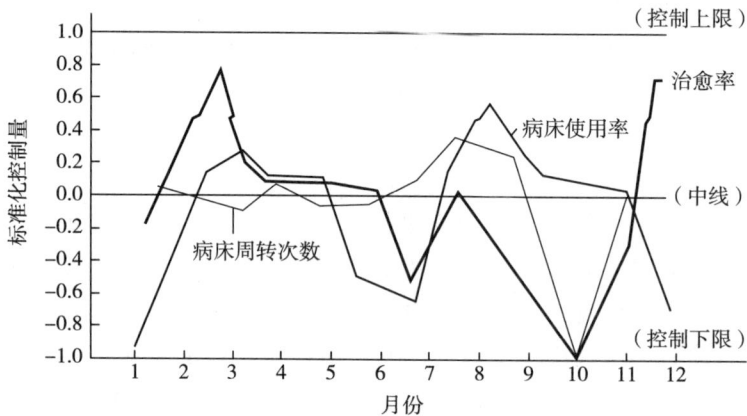

图 6 - 3　标准化控制图例图

控制图能否起到质量控制作用，关键是要用自身正常状态下的数据资料计算控制图的控制界限，这是做控制图的前提。医疗质量与患者生命、健康密切相关，为对患者安全负责，应从严要求。考虑到生物学与医学统计的显著性水平一般为 0.05，医疗指标控制图以（$\bar{x} \pm 2s$）作为控制范围较妥当。

第三节　医院绩效评价内容与过程

一、医院绩效评价的内容

（一）医疗效率评价

医院中的效率包括技术效率和配置效率。

1. 技术效率　是指医院提供的医疗产品和服务都在最小成本上生产，或者是在成本一定的情况下得到最大的产出。技术效率的概念包含了在医院管理过程中是否正确地组合人力、设备、物质和设施等问题。

2. 配置效率 是指资源是否合理分配，以保证各种医疗活动均得到正常有序的开展。卫生计划人员探讨配置效率时常观察一组特定服务是否使健康状况最大化。因此，提高配置效率是任何想改变卫生系统产出组合的人面临的一个固有问题。

技术效率是用给定的各种投入来达到最大的产出，配置效率则意味着用各种"恰当的"投入来获得相应的各种"正确的"产出。技术效率是"正确地做事情"，配置效率则是"做正确的事情"。

（二）医院经营状况评价

医院管理者如何使医院的财务管理目标和服务质量要求以及医院的发展目标有机结合，是医院维持其不懈动力的关键。管理人员只有根据医院的发展目标，了解财务指标如何产生，以及这些财务指标如何受某些政策因素和医疗行为因素的影响，才能找出降低成本、提高效率的立足点，进而提高医院的整体绩效。

（三）医院人力资源评价

医院的人力资源是指医院中具有一定学历、技术职称或某一方面专长的专业技术人员、管理人员和后勤人员。医院改革实践证明，医院要想发展，要想在竞争中永葆优势，就应将人力资源当作第一资源来抓，建立包括投资机制、激励机制和约束机制在内的人力资源管理机制，并充分发挥其作用，这样医院的管理才能更加科学化。

（四）反应性分析

反应性是卫生系统的目标之一，也是绩效评估框架的重要组成部分。反应性是卫生系统或某个机构在运行中能认识并设法适当满足个人的普遍、合理期望时所获得的结果。

WHO制定反应性目标的方式是考虑到居民与卫生系统的相互作用，尤其重要的是当卫生系统与它所服务的患者打交道时应维护最基本的人权。反应性包括以下两部分内容：

1. "以患者为中心"的反应能力 医疗机构对卫生服务利用者的反应能力即"以患者为中心"部分，包括能及时关注患者反映，为患者的治疗提供多方位的支持，保证医疗服务环境的可接受性和医疗服务提供者的可选择性。比如，医院的反应能力可体现在对人的尊重和反映的及时性，即居民从家里到医院就诊不应太远、到达医院不应花太多的时间、急诊服务应及时、等待预约服务和咨询时间要短、进行化验检查时间要短等。

2. 人际关系的协调能力 医疗服务是在良好的人际关系中形成的，因此，人际关系的协调能力是反应性的重要指标，其中包括维护个人尊严、维护个人自主权、尊重个人及家庭对自己健康和治疗的隐私、维护对疾病治疗的知情同意权，同时要就疾病、治疗和健康进行充分有效的沟通。

3. 服务对象的满意度 医疗服务的满意度不等于医疗服务的反应性，但确是医疗服务反应性的一个综合主观评判，以上两点倾向于反应性的客观方面，满意度则侧重反应性绩效评价的主观方面。由于医疗服务的特殊性以及医疗服务中患者的参与性，满意度成为现代医院管理评价的一个重要评价指标和改善绩效的标准。

二、医院绩效评价的过程

医院不仅要完整地看待绩效评价的全过程，而且要树立"绩效评价是基本的管理过程"的理念，并围绕此理念展开绩效评价的各项活动。

（一）明确绩效评价原则

医院是知识和技术密集型单位，作为知识分子聚集的组织，把握好绩效原则对整个医院管理具有相当重要的作用。一般而言，医院的绩效评价应坚持以下原则：

1. 发展导向原则 医院绩效目标起着引导发展方向的作用，应依据医院总体目标及上级目标设立科室或个人目标。以绩效为导向，才能引导医务人员把工作的着眼点放在提高工作质量和效率、努力创造良好的社会效益和经济效益上来，从而保证医院目标的实现。

2. SMART 原则 即目标要符合具体的（specific）、可衡量的（measurable）、可达到的（attainable）、相关的（relevant）、基于时间的（time-based）五项标准。

3. 客观、公正、公开原则 绩效考核标准要客观，组织评价要客观，考核结果与待遇挂钩要客观。同时要公开各个岗位和各项工作的考核标准，在实施考核中对所有医务人员做到一视同仁。

4. 简便、易操作原则 绩效考核标准要简便、易操作：一是有利于医务人员明确标准，确定努力方向；二是便于管理人员实施考核；三是可用较少的精力投入，达到比较好的考核效果。

5. 突出社会效益、兼顾经济效益原则 医院是特殊行业，应以取得社会效益为前提，但也要讲求经济效益，以多方筹措维持医院正常运转和可持续发展的资金。

（二）确定绩效评价目的

绩效评价服务于提高整体绩效目标，评估医院是否按既定目标有序正常地运转。医院功能包括医疗、教育、科研、预防和社区卫生保健服务等多个方面，应当对医院进行经常性的绩效评价，使服务不断改善。医院领导要牢牢控制医院发展方向，使医院朝既定目标前进，同时正确评价活动及计划的执行效果，及时采取措施纠正偏差。

（三）建立评价指标体系

医药卫生体制改革的总体目标是用比较低廉的费用提供比较优质的医疗服务，努力满足广大人民群众基本医疗服务的需要。那么，达到什么程度才算是"满足人民群众基本医疗服务的需要"，这就需要量化指标的评价。能否取得改革的成功也需要量化指标的引导。

医院绩效评价指标体系是由一系列相互联系、相互补充、相互制约的指标构成的，应重点明确、控制力强、操作简便。重点明确可以引导医务人员的行为符合医院发展战略目标；控制力强可以提高医院的管理效能；操作简便可以降低成本，提高管理的时效性。

评价可采用德尔菲法专家咨询与现场调查法相结合，选出有代表性的指标，组成一套比较系统的二级考核指标体系。根据这些指标在医疗卫生单位管理评估中的比重，分别给予不同的权重，并对每个二级指标设立若干个评估标准及其分值，以便于绩效评估时把握考核要点，合理评分。

各国政府在评价卫生部门时都会遇到"效率低下、人才流失、患者不满、资源浪费"等问题，这些问题往往是由于医院本身的特性引发的。正确、科学地评价医院的运行绩效，可为医院进行合理赏罚和促进医院改变不良的医疗行为提供可行性依据。医院绩效评价主要包括以下三个方面的指标：

1. 经营效益指标 经济活动需要讲经济效益。医院为医疗消费者（患者）及社会提供医疗、预防、保健、康复和科研、教学等服务，其本质就是在生产和消费过程中，确保服务质量，降低成本耗费，合理使用资源，实现投入产出"简单再生产"的经济补偿。需要指出的是，医院讲经济不是简单地追求业务收入和经济利益，而是在社会效益的前提下，讲究降低医疗成本的管理技术，规范执行医疗价格，完善医院补偿机制，达到"服务患者、合理补偿、发展事业"的工作目标。

医院经营效益评价一般侧重于人力、物力的利用效率。人力利用效率多考虑每医生提供服务的数量，服务的类型可以是门诊、急诊、住院和手术人次。物力利用效率多考虑病床使用情况，但近年来也非常关注大型仪器设备的利用情况。如果从物力的严格定义出发，还涉及基础设施的使用效率问题。

（1）**人力效率** 人力效率指标能够反映医院人力的劳动产出效率状况。医院的主要人力有医生、护士、医技人员、后勤人员等。工作产出形式有门诊人次、急诊人次、出院人次、手术人次、住院床日、医疗业务收入，教学医院还有带教进修医生和医学生的工作等。

人力效率指标可组合不同人力对象和工作产出形式而生成多个衡量指标。考虑医院最核心的人力资源是医生，可以每医生计工作量，即每医生工作量、每医生门（急）诊人次、每医生出院人次、每医生手术人次、每医生住院床日、每医生业务收入、每医生带教进修人次、每医生带教学生人次等。每医生门诊人次、急诊人次、出院人次、手术人次是对医生工作量的细分比较，而最全面的指标为每医生工作量，工作量包括门诊工作和病房工作两方面。门（急）诊工作量以门（急）诊人次为指标，住院工作量以住院床日为指标。

此外，若要分别考虑工作人员人均工作量。住院医师可按每名住院医师负担的床位数、门诊医师每小时门诊人次数计算；病房护士按负担的床位数计算；医技科室按每人负担的床位数计算，也可分别按每人每天的处方数、检验件数、透视人次数、理疗人次数等来计算。

（2）物力效率　物力效率包括床位效率、设备效率、财力效率等。

①床位效率：病床是医院用以接收患者的基本装备单位，也是医院工作规模的计算单位，是确定医院人员编制、划拨卫生费、分配设备和物资等的重要依据。反映床位利用情况的指标主要有平均病床工作日、实际病床使用率、病床周转次数/床位周转间隔、手术前平均占用病床日、平均住院日等。

②设备效率：医疗设备是医院一项重要物力资源。衡量其生产效率可以用医疗设备利用率，衡量医疗设备的投入产出的经济效益性可以用医疗设备收益率。

③财力效率：医院经营效益也可以从成本产出角度来考虑，随着我国政府对公立医院各种制约措施的加强，公立医院经营方向越来越趋向在保证医疗质量的前提下设法降低医疗成本。目前，医疗成本指数已成为医疗产出效率的主要衡量指标，测度上可把医院的总成本分摊为门诊成本和住院成本。衡量医院的财力效率也可以看医院资产的运作效率，相关指标有总资产周转率、固定资产周转率、流动资产周转率、净资产周转率、大型仪器设备成本回收周期、业务投入产出比等。

2. 社会效益指标　在市场经济条件下，医院不仅要提高经济效益，还要讲求社会效益。医院社会效益的实质就是体现党和政府一定的福利政策，实施"效果好、收费低"的基本医疗服务，最大限度地满足人民群众的就医需求，不断改善服务环境和礼仪，切实抓好医疗规程和质量，真正让政府放心，让群众满意。

评价医院社会效益好坏的标准，可以从满意度、反应性、医疗费用负担、基本医疗服务提供程度四个方面来衡量。

（1）满意度　按照菲利普·科特勒的定义，顾客满意是指个人通过一种产品或服务的可感知效果（或结果）与其期望值相比较后所形成的愉悦或失望的感觉状态。满意度水平是可感知的效果与期望值两者之间的差异函数，也即顾客满意度＝F（可感知效果－期望值）。顾客满意度研究的是"感知"和"期望"这两个变量之间的差值，即使评价者的判断标准不同，其满意度水平仍然可以比较。患者满意度的衡量指标主要是服务态度和技术水平，其他还包括医疗费用、就诊环境、是否方便和治疗效果。患者满意度的主要影响因素包括服务态度、信息交流、技术能力、就医费用、就医环境、就医方便程度、就医流程、硬件设备，以及对就诊过程中非医疗服务的连续性和服务的效果等。其中，护理服务对患者满意度的影响不可忽视。

（2）反应性　反应性是指医疗保健系统是否满足人民群众的期望，这个期望不是医疗结果的期望，而且指对患者是否享有人格尊严的非医疗性质的各种期望，共有两个方面：一是患者的主观反映（三个指标：尊重个人尊严、尊重患者的治疗自主权及隐私权）；二是客观服务满意度〔四个指标：对患者关注的及时性、社会支持网络（主要是家庭及朋友的利用）、医院设施的基本条件、选择卫生服务提供者的可能性〕。反应性指标是 WHO 推荐的反映卫生系统绩效的关键指标之一。它的优点是能够比较全面地反映医院关注患者、"以患者为中心"的程度。缺点是计算方法比较复杂，而且需要事先进行情境分析。

（3）医疗费用负担 从患者和社会视角来看，医疗费用是反映社会效益的指标。根据患者就诊的类型可分为门诊费用、急诊费用、住院费用三类。门急诊费用可以每人、每人次计，住院费用可以每人、每人次、每日和每床日计算。因可能存在分解就医和重复就医的问题，故以次均单位计算不能完全反映个人的就医负担。日均住院费用和每床日住院费用是从医院的角度出发，反映的是医院的经济效益和生产效率，不能直观反映患者的就医费用负担。原则上，按人头计算门（急）诊和住院费用能够更为准确直观地反映每个患者的医疗费用负担状况。

（4）基本医疗服务提供程度 基本医疗需求主要包括临床多发病、常见病的诊治，评价需求满足状况依据医院提供的医疗服务量。医院服务患者多，意味着满足患者医疗需求的能力强。

反映患者医疗需求量的指标包括门诊人次、急诊人次、出院人次、手术人次等，反映患者医疗需求质的指标有住院病例 CD 型率等。

3. 管理效益指标 医院在管理效益方面，应当努力做好基础性工作，包括制定政策目标、强化竞争管理、实施机制创新、讲究授权经营、实施成本战略、考核管理效益等。医院管理活动既是党和国家方针、政策的执行过程，又是医疗服务市场策略的实施过程，需要很高的管理艺术和科学方法，其间涉及诸多专业知识和工作技巧，是一门综合性的管理科学。医院管理效益评价具有政策性、综合性和非线性等特征，需要联系地域特点、医疗性质和功能定位等因素综合评定。

分析判断医院的管理效益应主要从人力资源建设、职工稳定程度和学科发展等方面来考虑。

（1）人力资源建设 包括人员数量配置的合理性及人员配置质量的合理性。医院主要的人员类型包括医生、医技、护士、管理人员、后勤人员等各类人员。数量配置合理与否主要看各类人员的构成比，相关指标有医护比、床护比、医生占卫生技术人员比等。医生占卫生技术人员比能够反映医院与卫生技术人员的比例设置是否合理，医生和护士是医疗服务过程中与患者接触最密切的两类人员，也是影响医疗服务质量和患者医疗服务体验最关键的两类人员，故应以医生和护士配置的数量作为主要衡量对象。

（2）职工稳定程度 衡量医院职工稳定程度可以从收入水平、职工满意度状况、人员流动情况、职工投诉等几个方面考虑。相应指标包括每职工收入水平、职工离职率、人员流动比率、职工满意度、职工投诉率等。

（3）学科发展 学科发展可以从三个方面予以体现：已申请的科研项目、已申请的科研经费、已获得的科研成果。衡量时可计算总数，也可按每职工、每卫技人员、每医生计算。按职工计算太宽泛，按医生计算则排除了护理、管理人员对学科发展的贡献，所以典型指标宜选取每卫技人员科研费用和每卫技人员核心期刊论文发表数。

（四）得出评价结果

计算评价指标，记录绩效表现。医院绩效评价的关键在于指标确定是否合理，计算方法是否科学，各指标体系的权重指数设置及反向指标按负权重指数计算是否合理。根据各指标的权重和所处级别计算分值，并得出总分。这一环节需要处理许多数据和记录绩效表现，并尽量做到图表化、例行化和信息化。一方面为分析评价绩效提供依据，促进辅导及反馈的例行化，避免拍着脑袋的绩效评估；另一方面，绩效评价指标及绩效表现记录本身对工作也是一种有力的推动。

（五）绩效反馈面谈

医院绩效评价的根本目的是认识现状，推动发展。因此，绩效评价后要及时反馈，通过反馈面谈，分析绩效，帮助医院认识不足、总结经验，以提高管理能力和水平。

反馈面谈不仅是评价者与被评价者对绩效评价结果进行沟通并达成共识，而且要分析绩效目标未达成的原因，找到改进绩效的方向和措施。卫生主管部门通过医院绩效评价，可以了解和把握医院的运行状况和管理水平，评价运营效果，为正确评价医院运行状况提供决策依据，以利于宏观调控；医院内部开展绩效评价，通过对有关指标逐一进行纵向、横向对比分析，可从中发现问题，找到差距，既可横向比较各医院同期的绩效水平，也可纵向比较某医院不同时期的差别，从而有针对性地提高工作效率和绩效，提高经营管理水平，增强竞争能力，走优质、高效、低耗的可持续发展之路。由于管理者和工作人员对绩效面谈存在一定的心理压力，加之管理者缺乏充分的准备和必要的面谈沟通技巧，往往会使反馈面谈失效甚至产生副作用，这是需要克服的。医院管理者应根据反馈面谈达成改进方向，制定绩效改进目标、个人发展目标和相应的行动计划，并落实在下一阶段的绩效目标中，进入下一轮的绩效评价。

【思考题】
1. 简述医院医疗服务质量管理的特殊性。
2. 简述 PDCA 循环法在医院质量管理中的应用。
3. 医院全面质量管理有哪些基本要素？
4. 如何理解医疗质量程序控制？
5. 简述医院绩效评估过程。

下　篇　医院管理分论

第七章　医院医疗管理 ▷▷▷▷

【教学要求】

1. 掌握　门诊、急诊、住院、医技科室的任务与特点。
2. 熟悉　门诊、急诊、住院、医技科室管理内容。
3. 了解　搞好门诊管理、急诊管理、住院管理和医技科室管理的措施。

课程导入

医生看病更要看人

患者并不需要"会喂小白鼠的医生"，而更需要"能关心人的医生"。患者可以忍受病痛的折磨，却很难忍受医生的冷漠。

一名医生在术前谈话时问患者："手术是用国产刀还是用进口刀?"患者疑惑地问："有什么区别吗?"医生说："区别大着呢，进口刀手术快，时间短，出血少。"患者说："那就用进口刀吧。"患者很快签了字，出院结账时才知道进口刀是自费。虽然手术很成功，但患者心里不爽，觉得好像掉进了医生挖的陷阱里，于是投诉了医生。而医生感到很委屈，认为患者签了字又反悔。

其实，患者到医院看病，都是满怀虔诚与信任，希望医生拿出最好的治疗方案。但是由于文化背景、经济条件等不同，每个患者的治疗需求也有差别。医生看病，既要看"人的病"，更要看"病的人"；既要考虑病情需要，也要考虑家庭条件。有钱的按有钱的办法治，没钱的按没钱的办法治，因病而异，因人而异。有的治疗虽然符合医学规范，却没有考虑个人因素，故而是有缺陷的。

医患本是陌生人，因为一张挂号单而结缘，形成一种契约关系。而让这份契约关系更紧密的，不是一本病历、一个签字、一张收据，而是医患心灵的"同频共振"。著名心血管病专家胡大一说："看的是病，救的是心；开的是药，给的是情。"当医生的眼里不仅看见了病，也看到了疾病背后的人，医学才有人的温度。

（资料来源：白剑峰．医生看病更要看人．人民网，2017 – 06 – 06. http：//opinion. people. com. cn/

n1/2017/0602/c1003 – 29312752. html.)

案例讨论

1. 什么是"以患者为中心"的医疗管理思想？
2. 构建"以患者为中心"医院管理模式的意义和途径是什么？

第一节　医院医疗管理概述

一、医疗管理的概念

医疗管理是指为达到最佳医疗效率和医疗效果，管理者根据医疗活动的规律以及具体医疗活动对象的特点，利用一切可能的医疗资源，对医院医疗活动所进行的计划、组织、指挥、协调和控制等所有的活动过程。医疗工作是医院全部工作的重点，医疗管理是医院全部管理的核心。医疗工作关系患者的生命和健康安全，与其他工作相比，医疗工作有本质的区别。

二、医疗管理的原则

医疗工作的特殊性对医疗管理提出了与其他管理不同的要求，医疗管理必须遵循医疗活动的基本运行原则。

1. 坚持生命和健康第一原则　医疗管理首先要想到救治患者生命和维护患者健康，这是医疗工作的使命和宗旨，也是医疗管理的价值追求，医疗管理应在保证生命安全和健康的前提下再考虑管理的经济效益，这是医疗管理与其他管理最大的区别。

2. 坚持以患者为中心原则　医疗管理应坚持以患者为中心，在现实可能的条件下，将患者利益放在首位，以患者为中心开展医疗工作是现代医学模式的要求。

3. 实行首诊负责制原则　为明确责任，提高医疗效果，医疗管理实行首诊负责制，即对首诊患者做到"谁接诊谁负责"，并且贯彻到底。患者就诊时，首诊医生不得推诿，确系他科疾病，应主动请相关科室会诊后转科。

4. 重点管理与全面协调原则　即对重点患者，如急症、重症、疑难杂症患者做到重点保障，同时应制定医疗管理计划，合理组织医疗技术力量，做好医疗活动中各部门、各环节的协作和协调运行，确保医疗活动及时有效地开展，提高医疗效果。

医疗管理是保障医院任务完成的主要手段，也是一项综合性的管理。从广义上讲，医疗管理是指所有利用医疗资源，保障人群健康的医疗行为，它包括所有与医疗活动有关的全部内容和过程，如医疗业务管理、医技科室管理、医疗质量、医院感染、医疗安全与应急管理以及医疗资源配置等。狭义的医疗管理是指院内医务工作者救治患者、促进健康等具体医疗活动的管理。医疗管理各个环节有不同的管理内容、不同的特点、不同的工作方法。本章主要介绍门诊管理、急诊管理、住院管理、医技科室管理的基本内容和基本要求。

第二节　医院门诊管理

门诊是医院直接接收患者，对患者进行诊断、治疗和提供预防保健、康复服务的场所。门诊是医院工作十分重要的部门，是医疗活动的第一线。门诊是医院直接与患者接触的三大医疗区域（门诊、急诊及住院部）之一，也是医院与患者接触时间最早、诊疗任务最重、人数最多的部门。门诊通常进行一般或初期的诊疗工作，要解决大多数患者的诊疗问题。

一、门诊的任务与工作特点

（一）门诊的任务

门诊是医院诊疗工作的重要部门。其任务必须根据医院的性质、专科特点和承担总任务而确定。门诊工作在各类医院可能有所不同，但共性的任务主要有以下几个方面。

1. 负责组织和完成患者接诊和初期诊疗，对病情不宜在门诊处置的患者及时做出住院、留观或转院治疗的相应措施。

2. 负责下属医院或基层医院、个体开业医生转诊患者的就诊或会诊，提出具体诊疗意见，做出转回基层治疗或回家观察等处理意见，对需住院或转院者需及时做出相应决定。

3. 负责区域卫生规划规定或上级指定的社区人群的预防保健、健康检查、疾病普查工作。

4. 负责门诊范围内的健康教育和健康促进工作，运用各种宣教手段进行关于疾病防治、计划生育、优生优育、卫生法制和提高生活质量等方面的宣传和指导咨询。

5. 依法出具医学证明，以及被批准、委托的伤残鉴定和残疾等级评定等工作。

6. 负责区域卫生规划规定社区范围内患者的预约门诊、家庭门诊、家庭护理、家庭康复服务、双向转诊等工作。

7. 负责门诊临床教学相关任务，并负责区域卫生规划规定范围内的基层医疗卫生单位、社区医院或个体开业医生的业务技术指导，培训下级医院和基层医疗机构医务人员。

8. 传染病管理。负责对门诊范围内的感染或疑似传染病进行控制和管理，严格消毒隔离制度，防止传染病扩散，并及时认真做好传染病报表工作。

9. 负责门诊科研工作，包括研究病例、特殊患者定期门诊追踪观察和药物临床试验等。

（二）门诊工作的特点

1. 患者集中，流量大　门诊每天要接待大量来自社会各方、不同阶层的患者。据统计显示，一般省级综合医院的日门诊量均超过 3000 人次，有的甚至超过 5000 人次，这么多患者聚集门诊，使门诊管理变得复杂多变。

2. 诊疗环节多而复杂　门诊是一个多功能、多环节、多部门参与的复杂的诊疗系统，患者从挂号、候诊、检诊、分诊到就诊、放射、检验，再到诊断、治疗、取药、注射等是一连串的由多个环节组成的复杂流程，涉及多个不连续的诊疗环节和多个部门。在这个流程中，任何一个环节不通畅都可造成门诊的严重拥挤，给患者带来不便。因此做好门诊导诊工作、简化就诊手续非常重要。

3. 病种多，易于交叉感染　由于门诊多为初诊患者，各种急慢性病、感染性疾病、流行病甚至烈性传染病都混在一起，加上大量集中的患者、陪伴家属、健康体检人群在此聚集，形成了一个混杂的公共场所，很容易使病菌在患者之间、患者与健康人群之间传播，产生交叉感染。

4. 诊治时间短，医生技术要求高　由于门诊患者流量大，门诊医生对每个就诊患者的诊治时间相对较短，不容易系统观察病情，有关病情的诊断主要依靠患者或陪同人员的叙述及医生自己的观察。医生要在较短的时间内为患者提供尽可能正确的诊断和治疗建议，这对门诊医生的技术水平，特别是临床经验提出了较高的要求。

5. 医生变换快，突发事件多　一方面，医生变换比较频繁是门诊工作的重要特点，医生变换有时会影响对患者的仔细分析观察，在医生交接班过程中也易出现医疗缺陷或产生医疗事故隐患，易造成误诊、漏诊等问题，带来突发事件；另一方面，门诊患者的数量、病种、急慢程度也难以预料，常常会出现病情突变或患者激增的状况。此外门诊人群构成复杂，人数众多，时常会出现突发的治安事件。这就要求门诊管理必须有应急预案，随时做好各种应急准备，处理好各种突发事件。

二、门诊的基本流程

门诊就诊环节多，程序较为复杂，大致就诊流程如下：

（一）分诊

分诊是对前来就诊的患者进行预检后，根据病种及病情的轻、重、缓、急，确定患者就诊的科室和治疗的时间安排。分诊有助于维持合理就诊秩序，提高工作效率，减少患者等候时间，也能及时发现传染病患者，防止交叉感染。

（二）挂号

预检分诊确定就医科室后，患者需挂号，这是保证门诊就诊有序和建立必要记录的需要，也是患者与医院之间正式建立医疗服务法律关系的依据和起点。挂号的功能包括：代行分诊；收取挂号费；确立就诊顺序；向患者交代候诊地点及大致就诊时间；建立病历或调用存档病历（第一次就诊者要建立新病历）；建立健康档案和启动医疗保险记录等。

（三）候诊

患者挂号后到相应门诊科室候诊。候诊时科室护士先对患者进行必要的检查（量体温，测脉搏、血压等），告诉患者等候次序，安排依次就诊。候诊时护士还需对患者进行健康教育，维持候诊秩序，保持门诊环境安静和卫生，并及时回答患者提出的问题。对病情较重较急者及时安排优先就诊，对可疑传染病患者根据相关规定采取措施。

（四）就诊

就诊是门诊的中心环节，是患者来门诊的主要目的。就诊时，科室护士按顺序把患者分配给相应医生，复诊患者一般安排原诊治医生接诊。医生询问有关病史后进行检查，必要时提出辅助检查、化验和特殊检查。医生根据病情及检查结果做出初步诊断，然后提出治疗意见，征得患者同意，实施治疗（手术或处方）。就诊过程中，对诊断有疑问的需请本科室上级医生或有关科室会诊，病情不宜在门诊治疗的则建议或收治入院。就诊结束时书写病历，病历要求完整、简明、符合规范（门诊病历书写需符合卫生部 2010 年修订的《病历书写基本规范》）。

（五）其他检查与治疗

其他检查和治疗不是门诊的必然程序，只有门诊医生在诊疗过程中认为需要时才可能实施。患者就诊过程中，医生认为需要其他医技科室辅助检查和治疗时，需开具检查或治疗申请单，写明医技科室名称、检查项目和检查要求等，并向患者嘱咐检查或治疗前的准备和注意事项。对某些较复杂或特殊的项目，可采取预约的方式。

（六）取药

取药也是门诊工作的重要环节，门诊医生必须严格执行处方制度，处方内容齐全，书写清楚，一般不得涂改，如有涂改，医生要在涂改处签字（盖章）。药剂科和药房根据处方发药，发药前必须按规定审查处方，遇到配伍禁忌、涂改后未签字（盖章）、超剂量或短缺药品时，要提出处方修改建议，但药剂人员不得自行更改处方。发药时认真核对药品、剂量和姓名等信息，并告知服用剂量和方法。

（七）离院、留院观察或入院

一般门诊患者经诊断、治疗后即可离院。病情较重、疾病诊断不明者可留门诊观察室进行观察，以根据病情变化明确诊断。如果病情很重，需要住院治疗，应签发住院通知单。

挂号、就诊、检查、治疗、取药是医院门诊就诊过程的五大基本环节。其他还涉及缴费环节。缴费是门诊管理中的一个复杂环节，也是影响门诊管理效率的重要因素，提高缴费效率是门诊管理的重要内容。随着计算机技术的发展，一卡通在门诊缴费管理中得到了广泛应用，大大提高了缴费效率。门诊的基本流程见图 7-1。

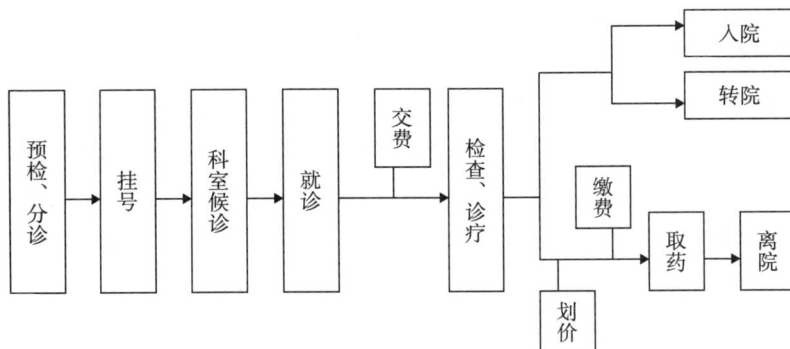

图 7 – 1　门诊的基本流程

三、门诊的类别

根据不同标准，门诊可分为以下几类：

1. 根据科室设置划分　门诊部分设各门诊科室，各科室设门诊与病房。多数情况门诊科室的设置与病房相呼应，只有少数科室仅有门诊不设病房或仅有病房不设门诊。由于各地区的疾病种类、就诊群体的数量等千差万别，一般只设门诊而不设病房的居多。

2. 根据就诊者病情划分　根据就诊者的健康情况及病情处理的迫切程度，门诊可分为一般门诊、急诊和保健门诊。一般门诊可分为预约门诊和非预约门诊。预约门诊在国外已广泛开展，在我国，由于患者就诊主要集中在上午，开展预约门诊可解决门诊负荷不平均的问题。预约门诊还可分为患者主动预约和医生根据病情需要要求患者按期复诊。

3. 根据医院分级管理划分　1989 年出台的《医院分级管理办法》将综合性医院分为三级，各级医院设立相应的门诊。根据不同等级医院所承担任务不同而划分的门诊，无论在接诊对象和病种复杂程度，还是人员要求、设备情况等都是不同的。要根据卫生部制定的医院分级标准，对门诊的分科、专业人员、门诊服务条件做出相应的设置和建设。

4. 根据服务对象的不同需求划分　根据服务对象的需求，门诊可分为基本医疗门诊和特需医疗门诊。基本医疗门诊可分为一般门诊、简易门诊、体检门诊等，特需医疗门诊可分为家庭门诊、康复门诊、特护门诊等。

5. 根据门诊是否分科划分　可分为综合门诊和专科门诊。综合门诊是指医院设立一个门诊部，门诊部下设不同的诊疗科室，实行统一分诊和挂号，统一缴费，分科治疗。专科门诊是指医院为某种特定疾病患者提供专门的治疗服务，这种门诊在挂号、治疗、缴费、检查等方面都独立于医院门诊，如血液科专科门诊、骨伤专科门诊、糖尿病专科门诊、肝病专科门诊、老年病门诊等。随着患者需求的变化、医院经营模式的转变和医学的发展，开设专科门诊的医院越来越多。

四、门诊管理的基本内容

（一）领导体制与机构设置

1. 门诊的领导体制　门诊部是医院提供门诊医疗服务的专门机构，属于职能部门。

门诊部通常设门诊部主任，全面负责门诊各项业务管理及门诊部的行政事务。门诊部主任受医院业务副院长领导。门诊部各业务科室设科主任或门诊组长，负责门诊工作的医务人员接受门诊部主任和业务科室中的科主任或门诊组长的双重领导。门诊部设总护士长（护士长），在护理部和门诊部主任的共同领导下，总管门诊护理工作。

2. 门诊的组织机构 门诊部机构较多，综合医院门诊部一般设有挂号室、候诊室、分科检诊室、治疗室、急救室等业务科室，并配有药剂、检验等医技科室。大型医院还设有急诊部、观察室及住院处等。这些科室分工明确，协作配合，共同确保门诊诊疗工作全面有序地开展。

（二）门诊环境优化与管理

门诊是患者进入医院的第一站，是医院面向社会的窗口，搞好门诊环境管理，营造优雅、舒适、便捷、有序的就医环境，既是塑造医院良好形象的需要，也是提高医疗效果的保证。门诊环境的布置及管理需适应门诊流量大的特点，以方便就医为目的，并突出公共卫生原则，在此基础上做到美化、整洁、亲切、宽松、舒适，同时要营造一种信任的氛围。

门诊大厅中间位置设服务台，配备业务熟练的护士负责接诊、预检或咨询，在大厅醒目位置设置门诊平面示意图、常规项目收费价目表、门诊卫生制度、就诊流程及注意事项等，各科室设置及布局要合理，以方便患者检查治疗，门诊区域内设有公共卫生设施及标识系统，门诊大厅及候诊室需安放座椅，并配有传呼装置，隔离区标志需清楚醒目。

门诊大厅与走廊可放一些中性的绿色花草，以美化环境，健康宣传栏需经常更换，保持美观整洁。

（三）门诊业务管理

1. 认真履行门诊业务管理职能 门诊业务管理的基本职能主要有以下几方面。

（1）组织各临床科室和医技科室正常开展门诊诊疗工作，保证各部门之间的紧密联系。

（2）协调配合和全面完成医疗、教学、科研、预防、保健、康复任务。

（3）办理门诊患者医疗事务、来信来访，配合病案统计做好门诊登记、统计和病案管理工作。

（4）抓好门诊管理的基本环节，主要有门诊组织管理工作、门诊常规和标准化管理、门诊业务管理中各项计划实施的检查、控制和评估工作。

2. 健全并贯彻执行各项规章制度 这是实现管理目标的前提条件，是确保门诊医疗质量的关键。规章制度包括门诊开诊前准备工作制度，门诊医疗文书书写及管理制度，门诊各专业问诊、会诊、转诊制度，转院制度，门诊消毒隔离制度，疾病监控报告制度，门诊统计工作制度等。这些制度是医疗活动有序开展的保障，需严格执行，确保诊疗活动规范有序。

（四）门诊质量管理

医疗活动的质量关系患者的健康和生命，加强门诊质量管理，提高门诊医疗活动的有效性是门诊管理的核心。门诊质量管理的基础是建立和完善门诊质量控制标准体系，通常包括诊断符合指标（如门诊 3 次确诊率、门诊与出院诊断符合率、复诊率等）、治疗效果指标（门诊治愈率、门诊手术切口一期愈合率等）、护理质量指标、医疗安全指标（如门诊事故率、医疗差错发生率、交叉感染发生率、误诊漏诊率等）、程序规范指标（如病历书写合格率、处方质量合格率、诊疗规范符合率等）、患者满意度指标等。门诊质量管理的基本手段是控制。门诊部需成立质量管理小组，专门负责医疗质量管理工作，运用现代管理手段和方法，将各项质量管理工作落实到具体部门和责任人，通过双向全过程控制（事前、事中、事后控制），提高门诊工作质量。

（五）门诊服务管理

门诊既是诊治疾病的机构，也是服务与经营机构。门诊工作必须以患者为中心，把患者视为顾客，为其提供良好的服务。门诊服务管理就是要转变门诊的经营理念，确保门诊服务与患者需求相契合，满足患者的合理需要，提高医院的竞争力，拓展医疗市场。门诊服务管理与门诊业务管理紧密相连，从形式上表现为服务模式的改进和提升。

我国医院传统的服务模式是建立在计划经济的基础上的，医疗机构处于垄断地位，缺少服务理念，表现出服务模式单一、效能不高、顾客导向弱等弊端，导致公众对医院的认同度降低。随着市场经济的完善和公众对卫生消费需求的改变，医院开始进入全面市场竞争，门诊服务模式也发生了改变。其主要体现在以下三个方面：

1. 从集中型服务向分散型服务改变 以往门诊的服务多为集中型，如挂号、收款、取药等均为固定的、集中式服务，在患者流量大、高峰时间往往造成人员拥挤、秩序混乱、等候时间长等情况，给患者就诊带来极大的不便，也影响了诊疗效率。现在逐渐向分散型服务模式改进，如将挂号、分诊台分散于各楼层，或针对检查科室或专科而设，将集中收款、取药改为分楼层或分科进行。这种服务方式，极大地方便了患者就诊，缩短了就医时间，减少了患者及家属的奔波，较大幅度地提高了门诊的工作效率。分散型服务模式是提高效率、让患者满意的重要手段。

2. 由被动服务向主动服务改变 以往的门诊服务方式比较单一，患者来诊就看，不来就等，治疗中也是单一地完成对疾病的检查、诊断及治疗，工作很被动。随着医疗体制的改革和社会需求的变化，医院变被动等待为主动服务。如实行电话预约、网上预约，设立门诊服务中心，及时解答并处理患者提出的问题。部分医院还定期巡诊，开设家庭病房，提供专车接送患者等服务。主动服务模式促进了医疗市场的拓展，提高了医院的竞争力。

3. 从综合型门诊向专科型改变 过去的门诊科室分布多为综合门诊制，综合门诊下分病房及各科室，这在相当一段历史时期比较有利于患者就诊。随着患者对门诊需求更加专业化、优质化、高效化和个性化，专科门诊应运而生，如糖尿病专科、乙肝专科、萎缩性胃炎专科、哮喘病专科、脉管炎专科等。这种专科门诊是以治疗某种特定疾病或以某种高效的诊疗手段为基础而设立的，能够提供更专业化、个性化服务，满足患者的特殊需求。

五、门诊管理的措施

（一）合理定位门诊职能

门诊在医院工作中的职能定位，关系到门诊管理者能否有效履行职责和工作积极性的发挥。一般而言，门诊的职能具有双重性，既承担着科室的行政管理工作（行政、勤务保障等），又承担着业务部门（直接参与医疗救治）的医疗管理工作。门诊管理者在处理日常事务中，要特别注意解决好"管什么、怎么管"和"抓什么、怎么抓"的问题，管理不可越权但要管到位，要抓中心但不忘全面，要坚持"有所为，有所不为""主动不盲动、到位不越位"的办事原则，做到主动工作，有效履行职责。

（二）狠抓质量效率

确保医疗质量和效率是门诊部一切工作的出发点和落脚点，门诊管理者要紧紧围绕提高医疗质量和效率这个中心任务搞管理，抓落实。以最短的时间明确诊断，以最有效的手段解除病痛，是就诊患者的最大愿望和要求，也是门诊管理工作的中心环节，门诊管理者应投入最大的精力对待。质量管理的方法可以利用目标管理、标杆管理等方式加以落实。

（三）实施规范化管理

门诊工作的主要特点是参与科室多、人员流动大、患者需求高。为确保医疗秩序和安全，应严格各项规章制度，以完善的规章制度规范每一个医疗环节和工作流程，约束各级各类医务人员的意志和行为，做到诊疗活动规范、有序。在检查考核过程中，应制定具体、有效的奖惩措施，做到奖惩有据，合情合理，防止管理中的盲目性和决策时的随意性，最大限度地调动门诊工作人员的积极性。

（四）优化门诊服务

优化流程是提高门诊医疗服务效率和质量的有效手段，也是门诊管理创新的重要内容。

1. 合理调配医疗资源，使现有资源得到有效整合 如合理安排门诊科室的位置，相关检查科室集中设置，开放门诊医疗资源，实现共享，统一的调度和管理等可以有效整合资源，优化门诊服务，提高医疗效果。

2. 提供主动的人性化服务 门诊的一切工作，要紧紧围绕患者这个中心展开。为患者提供优质服务是门诊永恒的工作主题，这要求医护人员做到"五心"，即接诊热心、诊治精心、医护细心、解释耐心、待患诚心。

3. 进行门诊流程再造 流程再造是一种全新的管理思想和管理实践，也是实现门诊管理创新、提高管理效能最重要的手段之一。门诊业务流程再造是指从根本上考虑和彻底地再设计门诊的流程，使其在成本、质量、服务和效率等关键指标上得到显著提高。门诊流程再造的核心是追求让患者满意的业务流程，基本思想是打破门诊按职能设置部门的管理方式，重新设计门诊管理过程，追求全局最优。要从减少就诊环节、减少患者就诊过程中的往返次数、减轻患者负担出发，合理调整和优化工作流程，简化就医手续，完善服务措施，把困难留给医院，把方便让给患者。门诊流程再造需在认真分析的基础上，对现有流程进行再思考和再设计，减少中间环节，以实现流程优化，提供让患者满意的高效服务。

4. 完善信息系统，实现数字化管理 数字化管理是现代化门诊管理的基本要求，通过建立和完善 HIS 系统，实现门诊就医一卡通，实现医疗信息共享，不仅能改变传统排队挂号、候诊、划价、交费、取药的繁杂程序，减少就诊环节，也能提高门诊管理效率，节约门诊医疗资源。

（五）加强沟通与协作

门诊管理涉及的部门多，医疗与行政事务复杂，涉及人际关系广，敏感性强，外界影响大。门诊部各科室之间、医护之间、医患之间的关系处理难度较大，矛盾较多，很容易发生一些不和谐的现象，如果不能进行有效的沟通和协调，不仅不能实现部门之间的配合与协作，还可能因缺乏沟通而带来管理危机，影响医院的声誉和发展。

门诊管理者要加强沟通，及时化解医患之间、医护之间、医医之间与各部门之间的矛盾，建立和谐的人际关系、医患关系，为门诊管理创设安宁的环境。同时建立部门之间的协作机制，实现门诊科室之间的协同，以提高效率，有效整合资源。

（六）创新管理，拓展服务内容

创新是管理的精髓。门诊要可持续发展，永葆活力，必须实现管理创新。门诊管理者要具有与时俱进和开拓创新意识，克服因循守旧和等待观望思想，积极引进新的管理理念，积极探索新的管理模式，积极支持科室创新医疗技术。门诊管理者要清楚地认识医疗服务内容、医疗技术手段和患者对医疗服务需求的变化，努力营造创新环境，推动先进的医疗技术快速用于门诊临床实践，拓展门诊服务内容，更好地为患者服务。

第三节　医院急诊管理

急诊医学是随着西医学的发展而逐步发展起来的一门新兴学科。我国急诊医学产生于 20 世纪 80 年代，起步较晚，但发展迅速。急诊是医院医疗工作的一项重要任务，在日常医疗实践中占有极其重要的地位。目前多数医院都设有急诊科，并能较好地开展急诊与急救工作。急诊与急危重症患者的生命安危密切相关，是反映和衡量医院技术水平、道德素质和管理水平的镜子和标尺。急诊科处于医院抢救急危重症患者的第一线，在医院管理中占有重要地位。

一、急诊的任务与工作特点

（一）急诊的任务

急诊科是医院抢救急危重症患者的业务机构，主要任务是创造条件，实施急诊急救工作，具体包括以下几方面任务。

1. 做好急危重症患者的抢救 对各类急性病及慢性病急性发作的患者进行救治，救治后对患者做出回家、留院观察或收入急诊病房、ICU 治疗的决定。

急诊科的急救对象通常包括急性发热性疾病，严重喘息、呼吸困难者，各种心脏疾患、严重高血压或血压波动剧烈者，各种急性心脑血管疾病，各种急性出血，各种急性炎症、昏迷，急性泌尿系统疾患、尿闭、血尿和急性肾衰竭，急腹症、休克、急性外伤、烧伤，急性中毒、意外事故，临产、流产等。

2. 开展急诊医疗培训工作 急诊科的工作直接关系到患者的生命，提高急诊医疗质量，建设一支专业知识精湛、临床经验丰富、应急能力强的高素质医疗队伍十分必要。急诊科必须对急诊专业医生、护士及相关人员进行严格培训，使其牢固掌握各项急救技术和规范。急诊科还承担着各级医学院校的急诊教学工作。

3. 围绕急诊开展科研工作 急诊医学是一门科学，有其自身的学科体系和运行规律。急诊科要积极开展急救医学的科学研究工作，不断总结急诊经验，注重急诊医学统计分析，积极研究新的急救手段和方法，探索创新急诊医疗模式等，不断完善急救科学体系。

4. 完成特殊情况下的急救工作 除完成平时急救治疗外，急诊科还承担着战时、自然灾害、重大突发事件和临床紧急任务的抢救工作。

（二）急诊工作的特点

1. 时间性特别强 急诊科患者多为急危重症患者，大多发病急、病情突变或遭受意外伤害等，对生命具有严重威胁。急诊科的工作关系到患者的生命，需要医务人员在最短的时间内做出正确诊断，给予及时、合理、有效的抢救和治疗。急诊科需 24 小时开放，患者即到即诊。

2. 病种涉及面广 由于我国目前实行"无限制性急诊"，急诊科需要对各种紧急患者进行救治，涉及的病种多且杂。这就要求急诊工作人员不但要有扎实的专业知识，还要具备跨学科的诊疗能力，做好各种疾病的诊断和抢救工作。急诊科还要搞好各科之间的协作，必要时让相关科室共同参与救治。

3. 随机性大 急诊科接收的患者在数量、病种、就诊时间、就诊方式、严重程度等方面都是难以预料的，带有较大的随机性和突发性。尤其是遇有突发事件或灾难，如矿难、车祸、中毒、地震等情况时，患者的随机性就更大。这就要求急诊科要随时做好抢救准备工作，在人员、设备、药品、器械等方面的配备都要考虑到各种紧急状况。

4. 任务重、责任大　急诊的随机性和时间性决定了医生在抢救中劳动强度大、持续时间长、精神紧张，体现在行为上表现出任务重、责任大。要求医务人员有高度的责任心、精湛的技术和强健的体魄。

5. 突发事件多　急诊工作具有时间性强、随机性大、病种涉及面广、患者背景复杂等特点，使得急诊工作中不安全的社会因素增多，从而带来较多突发事件。另外，急诊科的人员任务重、责任大，精神上高度紧张，也使得急诊科过失性医疗事故较门诊和病房多。有资料显示，急诊科突发事件超过其他诊疗部门15%以上。

二、院前急诊管理

院前急诊是急救医学的重要组成部分。急诊不仅是医院内急诊科对急诊患者的抢救和治疗，也包括院前急诊与急救。将急救医疗措施迅速送到事故现场的危重患者身边，经过院前的初步急救处理，再把患者安全转送到医院内进一步救治，是院前急诊的主要任务。院前急诊的时间最短，但却是决定危重患者抢救能否取得成功的关键，它反映出医疗机构在急诊急救工作中的应急能力和综合抢救水平。

（一）院前急诊的内容

院前急诊工作主要包括现场急救、移动搬运和监护运送三个方面。

1. 现场急救　现场急救包括在家庭、工厂、工地、农村、街道、交通肇事以及意外事故现场等所有出事地点对患者的初步救护，这是当前医疗救护中最为薄弱的环节，其关键是要大力进行急救知识普及训练。

2. 移动搬运　经过现场初步急救处理后，必须把患者及时转送到合适的医院进行进一步急救处理。在转送过程中，移动和搬运做得及时、正确、符合规范，不仅可减少患者的痛苦，而且能防止新损伤带来的致残或致死。

3. 监护运送　现代急救医学改变了过去认为运送急诊患者是交通运输部门或医务人员的事的观点，而把医疗急救运送看作是院前急救的重要组成部分。合理选择运送方法和路径，可以缩短路途中的耗时，为全面抢救治疗赢得时间。在运送过程中科学的监护可以延续急诊患者生命，也为后续的抢救治疗奠定基础。

（二）院前急诊存在的问题

我国自然灾害发生频繁，突发卫生事件也很多，近几年国家加大了医疗应急机制的建设，大多县级以上城市都开通了120急救电话，建立了院前急救指挥调度中心，院前急诊得到了较大发展，但与现实的需求相比仍存在较大差距。主要存在以下问题。

1. 急诊急救网络还需健全和完善　目前虽然多数城市已经建立起急救中心或相应的救护指挥中心，开通了120呼救电话，但区域性的乃至全国统一的急救网络尚未建成，中、小城镇的急诊急救机构也远未得到规范与完善，很多地方抢救半径过大，救护人员到达现场耗时多，无法实现第一时间对急诊患者的救治。

2. 急救装备有待更新　由于投入不足，导致相当一部分医院用于急救的救护车数量少，车况不良，抢救器械陈旧或不全，直接对话的通信设备配置不完善等，致使院前抢救达不到应有的要求，有的地方甚至流于形式，无法满足社会发展的客观需要。

3. 急诊医学人才少　随着社会的发展，突发性事件急剧增加，重危、急症患者大幅增加，我国急诊就诊人数也大幅增加。虽然我国的急诊医学取得了很大进步，但所培养的急诊医学人才还不能满足现实需要，主要表现在急诊专业人才数量少、质量不够高、配置不合理等方面，无法全面有效地提供各种急诊救治服务，不能满足急诊医学和社会发展的需要。

4. 院前指挥中心工作效率低下，缺乏系统与协调　尽管各地都建立了急救指挥中心，但是由于工作人员素质不高、业务不熟悉等原因，常常造成呼叫时间长、指挥中心反应慢、急救任务分派不合理等现象，影响到急救工作的快速开展。同时，急救中心按行政区划管理，与各辖区医院紧密相连，客观上急救中心对各医院缺乏整体系统安排和协调，使得各医院在执行急救任务时出现恶性竞争或推诿等问题。

5. 对急救知识宣传不够　公众对急诊医学服务体系及急救常识所知甚少，特别是对急救知识的缺乏给院前急救工作增加了很多额外负担，有的甚至影响到对患者的救治。

（三）院前急诊管理的完善

院前急诊不仅是医学问题，也是一个重大的社会问题。为了有效开展院前急诊工作，必须有针对性地进行管理，方能保证院前急救工作的组织指挥顺畅，救治迅速有效。院前急诊管理的完善不仅需要医院积极参与，提高急救能力和水平，也需要政府的参与和协调。院前急诊管理的完善重点有以下几方面。

1. 健全和完善急救网络，保证通讯指挥系统顺畅　政府需建立区域性乃至全国统一的急救网络，并保证通讯指挥系统顺畅。加快呼救的反应速度，缩小抢救半径。急救指挥中心最好由政府统一设置，并建立顺畅的通讯指挥系统，能与医院或相关机构保持通畅的直达联系，并且与电信部门建立紧急查询机制。指挥中心和各通信系统必须24小时有人值班。医院急救车的车载、机载通信设备应具有较强的抗干扰性和带宽，以保证急诊任务过程中能及时传递相关信息。

2. 加大投入，更新急救设施　参与急诊急救不仅是医院的基本社会责任，也是医院扩大经营范围、提升竞争力的重要内容，医院要加大投入，更新设施，提升急诊工作能力，扩大参与范围。医院应配备数量相当的急救车辆，急救车辆车况要完好，车载急救设施应全面、功能正常。车载急救设施要包括氧气、复苏、辅助呼吸、除颤、运输工具、骨折固定器械、产妇器械、照明设备及各类急救、护理器具，以及便盆、尿壶、呕吐袋等。医院值班的车辆必须保持随时待发的良好状态，并建立严格的急救设施逐日清点和检查交接班制度。

3. 积极引进人才，提高急救人员素质　要积极引进急诊医学人才，充实急诊医疗队伍。通过各种教育形式培训业务熟练的急救人员，提高急救人员素质。院前急救人员不是普通的医生与护士，必须对他们进行严格的专业技术培训，让其熟练掌握抢救技术和规程。从病情观察、判断处理到固定搬运的每一个细节都应做到十分规范。这样才能保证在混乱的意外事故现场，沉着熟练地按医学程序有条不紊地开展抢救工作。

4. 规范指挥中心工作，协调辖区医院关系 城市急救指挥中心要完善各项规章制度，规范工作人员工作。指挥中心的工作人员要熟悉工作流程，熟悉辖区地理环境，熟悉各医疗机构急救任务的责任范围及医疗特点，合理指派急救任务。对医疗机构发出急救指令时要做到有针对性，并坚持就近原则。急救中心还要协调好各医疗机构的关系，明确各医疗机构的急救责任范围。

5. 加大教育宣传力度 要使公众对急诊医学服务体系和急救常识有所了解，以减轻院前急救工作压力。

三、院内急诊管理

院内急诊主要是指医院内急诊科对前来就诊的各种急诊患者的救治活动。院内急诊管理主要是指对急诊科各项工作及其运行的管理。

（一）急诊科的管理体制和机构设置

1. 急诊科的管理机制 通常分为两类：一类是把急诊作为门诊的一部分，在门诊部设急救室，急诊室属于门诊部的下设机构，由门诊部领导，其所有工作由门诊部主任或一名门诊部副主任主管；另一类是设立独立的急诊科（或急救中心）。一般一级医院设急救室，二级以上综合医院设急诊科，三甲以上大型医院设急救中心。急诊科（或急救中心）由直属副院长或院长领导，实行科（中心）主任负责制，急诊科（急救中心）主任通常由具有较高急诊医学业务能力和一定管理能力的专业人员担任。

2. 急诊科的组织模式 根据人员分类，医院急诊科主要有3种组织模式。

（1）独立型 急诊科医、护等工作人员完全固定，专门负责急救治疗工作。急诊科设立急诊病房及观察病床，有相对稳定的各类急救人员及编制。

（2）半独立型 急诊科有部分固定医护人员，负责抢救室或留观患者的诊疗，其他医护人员来源于各科室，实行定期轮换，负责一般急诊患者的诊治。

（3）轮转型 急诊科无固定工作人员，各科室每天派人负责各科急诊工作。

医院急诊科具体采用哪种组织模式，可以根据医院急诊的特点以及医院的运行机制和主要面临的急诊任务来确定。

3. 急诊科的机构设置 通常规模较小的医院所设的综合急诊科室可以不分专科，或以内、外两大科为主设分科急诊室。在较大的综合医院，要实行分科急诊。综合性医院的急诊科应设置下列机构：急诊室、抢救复苏室、手术室、监护室、特检室、观察室和中心护士站等，各科室应有明确的任务职责，并有专人负责，做到任务明确、协调统一，以确保急诊各项救治活动顺利开展。

（二）急诊科的布局

急诊科的环境布局要以方便急诊患者就诊和最大限度缩短就诊前的时间为原则。急诊室的环境布局应注意以下事项。

1. 为方便就诊，急诊救治区要相对独立。

2. 急诊科要设置在门诊的一侧，靠近公路及临街。急诊入口处有走廊和雨篷相连，急诊区内应设有专用通道，运送患者车辆可直接开到入口处。

3. 急诊科要鲜明标志，且一目了然。为了让前来救治的急诊患者及家属在最短时间内将患者送到抢救室，急诊科要设立白天和黑夜都能看见的醒目标牌，夜间可以安装灯光反射标志。

4. 急诊科大门要宽敞，方便轮椅和手推车进出。

5. 保持通风和采光，急诊要有利于预防交叉感染。

6. 急诊科最好设有独立的挂号、收费、取药、检验、放射、住院处等部门，或要靠近这些部门，以免患者多次往返，从而缩短患者处置时间。

（三）急诊业务工作管理

急诊管理的中心环节是通过实现医疗高效率提高抢救质量。急诊科的规范化管理是急救成功的重要保证。通过工作的程序化与规范化管理，科学地安排人力、物力，进行明确的分工，加强医护人员之间的配合，能更好地做到抢救及时、用药准确、缩短抢救时间，有效地挽救患者生命，这是提高急救工作质量的关键。急诊业务规范化管理包括设施布局规范化、急诊工作程序化、救治标准化和管理制度化。

1. 设施布局规范化　抢救室的设施必须规范，以方便使用和有利于救治开展。抢救室内各种仪器及物品要根据使用部位和无菌区及污染区进行分放。如患者胸部以上使用的仪器，放在患者的头侧；四肢使用的物品，放在患者的足侧；无菌物品放在患者的右侧；污染物品放在患者的左侧。无菌柜内各种物品必须有明显标签，摆放的位置必须固定，不许任意改变，而且必须是在有效使用期内。抢救室的任何仪器及物品均需处在使用状态中。急救室的急救器材、药品应齐备完好，做到"一专"（专人管理）、"二及时"（及时检查、及时补充）、"三无"（无过期、无变质、无失效）、"四定"（定种类、定位放置、定量保管、定期消毒）；急诊室中各种医疗文书、书写单据应放在固定位置，抢救室的任何仪器及物品的位置绝对固定，不得随意改变。

2. 急诊工作程序化　是指针对常见的主要抢救病种，在认真总结经验的基础上，制定出抢救预案程序，以使每一个急救医务人员有所遵循，从而获得最佳的救治效率和抢救质量。急诊科程序化管理可使急救医护人员为患者第一时间内提供最有效的救治。急诊科程序化包括急诊科医务人员分工明确、职责固定，工作协作程序化和急救医疗过程程序化。在抢救患者过程中，要严格按照各病种的急救程序对患者进行抢救。如抢救创伤性休克患者，必须按照 VIPC 抢救程序进行，即通气（ventilation）、输注（infusion）、搏动（pulsation）、控制出血（control）。程序化管理可使抢救工作有条不紊，是抢救成功的第一保障。

3. 救治标准化　是指建立符合外部标准（法律、法规或其他相关规则）和内部标准（企业所倡导的文化理念、规范等）为基础的管理体系，并以此指导管理的具体运行。其过程是通过制定各种标准体系，规范工作行为，以达到高质量、高效率的目的。标准化是规范化管理的重要内容，急诊科要制定各项急诊急救标准，规范医务人员行为，提高急救质量。急诊科主要标准有预检分诊准确率、急救抢救成功率、器械消毒合格率、急诊器材器械完好率、急诊抢救程序合格率、器械放置规范率、病历书写规范率等，具体可参照卫生部关于《医院分级管理标准》制定。《医院分级管理标准》规定：急诊分诊准确率应 >90%；急诊抢救成功率 >80%；观察室留观患者诊断符合率应 ≥90%；急救器材、药品完好率 100%；病历、病程记录、护理记录要求及时、准确、完整。

4. 管理制度化 制度化是规范化管理的保障，是规范急救行为、提高急救质量的基本手段，急诊科必须建立健全各项规章制度。急诊科的规章制度主要有首诊负责制度、急诊分诊预检制度、急诊抢救制度、急诊科工作制度、值班及交接班制度、会诊制度、危重患者监护制度、危重病室和观察室查房制度、消毒隔离制度、卫生工作制度、急诊转科及转院制度、病历书写制度、死亡病例讨论和报告制度等。

急诊病历的书写必须细致规范，急诊病历包括病历首页、病历记录、化验单、医学影像检查资料等，急诊病历应由接诊医生在患者就诊时及时完成，救治时间应书写准确，对危重患者的救治活动、病历时间要精确到秒。

四、急诊科管理的基本措施

1. 急诊科要与院前急救中心保持紧密联系，以最快的速度获取急救医疗信息，快速反应，积极参与到急救医疗活动中。

2. 加强规范化、制度化和程序化管理，做到急诊工作井然有序，实现急诊工作的高速度、高效率。

3. 明确各科室及其人员的职责，加强科室建设和人力资源开发，确保各科室和各医务人员都能高效完成职责范围内的业务工作。

4. 建立行之有效的呼叫与应招系统和应急机制，以保障在救治疑难危重患者或突发事件及大规模抢救情况下能及时调动各种资源，全面协作，共同完成急救任务。

5. 时时做好准备，完善保障体系。急诊科应齐备各种急救器械和药品，确保在急救工作中使用顺利、完好齐全。

6. 维持好秩序，保证急诊工作顺利进行。急诊科是一个突发事件多的医疗场所，要注意维持好秩序，对陪护及家属进行疏导，以维持一个安静、有序的急诊环境。

第四节　住院医疗管理

住院医疗管理是指患者住院诊疗期间医院为其提供医疗及相关服务全过程的组织与管理。住院医疗管理包括医疗活动管理和对患者生活服务的管理，其核心是病房管理。住院医疗是医院医疗工作的中心环节，它不仅能为住院患者提供诊疗服务，而且是门、急诊工作的坚强后盾。住院医疗工作可集中地反映医院的医疗质量和水平，是医院管理的主要对象。住院医疗管理是发挥医院功能的重要保障，是医院总体医疗服务水平的一个重要标志。

一、住院医疗管理的特点

住院医疗管理不同于门诊、急诊管理，它是一个系统的、持续的、全方位管理，涉及众多因素和对象。住院医疗管理具有以下特点。

1. 患者病情的复杂性 尽管住院患者的病情有相对轻重或简单、复杂之分，但多数患者的病情是危重、疑难和复杂的，尤其是城市的大型综合性医院的住院患者，疑难危重者更为集中。因此，加强对疑难危重患者的抢救和监护是住院病房管理的重点之一。

2. 诊疗活动的系统性 一方面住院患者病情复杂，需要系统检查和治疗，另一方面，住院患者的治疗过程必须经过统筹和系统安排。住院患者从入院到出院大致经历三个过程，即诊断、治疗和康复。这三个过程涉及多个环节、多个部门、多种人员，每个环节、每个部门都十分重要，所以在管理过程中要注意时间安排的连续性和计划性，部门科室之间、医技人员之间的协同性，实行统筹安排，系统管理。

3. 管理的综合性 患者住院期间，基本上以病房为家，生活起居都离不开住院部。他们既接受医疗服务，也需要包括生活等其他方面在内的综合服务。为住院患者提供综合服务是住院管理的客观需要。服务的综合性决定了住院管理的综合性，加强综合服务管理是提高住院医疗质量的重要环节。

4. 以病房管理为中心 由于住院患者均是在病房接受治疗，其生活及其他各种活动也大多局限于病房，因此，住院医疗管理要以病房管理为中心，并在此基础上实现协作与统筹。

5. 实行三级医师负责制 住院医疗的医师相对固定。面对住院患者病情的复杂性，为保证医疗质量，住院医疗必须实行三级医师负责制，即主任医师、主治医师、住院医师共同负责住院医疗的各项医疗工作。医院应按一定比例配备这三级医师，明确规范各自职责，构成完善的住院医疗工作体系。

6. 医疗信息的丰富性 住院医疗涉及的病种多而复杂，工作内容丰富，医疗信息量大，其中以住院方面信息占比最高，价值也最大。住院医疗信息不仅能为医务人员制定和调整医疗方案提供依据，也可为医学科学研究提供资料，是实施医疗管理的重要参考。因此，在住院医疗管理中要注意用科学的方法及时收集、整理、分析和应用各类诊疗信息。

二、住院医疗管理的任务

住院医疗管理的任务主要体现在以下几个方面。

1. 为住院患者提供优质的诊疗服务 这是住院医疗管理最主要的任务，主要包括住院医疗活动的业务管理和行政管理活动。

2. 为住院患者提供良好的诊疗条件和环境 住院部必须为患者营造一个良好的生

活和诊疗环境，确保诊疗活动的顺利进行，促进患者康复。

3. 为医务人员和医学生提供临床实践场所 住院部担负着各级各类医务人员开展临床实践和医学生临床教学的重要任务，因此住院医疗管理必须为医务人员和医学生创设良好的学习实践场所。

4. 为开展临床科研提供重要基地 住院医疗提供了大量有价值的医学信息，住院管理过程中要注意利用这些信息开展临床科学研究工作，使医疗与科研相辅相成，互相促进，共同提高。

三、住院医疗管理的内容

（一）住院医疗的组织构成与管理体制

1. 住院医疗的组织构成 我国综合性医院的住院医疗组织通常由联络组织、中心组织和支持组织三部分组成。

联络组织主要负责门诊、急诊与住院诊疗的联系，办理患者出院、入院手续，安排调整床位，负责咨询，对患者住院账目进行核算，协调解决患者住院过程中遇到的各种问题。通常由医院设立的住院处、住院接待中心或住院接待办公室等部门完成。

中心组织是完成住院医疗工作的核心组织，由接纳患者住院并从事诊疗活动的病房组织及与诊疗活动直接相关的医疗技术科室所组成，主要负责完成对住院患者的各项医疗救治。

支持组织是为住院医疗活动正常进行提供药品、器械、设备、后勤生活保障等的物资单位，是住院医疗中不可缺少的部分。

2. 住院医疗的管理体制 住院医疗管理以病房为中心，病房和一定数量的诊疗组织组成病房单元，每个病房单元一般设 30 ~ 50 张病床和一个护理单元。病房单元根据拥有的主治医生数可分为一个到数个由医生组成的医疗小组，护理单元可分为数个护理小组。每个病房单元应设 1 名以上的主治医生，设 1 ~ 2 名护士长，实行科主任、科护士长领导下的主治医生、护士长分工负责制，或科主任领导下的主治医师、护士长分工负责制。科主任指定 1 名主治医师或副主任医师为该病房负责医师（或大组长），负责病房的行政、业务工作。护士长负责护理工作及病房常规事务管理，包括患者的具体组织管理及生活服务等。

（二）病房的布局与管理

病房布局要有利于治疗和方便住院患者生活，并能给人以舒适感。

1. 医、护办公室、各种辅助组织布置要合理，各种标识要清楚、醒目，以利于医疗工作的开展和方便住院患者及家属的生活。

2. 药品、常规医疗器械、急救设施、监护系统、供氧负压系统等要准备充分、功能正常、位置固定。病床的数量、设备的配置要按专科特点、工作量等合理安排。

3. 应急呼救系统、水电供应系统或其他管道系统设施等，要按照统一的规格和标准实施，同时便于使用。

4. 病房设计要温馨，符合患者休养格调，要保持病房整洁、舒适、肃静、安全，避免噪音，做到走路轻、关门轻、操作轻、说话轻。

5. 统一病房陈设，室内物品和床位要摆放整齐、规范。

6. 保持病房区清洁卫生，注意通风，每日至少清扫两次，每周大清扫 1 次。半污染区和污染区要有标识和隔离。

7. 医务人员必须穿工作服，戴工作帽，着装整洁，必要时戴口罩。病房内不准吸烟。

（三）住院医疗业务管理

住院医疗业务主要包括以下一些环节：

1. 患者入院、出院、转院管理　患者的入院、出院、转院一律遵照医嘱。入院的途径一般有 3 种，即通过急诊入院、门诊入院和外院直接转入。不论哪种途径入院，必须由医师填写入院通知单，然后在住院处办理手续。患者入院后实行分科治疗，对少数病情复杂、涉及多个专业的患者，如复合性外伤，原则上由伤情最重的专业科室收治。患者出院、转科、转院要由病房主治医师决定，必要时由主治医师提出，科主任决定。住院医师下达医嘱，填写出院、转科、转院通知单，一并送住院处办理手续后，患者方可转科或离院。

2. 检诊　检诊是病房医护人员对新入院患者进行的初步诊察工作。其目的是了解病情，做出初步诊断，提出治疗方案。检诊的基本程序如下：

（1）接待和初检　护士接到有新患者入院的通知后，迅速安置床位，采集病史，对一般情况尚好的患者，进行生命体征（体温、脉搏、呼吸、血压）检查，填写病历牌、床头卡，介绍入院规则等。

（2）主管医生接诊　护士检诊后通知主管医师接诊。如系危重患者，立即通知值班医师，同时做好各种抢救准备工作，迅速进行抢救。

（3）诊断救治　主管医师及时接诊患者，做出初步诊断，下达医嘱。对危重患者，报告上级医师一道抢救。

（4）制定初步治疗方案　主管医生根据检诊情况制定出初步治疗方案，并告知住院患者或家属。

检诊工作要求做到及时、认真、细致、详尽和准确。

3. 住院病历书写　病历是指医务人员在医疗活动过程中形成的文字、符号、图表、影像、切片等资料的总和，包括门（急）诊病历和住院病历。病历是完整的医疗档案，也是进行教学和科研工作的基本资料，是具有法律效力的文本。医院应十分重视病历的书写和保管工作，提高病历质量。病历书写应当客观、真实、准确、及时、完整、规范。病历内容通常包括就诊时间、科别、主诉、病史、阳性体征、检查结果、诊断治疗意见、医师签名等。住院病例内容更为丰富，主要包括入院记录，病程记录，三级医师的查房与病情分析记录，用药指导，各种讨论、会诊意见，各种检查结果分析，术前讨论和手术记录，以及各种附件，如手术同意书、麻醉同意书、输血治疗知情同意书、病危通知单、医嘱单、体温单、辅助检查报告、医学影像检查报告、病理报告等。住院病历书写的具体要求按照卫生部 2010 年颁布的《病历书写基本规范》执行。

4. 查房 查房的目的是为了及时了解病情变化和治疗效果，掌握患者的思想动态和生活情况，以便听取患者意见，进一步确定诊断和修正治疗方案，同时也为临床教学提供便利和条件。查房是完善医疗方案和提高住院医疗质量的重要环节，也是病房最基本、最重要的医疗活动。

住院医疗查房通常包括晨间查房、午间查房和夜间查房 3 种方式，也存在重危患者的查房和教学查房等特殊形式。其中，晨间查房是普遍采用的一种方式。我国实行三级医师查房制度，要求主任医师、主治医师和住院医师按规定定时查房，对自己分管的新、老患者进行详细询问和检查，全面了解病情，及时解决各种诊断和治疗问题。原则上晨间查房主任医师每周至少进行 1 次，主治医师每周 2~3 次，住院医师必须每天对所分管患者晨间查房 1 次。午间查房主要由住院医师负责，夜间查房由住院值班医师负责，每天至少 1 次以上。

查房要做到准备充分，严肃、认真、细致，重视患者的体征、主诉及思想状况，了解患者各种需要，并注意保持病房的安静与整洁。

5. 治疗和医嘱 治疗是合理选择治病的方法和手段对患者进行救治，促使其快速康复的活动过程，是重要的医疗活动。住院治疗的范围较广，手段多样，主要包括药物治疗、手术治疗、物理治疗、放射治疗等多种形式，通常由医师和护士分工协同进行。住院医疗无论采用何种治疗方法都必须按医师的指令即医嘱执行，病房治疗工作通常是以医嘱形式来实现的。

治疗在方法、程序、质量方面都有专业规定，治疗活动应做到对症治疗和符合治疗规范，防止过度医疗和治疗的随意性。

医嘱是医生在治疗活动中下达的医学指令，是医生对患者有关诊断、治疗、护理工作的有关决定和要求，是传递医疗信息的重要方式。医嘱分为长期医嘱、临时医嘱和备用医嘱（如抢救时的口头医嘱）。医嘱直接关系诊疗质量，甚至关系到患者生命安危，因此治疗过程中必须认真执行医嘱制度。

下达和执行医嘱都应严肃、认真。医师在诊治和查房后应尽早下达医嘱，以便执行者做好处置的准备工作。下达的医嘱要内容清楚、准确、层次分明，并标明下达时间（具体到分钟）。医嘱不得随意涂改，如必须取消时应用红笔标注"取消"字样，并签名。一般情况下不下达口头医嘱，因危急患者救治需要下达口头医嘱的，应要求护士复述一遍后执行，抢救结束后要立即补记。医生下达医嘱后要复核，护士执行医嘱时要认真检查，严格按医嘱执行，严格执行技术操作规程。

6. 会诊与病例讨论 会诊是为了解决重大疑难疾病的诊断、治疗问题，在实现院内外各种专业医技人员的有效协作、集思广益的基础上，对患者及时做出合理诊断，从而制定出有效治疗方案的过程。会诊是提高治疗针对性和有效性的重要手段，是提高医疗质量的有效措施之一。会诊主要包括以下形式：

（1）急诊会诊　对急危重症抢救患者或病情突然变化的患者，需要他科会诊的，由经管医师或当班医师请示上级医师后提出。急诊会诊应在会诊单上写明"急"字，紧急情况可电话邀请会诊医生。

（2）科内会诊　对本科室危重、疑难病例或对教学（实习生、进修生、各类短期学习班）、科研有意义的病例，由主任或主治医师召集本科有关人员参加会诊。

（3）科间会诊　本科患者需要他科协助诊治者，由主治医师决定，经管医师填写会诊单。被邀请科室或个人在收到会诊单后根据病情，必须在 24 小时内派出主治医师以上人员赴所邀科室会诊。

（4）全院会诊　凡难以确诊的复杂疑难病例，需要院方组织多科会诊的，由业务科主任或主任医师提出，可进行全院会诊。全院会诊应提前 1~2 天将病情摘要、会诊需要解决的问题，拟邀请会诊的人员等信息报医务处，由医务处确定时间并负责通知有关科室。

（5）院外会诊　本院不能解决的疑难、危重病例，由主任医师决定，主治医师填写会诊单，经医务处同意报告主管院长批准后，可邀请院外医师会诊。

会诊时要注意明确会诊目的，掌握好病情指征，选择合适的会诊人员，提高会诊质量。会诊过程中要指派主治及以上职称医师做好会诊记录，并存入病历。

病历讨论是医护及相关人员就特定患者的诊疗过程进行讨论、研究的活动，是病房中的基本医疗活动，也是培养和提高医务人员业务能力及提高医疗质量的重要手段。根据临床医疗和教学安排需要，病例讨论可分为疑难病例讨论、术前病例讨论、出院病例讨论、死亡病例讨论和临床病例讨论等。

病例讨论既是住院诊疗管理的一种重要形式，也是住院诊疗管理的一项重要制度，要严格执行。病历讨论可以定期或不定期进行，通常由科主任或具有副主任医师以上的专业技术资格的人员主持。讨论要认真，杜绝形式主义，做到集思广益，并做好记录。

7. 交接班与值班　交接班是医护人员交流诊疗信息，保持诊疗环节连续性而进行的常规医务活动管理形式，通常以晨会的形式进行。晨会是病房每天上班后的工作例会，由病房负责人主持，全体人员参加。晨会包括日晨会和周晨会两种形式。日晨会通常由值班医护人员报告患者的治疗情况、病情变化及值班时间内患者流动（包括入、出、转院）情况，对需要立即解决的问题当场决定，日晨会一般不超过 15 分钟。周晨会是每周利用 1 次交接班（通常在周一）传达上级指示、医院的总体工作安排，布置科内 1 周的工作等，时间一般不超过 30 分钟。交接班（晨会）应有记录，并备案。

病房必须实行 24 小时值班制度，值班人员必须坚守岗位、认真履行职责。值班医师负责全病区医嘱、会诊、急危重患者、术后患者、特检患者的观察处理，负责收治急诊患者，参加急诊手术等工作，并完成急诊患者的病历、病程记录书写。值班医生遇到重大问题及复杂疑难问题时，应及时向上级请示报告，并做好记录。值班医师下班时应认真做好交接班工作。

8. 死亡患者的处理　经全力抢救，负责抢救医师认真检查后，才能确定患者已死亡。患者死亡后要填好死亡通知单，送往住院处。死者由值班护士进行尸体处理后，送至太平间。死亡记录要按照《病历书写基本规范》执行，准确写入病历。死亡记录要在患者死后 24 小时内完成。

9. 随访　随访是对住院患者诊疗工作的延续，是住院医疗工作的重要组成部分。随访对疗效的观察（特别是观察患者的远期疗效和转归）和医学科学研究都有积极意义，同时也是医院开展家庭医学，进行全面综合性医疗服务，拓展医疗市场的重要手段，应引起医院管理者的高度重视。现阶段随访任务，主要是对重点疾病、重点人群的延续治疗，建立家庭医疗服务网络。随访是一项科学性较强的医疗工作，也是一项重要的公关工作，需要指派专人负责，有计划地开展。

四、完善住院医疗管理的措施

（一）实行标准化管理，提高医疗质量和效果

住院医疗标准化管理是提高医疗质量和效果的基本手段，包括医疗业务管理制度化、医疗技术规范化、医疗质量标准化、病房设置规格化。医疗业务管理制度是对医护人员行为的规定，是对各岗位职责的明确，包括病历书写、急症抢救、术前讨论、查房、会诊、查对、交接班、病例讨论、消毒、隔离制度等，以规范医疗行为，维持正常的医疗秩序。医疗技术规范化是建立和严格执行医疗技术规程和标准，减少医疗活动的随意性，提高自觉性，以保证医疗质量，实现医疗安全。医疗质量标准化是建立医疗质量评价指标体系，确保医疗质量达到预定目标。病房设置规格化是要求病房设置符合诊疗的需要和标准，提高患者的满意度。

（二）强化人文关怀，提供人性化服务

住院管理的目的是为患者提供安全舒适的就医环境，使患者安心配合治疗，尽快解除疾苦，早日恢复健康。因此，住院医疗要强化人文关怀，做到关注患者、关爱患者，为患者提供人性化服务。提供人性化服务必须从关注"病房尊严"做起。关注"病房尊严"就是要求医务人员善待住院患者，让患者时刻感觉到自己是一个有尊严的人，而不是一架待修理的机器。如保护好患者隐私、尊重患者的习惯和思想等。人性化服务要坚持顾客导向，要求医务人员在提供服务时，应根据患者的需要，为其提供满意的优质服务。加强医患沟通是强化人文关怀、提供人性化服务的基础。

（三）美化环境，为患者康复创造条件

住院环境可以影响患者的治疗和康复，并影响医院的形象。医院必须优化和美化住院就诊环境，为患者营造良好的生活和康复环境。住院环境包括病室环境和室外环境，这两方面都应美化。

（四）规范医务人员行为，建立和谐的住院秩序

住院医疗直接关系到医院的建设和发展，医务人员的行为会影响医院的管理，影响

医院的形象和秩序。目前我国的医疗卫生还处于供给少于需求的状态，医院服务也处于垄断地位，这使得一些不合理的医疗行为得以存在，如过渡医疗、开大处方、安排关系户优先入院、收受贿赂等，严重影响了医院的形象和医疗秩序。住院部要通过加强管理和规范，引导医务人员做到公平、公正、无私、奉献。医院要严格按科室与专业设置收治患者，禁止开大处方和过渡医疗，杜绝索要和收受红包行为，塑造风清气正、和谐的就医秩序。

（五）加强推介，塑造良好品牌

住院医疗管理除了要加强业务管理，提高医疗质量，优化环境，塑造良好形象，维持和谐的医疗就医秩序，还要树立品牌意识和竞争意识，通过形象设计、宣传推介，打造名优品牌，提升自身的品牌价值，提高竞争力。

第五节 医技科室管理

医技科室是协同临床科室诊断治疗疾病的科室，是医院建设中必不可少的重要组成部分。医技科室的技术水平和设置规模直接影响着诊断和治疗的效果，而且对医学科学研究和教学工作也具有重要意义。随着科学技术的快速发展，医技科室已从单纯的辅助机构发展为能够对疾病诊疗产生决定性作用的生产部门，在功能和作用上的影响越来越大，往往关系到医院的整体水平和可持续发展。管理者要充分认识医技科室的地位、作用及发展潜力，重视和加强对医技科室的管理，提高医技科室的效能和效益。

一、医技科室的任务与工作特点

（一）医技科室的任务

从形式上看，医技科室为辅助科室，主要任务是为临床诊疗提供客观依据，帮助临床医师明确诊断，从而制订合理的治疗方案，同时也为开展医疗科研和教学服务。目前，临床诊疗越来越依赖各种仪器设备的检查结果，因此医技科室仪器设备的先进程度、技术人员的专业技术能力、工作质量优劣，是否准确、及时，直接影响医疗、科研和教学工作的效果。

（二）医技科室的工作特点

1. 服务的双向性 医技科室具有为临床和患者提供双向服务的特点。其工作性质决定医技科室必须以患者为中心，为患者提供诊断、治疗及各种其他服务。医技科室在医院中的功能定位又决定了它必须为临床诊疗提供客观依据，以指导临床工作，必须为临床科室服务。

2. 多样性与独立性 随着科学技术的发展，越来越多的先进设备和技术被用于疾病的诊断、治疗和康复，医院的医技科室也越来越多，并呈现出多样性的特点。由于各医技科室分属于不同专业，工作方式和程序不同，有各自的工作特点和规律，因此又表现出很强的技术性和独立性。这一特点构成了医技科室质量管理的复杂性，既要根据每个科室的专业特点进行管理，又要注意协同配合。

3. 仪器设备多，专业技术要求高　医技科室的业务工作必须通过掌握专门技术的人员应用专业的设备仪器来完成。每一个医技科室或每一个专业均有各自不同的仪器设备，其中很多仪器设备属于现代化的尖端精密仪器设施，需要实行规范化、专业化操作，这对医技人员的技术水平要求较高。

4. 投入成本高，管理上重效益　医技科室集中了医院大部分先进仪器设备，价值高，并需配备专门的人才及配套的建筑设施，资金投入大，更新周期短，折旧率大。因此，医技科室的管理要注重投入与产出的关系，在引进先进设备和技术时需进行可行性论证，制订合理的使用计划，确保给医院带来良好的经济效益和社会效益。

二、医技科室的分类

医技科室种类较多，没有固定的分类标准，大致可分为以下四类：

1. 为临床提供诊断依据为主的科室，如病理科、临床检验科、影像室等。
2. 既能为临床提供诊断依据又能对一些疾病独立完成治疗的科室，如放射科等。
3. 为临床提供治疗手段为主的科室，如重症监护室、康复科、理疗科、针灸科、放疗科、激光科、营养科等。
4. 为临床提供医疗物质保障为主的科室，如供应室等。

三、医技科室的管理体制与设置

为便于管理，医技科室通常按专业进行组建。医技科室通常由一名业务副院长领导，归医务科管理，一般实行副院长或医务科领导下的科主任负责制。科主任下设若干组长，各组长对科主任负责。医技科室技术人员由初级、中级和高级卫生专业技术人员及工程技术人员组成，各级各类技术人员按专业分工，按相应职级实行岗位责任制。技术人员要定期培训，以提高专业技能，做到专业化。

医技科室的设置要充分考虑医院的规模、所开展的业务范围、专业特点、医院的技术力量和装备条件以及医院的发展需要等。我国各级各类医院的医技科室设置不尽相同，没有固定统一的模式，综合医院设置的医技科室主要有检验科、放射科（或医学影像中心）、病理科、麻醉科、重症监护室、康复理疗科、特检科、输血室、药剂室、供应室等，有条件的医院还设有核医学科、腔镜室或腔镜中心、高压氧治疗中心等。其中，检验科包括门诊检验和住院检验。住院检验一般包括生化检验室、细胞检验室、微生物检验室、体液检验室、免疫血清检验室等；特检科可根据拥有的仪器设备设置相应科室，如 B 超室、心电图室、生理检查室、脑电图室等；放射科根据专业又可为分神经放射、胸部放射、腹部放射、介入放射，或根据仪器分为 X 射线、CT、MR、核医学及介入放射等。

四、医技科室管理的措施

1. 强调以患者为中心、为临床一线服务的意识　医技科室无论采取何种服务方式都要以患者为中心，将临床诊疗放在首位，在布局上、工作流程上、诊疗质量上、观念意识上都要以患者满意和满足临床需要为原则，并作为衡量服务质量的标准。

2. 注重制度化、规范化、标准化管理，提高诊疗质量　各医技科室要有规范的制度，工作要规范化、程序化，要建立质量评价指标，规范其诊疗行为，提高诊疗质量。

3. 积极引进新技术，拓展新业务，提高学科水平　医技科室要不失时机地引进新技术、新设备，主动开展新业务，并与临床或相关科室进行科研和技术协作，为患者提供更好的检查、诊断、治疗和康复手段，提高整体技术水平，增强竞争力。

4. 加速人才培养，适应高新技术发展的需要　医技科室的技术队伍建设和人才培养必须根据科室的专业和发展特点，采取不同的培养途径和方式，培养具有高知识水准、了解临床特点、精通专业技术和擅长科学管理的新一代医技人才。

5. 加强宣传，提高科室的影响力　医技科室的很多设备和技术都是新的，开展的检查和治疗手段也是新的，患者和公众了解不多，为此要加大宣传力度，提升科室的影响力，引导患者进行相关检查。

6. 加强经济核算，提高经济效益　医技科室既要注重医疗活动的社会效益，又要考虑高投入、高折旧的特点，要注重经济效益。

【思考题】

1. 医院医疗管理包括哪几个主要部分？
2. 阐述住院管理的内容。
3. 阐述门诊管理的内容。
4. 急诊管理包括哪些工作？

第八章 医院护理管理 ▷▷▷▷

【教学要求】

1. 掌握 护理管理的概念和特点，护理质量管理的概念和内容。
2. 熟悉 护理管理体制和任务，护理业务管理，护理服务质量评价。
3. 了解 护理人员编制的原则，护理服务质量的评价程序与方法。

课程导入

13 年守护万名重症患者 传授两万人急救技能

李某，大学毕业后分配至某人民医院从事一线 ICU（重症监护病房）临床护理工作。

ICU 一个很多人闻之皱眉的地方，一个高风险、高强度、高压力的科室。对李某来说，这里是一个见证生命奇迹的地方。她常说："ICU 患者的病情瞬息万变，尽管劳碌奔波，满身疲惫，但是每当一个患者脱离危险，由衷的喜悦会使自己忘却一切烦恼和疲惫。"有一次，她值夜班时发现一位患者情绪极不稳定，一直嚷着要见家人，根据病情监测他在监护室算是比较平稳了。由于监护室有规定，非探视时间家属不可以探视，她跟患者做了解释和疏导，患者终于安静了。然而安静之后她总觉得不放心，做其他护理操作的时候总想着看他几眼。果然，当患者不再唠叨，她回首之间猛然发现患者的心电监护仪显示心率在快速下降，李某在第一时间进行抢救及心肺复苏，及时挽救了患者的生命。

在业余时间，她带领急诊科团队组成了"急救知识科普小分队"，他们走进学校、社区、单位、基层医疗机构，现场传授急救技能，为全市急诊急救知识的普及贡献自己的光和热。为了帮助更多出院在家治疗的患者，她还做了一个决定：对出院患者做好健康教育的同时，提供电话和上门服务，对出院患者进行家中随访，提供所需的护理措施和帮助，将安全送到家，减少意外事件的发生。

（资料来源：江苏文明办. 翟怀香：13 年守护万名重症病人 传授 2 万人急救技能. 中国文明网. 2017 – 06 – 16. http：//www. wenming. cn/sbhr_ pd/zghrb/jyfx/201606/t20160627_ 3474830. shtml. ）

案例讨论

1. 护理工作的职业要求有哪些？
2. 优质护理服务对护理管理工作提出哪些要求？

护理工作是指对需要养育、保护、营养的人群实施特殊照顾的工作，属维持生命、照顾老幼弱病性质的工作。医学科学的发展对护理工作提出了科学化、规范化的要求，近代医院的建立，使医生与护士工作有了明确分工，护理学逐渐成为一门独立学科。护理工作发展成为一门独立学科始于 19 世纪中叶。以弗洛伦斯·南丁格尔（Florence Nightin-gale）为代表的前辈们开创了科学的护理专业，并于 1860 年在伦敦圣多马医院正式创办了世界上第一所护士学校，对护士的素质提出了严格的要求，并培养了大批护理人才，从而奠定了近代护理学基础，推动了护理教育事业的发展。随着专业的发展和各国护理人士的不断努力，护理专业已发展成为一门独立的学科——护理学。

第一节　护理管理概述

医院护理工作是配合医疗，照顾患者生活起居，指导患者正确就医，合理接受治疗，从而帮助患者尽早康复的卫生服务活动。它与医疗活动具有同等重要的意义，是医院管理的重要内容。搞好护理管理，对提高护理质量、加快患者疾病转归、提升医疗效果、构建和谐医患关系以及塑造医院良好形象等均具有十分重要意义。

一、护理管理的概念、意义与特点

（一）护理管理的概念

护理工作是专业性很强的技术工作，但在实际工作中往往会涉及大量的管理问题。护理管理是以提高护理服务质量为主要目的的工作过程。世界卫生组织（WHO）给护理管理的定义是：护理管理是为了提高人们的健康水平，系统地利用护士的潜在能力和其他有关人员或设备、环境以及社会活动的过程。我国专家将护理管理定义为是使医院的护理人力、物力、技术、信息和时间等要素有机结合并最优化运转，以达到提高护理工作效果和效率为主要目标的医院管理工作。

护理管理学是根据护理工作的特点，运用管理学的理论和方法形成的一门实践性很强的学科。从理论到实践的过程是一个创造性的工作过程，理论不等于实践，但理论对实践有很强的指导意义。护理管理的理论和方法是护理管理工作实践的总结和提高。

（二）护理管理的意义

护理管理是护理学科、护理专业技术与管理学艺术综合应用的科学管理。护理管理的意义体现在以下几点。

1. 在医院总系统制约下，运用科学管理的理论和方法，使医院护理工作运行有序，优质高效，以实现医院良好管理的目标。

2. 护理管理能够提高护理部门的工作质量和效率，提高整个医院的管理水平。护理管理作为"第三生产力"发挥着合理有效地利用人、财、物的增效意义。

3. 护理管理能够发挥护理科学技术的先进作用。没有高效的管理将难以发挥护理学专业先进科学技术的潜能。

4. 护理管理对于发展护理学科和建设护理专业具有举足轻重的促进作用。

5. 护理管理在保护生命健康上与基础医学、预防医学和临床医学一起，共同起着相辅相成的作用。

（三）护理管理的特点

1. 护理管理要适应护理学科的特点　护理学作为独立的学科有其自身的规律性。护理学要综合应用人的心理和生理相关的知识，以及自然科学、社会科学、人类科学方面的知识，帮助、指导、照顾人们保持或重点获得体内外环境的相对平衡，达到身心健康。在医学模式向生物－心理－社会医学模式转变的过程中，护理管理必须适应这种变化，例如，在医院护理工作中如何协调好护理患者和辅助医生诊治的双重任务；护理工作的分工和人员训练如何适应实施整体护理的需要；如何培养护士的良好素质，以适应护理工作的特殊要求；如何加强管理，以保证护理工作科学性、连续性和服务性的统一等。

2. 护理管理具有很强的综合性和实践性　护理管理学的基础原理是一般管理学原理，管理学是一门综合的应用学科。影响管理活动的因素多种多样，要搞好管理工作，必须考虑组织内外多种错综复杂的因素，要应用多种学科的研究成果，如经济学、社会学、行为科学、运筹学、系统工程学等。此外来自系统内外的影响因素也是十分复杂多变的，如政策、法律、环境设备、技术水平、组织机构、人员状况等，所以护理管理要综合考虑多方面因素，综合利用各方面的知识和理论。

护理管理理论只有用于实践，才能真正发挥其学科作用。要参考国外先进经验，总结我国的实际情况，建立符合我国国情的护理管理学。

3. 护理管理具有广泛性的特点　主要表现在管理的对象和范围广泛、参加管理的人员广泛两个方面。一方面，护理管理对护理工作所涉及的范围和所需要的资源都要进行管理，如组织、人员、技术、质量、科研、教学以及病房、门诊等各部门的管理；另一方面，护理管理的人员也非常广泛。在医院内，护理管理人员可分为 3 个层次，不同层次担负的责任不同，护理部正、副主任作为上层主管人员负责组织指导全院性护理工作，制订标准，控制质量等；科护士长是中层主管人员，主要责任是贯彻执行上级制订的政策，指导下级护理人员工作；病房护士长或护士组长是基层管理人员，主要管理和指导护理患者的护理人员。在护理工作中，实际上每一位护理人员都参与病房管理、患者管理、物品管理等，都要进行一定的管理活动。一位称职的护理人员要具备一定的管理经验和能力。护理管理的广泛性要求管理人员要掌握更多的管理知识。

二、护理工作的作用与职业要求

（一）护理工作的作用

1. 在完成医疗任务中的作用　医院的中心任务是医疗。医生和护理人员是完成整个医疗任务的主要力量，他们从诊断和治疗疾病两个角度相互配合来完成医疗工作。没有高质量的护理，以患者为中心的目标就不能实现，医疗任务就不能完成。护理工作不仅要配合完成诊疗任务（包括辅助医生作诊疗处置和临床护理病情观察），还要完成与治疗密切相关的患者生活护理和精神护理。良好的护理在减轻患者痛苦、缩短病程、预防并发症等医疗过程中起着举足轻重的作用。

2. 在医院管理中的作用 病房和门诊是医院进行医疗活动的基本单元，是医护人员直接为患者进行医疗服务的地方。护理工作在门诊和病房管理中处于主导地位，病房管理水平在一定程度上是一个医院管理水平的缩影，没有一流的病房管理就没有一流的护理质量。

一般情况下，护理人员约占医院职工总数的 1/3，占卫生专业技术人员的 1/2。由护理人员直接参与工作和管理的部门占医院工作部门的近 3/4。护理工作联系面广，与临床医技、营养膳食、药剂配送及后勤跟进等很多部门的工作相依存。良好的护理管理是整个医院管理的基本环节。

3. 在医院卫生管理中的作用 医院是患者诊疗的场所，容易造成交叉感染和环境污染。一旦发生感染或污染，会给患者、医护人员和社会人群带来危害。因此，护理人员要严格执行消毒隔离制度及无菌操作规程，以严格的管理保证无菌操作。此外，还要实施好与环境卫生、营养卫生、心理卫生等方面的无菌管理。

4. 在教学、科研、预防、保健工作中的作用 医院是医学生、护士及各类医技人员实习、见习的基地，良好的病房管理、高质量的门诊流程管理以及严格的教学过程管理，是培养学生扎实的专业知识和良好的医疗行为的保证，因此，护理工作对教学工作具有重要的作用。

在临床科研工作中，同样需要医护密切合作，临床科研的原始资料很多来自护士精确的观察和认真准确的记录，良好的护理管理和严格的操作规程也是临床科研取得成果的保证。护士与患者接触频繁，护士通过候诊教育、出入院前的健康指导等向患者宣传防病保健知识，并帮助患者培养良好的生活方式和习惯，护理人员是医院贯彻预防为主、开展临床预防和健康教育的一支重要力量。

（二）护理工作的职业要求

1. 护理专业的自身规律性 整个医疗工作由医生和护士分工协作来完成，其中，医生与护士既相互配合又各有侧重。由于患者的病种千差万别，年龄、体质、个性、生活习惯、文化水平和经济状况不同，疾病各异，病情轻重不等，诊治方法有别，因此，要使患者恢复健康，仅仅依靠执行医嘱是不行的。护理人员要对患者的体征进行评估，做出护理诊断，有针对性地制定护理方案，有效地执行护理计划，并对护理目标完成的效果进行评价。因此，护理工作在很大程度上有其独立性，有其自身的专业规律，只有通过护士的自身实践，才能充分发挥护理工作的作用。

2. 护理人员的素质和修养要求 护理工作与人的生命息息相关，护理工作者必须具备如下素质和修养。一要安心和热爱本职工作，具有人道主义精神，爱护患者，全心全意为患者服务；二要有高度的责任感和严谨的工作作风，能沉着冷静地应对各种意外；三要有精益求精的业务技术，并不断提高专业理论和技术水平；四要严格遵循操作规程；五要在保持病区环境整洁、安静、舒适的同时注意自己的仪表整洁、举止大方、动作轻柔、语言亲切，使患者感到信赖、安全并能充分合作。

护理工作专业性强，服务质量要求高，与院内各个部门联系广泛，独立操作机会多，工作任务重，接触患者频繁，护理人员的精神经常处于紧张状态，生活不规律，经常值夜班，且女性占绝大多数。对于护理工作的这些特点，各级领导要加强管理，既关心护理人员的身心健康，保证护理人员安心工作，又不断提高工作效率和质量。

三、护理工作的方式

护理工作方式是指为了达到护理目的而采取的不同分工形式。

1. 个案护理　这是以患者为中心，一名护理人员对几个患者进行身心护理的方式。个案护理需要较多的人力和物力，一般用于危重患者的特护，不宜普遍采用。

2. 功能制护理　按注射、处置、用药、检温、配餐、巡视等业务项目和岗位将护士分为主班、治疗班、临床护理班、药疗班等，每 1 ~ 2 周换 1 次班。功能制护理是以基本护理业务为中心进行的专项护理，可以提高效率，责任明确，有计划性，可节约人力和物力。但患者不固定，对患者情况缺乏系统和完整的掌握，难以进行心理护理，护患关系不易密切。

3. 责任制护理　属于纵向护理，是由责任护士对患者身心健康实施有计划的系统整体护理。1 名护士可负责 4 ~ 6 名患者，从患者入院到出院，有目标、有计划地进行 24 小时包干护理，并进行效果评价。1 名责任护士可领导 1 个由 2 ~ 3 名辅助护士组成的护理小组。其优点是能了解患者治疗、护理的全过程，以便掌握病情、思想变化和生活习惯，从而提高护理质量，增强护士责任感。缺点是需要较多的护理人员，工作效率较低。

4. 混合制护理　该形式有两种方式：一是一部分护理人员只承担某项护理业务功能，而另一部分护理人员只承担患者护理；二是所有护理人员都既分担患者，同时又分担部分单项护理业务。因为这种形式将功能制护理与责任制护理结合在一起，所以护理效率较高，医患关系密切。

5. 小组包干护理　这是一种由护理小组负责一个患者小组的包干护理形式。组长负有业务指导责任。组员对组长、组长对护士长层层负责。小组可按功能制护理分工，进行基础护理、生活护理、治疗处置、病情观察和记录等系统的完整护理。该形式类似混合型护理，需要的人力、物力较个案护理少，但比功能制护理多。

6. 特殊包干制护理　每名护士均负责一定数量患者的全部护理。由分担护士制订护理计划，然后轮流值班执行护理计划。这种形式适用于结核病房、精神病房和老年病房，在其他病房实行有一定困难。

四、护理管理的任务

护理管理是医院管理的重要组成部分，其主要任务是通过研究护理工作的特点找出自身规律，对护理工作中所涉及的各种资源，如人员、技术、设备、时间、信息等运用管理的职能进行科学的计划、组织、协调和控制，以提高护理工作的效率和效果，提高护理工作的质量。

护理工作的服务对象和任务决定了护理管理是以提高护理质量为目的，即运用最有效的管理方式，提供最良好的护理服务。护理质量的高低取决于护理管理水平的高低，所以，护理管理是保证、协调、提高护理工作质量的关键。

第二节 护理管理组织

组织是管理的基础。为了实现组织目标，必须有组织保障。组织管理同样是护理管理的基本职能和重要内容。

一、护理管理体制

护理工作从属于医生的诊疗工作是近代医院的特点。长期以来，由于受这种观念的影响，我国护理工作的独立管理体制一直没有形成。我国医院一直实行的是科主任负责制，护士长受科主任领导和管理，护理部有职无权的情况较普遍。

为了改善护理工作的管理状况，适应现代医院发展的要求，卫生部在 1982 年发布的医院工作人员职责中，明确规定护理部实行主任对各科护士长直线领导制。护理部主任直接领导各科室护理工作，各科主任对护士长是业务指导关系。1986 年，卫生部下发了《关于加强护理工作领导 理顺管理体制的意见》，1997 年下发了《关于进一步加强护理管理工作的通知》，对加快我国护理工作体制改革、提高护理工作管理者的地位和水平进行了明确规定，使我国的护理管理体制逐步理顺。

目前，我国各级医院基本建立了护理部。作为护理工作指挥系统，护理部主任通过科护士长、护士长三级负责制进行领导。规模较小的医院设总护士长，负责领导全院的护理工作。护理部是在院长或分管护理工作的副院长的领导下行使独立的管理权限，指挥全员护理管理，发挥全院护理工作管理职能，与医务处（部）一起协调与相关部门的关系，共同完成医疗、护理、教学、科研等工作任务。

二、护理人员的编制

护理人员的编制是否合理、比例是否适宜，直接影响护理工作的效率、护理质量、服务水平和成本消耗，甚至影响护理人员的流动。因此，护理管理者要认真研究护理人员编制的数量，保证合理的人员比例。

（一）护理人员编制的原则

1. 满足工作需要原则 护理人员编制要根据工作需要，通盘考虑护理人员的数量和人员结构（包括职称、学历、年龄、护龄等），以利于护理目标的实现。

2. 能级对等原则 在进行人员配备时，要使护理人员的资历、能力与所承担的工作职能相适应。如按职称上岗，既让合格的人员承担组织机构中所规定的任务，又要使人员的职务与所承担的职责、能级相对应。

3. 结构合理原则　进行人员编制时不仅要考虑数量，而且要考虑人员群体的结构质量，包括管理与专业技术人员结构，高、中、初级专业技术人员结构，老、中、青人员结构，护、教、研人员结构，以保证结构的合理优化。

4. 人力成本原则　人员配备既要考虑工作的需要，也要考虑人力成本，以达到可以优化组合的目的，最大限度地发挥人力资源潜能，降低人力成本。

5. 动态调整原则　根据专业发展和服务对象变化，以及医院在体制、机构等方面的不断变革，对编制人员进行动态管理，保证人员相对稳定的同时合理流动。

（二）影响护理人员编制的因素

1. 工作任务的轻重　护理工作量的多少、任务的轻重是影响编制的主要因素。因此，要与床位使用率，住院患者手术率，一、二、三级护理患者各占床位的百分比以及监护病房平均床位使用率等测算整体工作任务。

2. 工作人员的能力　人员训练有素，技术水平高，操作熟练，经验丰富有助于保证工作质量，提高工作效率；否则就会影响工作质量，降低效率。

3. 工作条件　工作条件包括医院的建筑布局，是集中还是分散；设备设施条件，自动化、机械化程度如何；医院的地理位置、交通是否便利等。工作条件好则需要的人员相对少一些。

4. 管理水平　管理水平直接影响到工作效率，水平高则效率高，水平低，即使增加编制也不一定会提高效率。医院工作是一个完整的系统，医、护、技、后勤工作相互关联，只有紧密配合，统一指挥，才能保证工作正常运转。

5. 政策影响　现行的人事管理，工资，病、事、产假，劳保，职工培训，工作时间等政策、制度都会影响编制。由于医院从事护理工作的多为女性，有其生理特点，工作中需要昼夜值班，生活不规律，体力消耗大，病假、产假等休假造成缺勤较多；加之抢救、特护、临时值班、业务学习、人员培训等情况，配备人员时要有一定比例的机动数，以适应工作需要，保证工作的正常进行。

6. 社会影响　患者受教育的程度、医院相互之间的竞争、科技进步状况、自然或人为灾害、医院所在地居民的经济状况、职业分布、年龄特征等社会因素都对人员的编制产生一定影响。随着社会的不断发展，还会产生新的影响因素，因此在考虑护理人员的合理编制与分工时应考虑各方面的影响因素。

（三）医院的护理人员编制

制定编制是较为复杂的问题，医院中临床科室与非临床科室的工作均有一定的随机性，不易计算出精确的工作量。目前，我国大多数医院还是根据卫生部的《综合医院组织编制原则试行草案》（以下称《编制原则》）确定护理人员编制。但随着医学科学技术的进步，临床新技术的开展，各种新仪器、新设备的应用，以及专业分工和管理系统的改革，对包括护理人员在内的各类专业技术人员的配备有了新的变化，原有的《编制原则》与实际情况存在明显不适应的地方，需要各级管理部门，特别是护理管理部门研究探索新的编制方案。

（1）病房护理人员的编制　护理人员包括护士（含护师）和护理员，护士与护理员的比例以3∶1为宜。每张病床0.4名护士，病房护理人员承担的工作量不包括发药及治疗，发药及治疗每40~50张床位编配护士3~4名。

（2）非病房科室护理人员的编制　门诊护理人员与门诊医师之比应为1∶2；急诊室护理人员与医院总床位之比应为1∶1~1.5∶1；观察室护理人员与观察床之比应为1∶2~1∶3；注射室护理人员与病床之比应为1.2∶1~1.4∶1；住院处护理人员与病床之比应为1∶1~1.2∶1；婴儿室护理人员与婴儿床之比应为1∶3~1∶6；供应室护理人员与病床之比应为2∶1~2.5∶1；手术室护理人员与手术台之比应为2∶1~3∶1；助产士与妇产科病床之比应为1∶8~1∶10；病房、门诊、住院处、急诊室、观察室、婴儿室、注射室、手术室、供应室等单位，每6名护理人员增加替班1名。

（3）护理指挥系统的编制　300张床位以下的医院可设总护士长1名；300张床位以上的医院可设护理副院长兼护理部主任1名，副主任2~3名；病床不足300张，但医、教、研任务繁重的专科医院，设护理部主任1名，副主任1~2名；其他300张床位以下的县和县以上医院，设总护士长两名；100张床位以上的科室可设科护士长1名；门急诊、手术室等任务重、工作量大的科室均可设科护士长1名；护理部还应设夜班总护士长，根据床位和病房数目可设1~2名或2~3名，也可由科护士长或病房护士长轮流值夜班，以代替夜班总护士长进行工作。

（4）根据实际工作量编制　影响医院护理人员编制的因素较多，需依据医院类别、专科特点、质量要求等因素，通过直接或间接的工作时数测量确定实际工作量，再进一步计算出编制人员数和设置比例。由于护理工作环节多，随机性大，互为条件的复合型劳动多，因而尚无统一、精确计算实际工作量的方法，各级各类医院可根据实际情况做出相应调整。

第三节　护理业务管理

一、护理单元管理

（一）护理单元

护理单元是由一定数量的病床、设施和护理人员构成的能进行正常护理活动的基本诊疗护理单位，它一般由1名护士长领导，其基本划分法有两种。

1. 诊疗单元病房　其护理单元的划分与诊疗科室划分一致，适用于内、外、骨科病房，一般以40张床位为宜，护理人员11~19人。

2. 护理单元病房　以护理业务为主划分护理单元，适用于小儿、重症监护、老年病房等。可根据实际情况设 30 ~ 60 张病床。美国和日本一个护理单元为 20 ~ 25 张病床。国外进行性护理（progressive patient care，PPC）的护理诊疗组织形式与护理单元病房相类似，但将护理单元划分为强化护理、一般护理、患者自理、长期护理、家庭护理 5 个阶段。

国内较大的医院设有重症监护病房（ICU）和冠心病监护病房（CCU）等护理单元。护理单元设护士长 1 ~ 2 人，护理人员与床位比为 1∶1 或 2∶1。

（二）护理单元与护士站

护士站即护理单元的办公室，是设在护理单元中间的，对患者进行护理计划、传达、记录和讨论护理实用技术的工作场所。护理单元的路线和护理的一切活动都以护士站为起点，它是护理患者的前哨和中心基地，而非护士休息场所。

二、护理技术管理

护理技术管理是衡量护理管理水平的重要标志。护理技术的质量直接影响着医疗效果，良好的护理技术管理，有助于提高护理工作水平，促进护理学科的发展。

（一）护理技术管理的概念与特点

1. 概念　护理技术管理是对护理工作的技术活动进行计划、组织、协调和控制，使这些技术能准确、及时、安全、有效地用于临床，以达到高质量、高效率护理目标的管理。

护理工作的对象是患者，护理人员除了要有良好的职业道德外，主要依靠专业技术为患者提供服务。随着护理科学的发展，现代科学技术成果被广泛用于护理领域，护理工作的科学性要求越来越高。当代护理要求护理人员不断提高技术水平。从某种意义上讲，护理水平对提高护理质量具有决定性作用，只有对护理工作实行科学的组织管理，才能调动和发挥护理人员的积极性；只有通过护理人员合理使用现代新技术并密切协同配合，才能提高护理工作质量和效率。高水平、有效的护理技术管理是实现让患者获得最佳健康水平的重要保证。

2. 特点　护理技术管理具有以下特点。

（1）技术性　护理技术不是简单的生产工序，是在全面掌握护理学知识的基础上，经专门训练、反复实践而获得的一门技能。未经系统学习、专业训练、未获取职业证书的人员是不允许对患者进行技术操作的，因而护理管理要由懂技术的人员负责。加强操作训练，引进新技术、新方法是护理管理的永恒主题。

（2）责任性　护理人员对维护、促进和恢复患者健康负有不可推卸的责任。护理技术一旦发生失误，就会增加患者的痛苦，甚至造成残疾乃至死亡。因此，不论从医学道德还是从法律上讲都要强调护理工作的责任性，护理管理要加强责任心教育，健全各种责任制。

（3）服务性　护理工作是为患者提供技术、生活服务的工作，因此护理人员必须树立全心全意为患者服务的思想，以患者利益为重，以患者身心健康为目标，任何不思患者安危、不顾患者利益的行为都是不允许的。

（4）社会性与合作性　护理管理受社会环境、人际关系等方面的影响，受经济社会发展的制约。随着现代医学技术的发展，医院中的各种工作不可能由一个人去完成，而是需要多学科、多部门的相互配合、密切协作，护理技术管理必须协调好内部与外部、横向与纵向的关系。

（二）护理技术管理的原则

1. 建立组织系统原则　护理技术管理与其他管理一样，需要集中与统一。因此，组织要健全，职责要明确，并要赋予管理者相应的权力，以更好地发挥效能，保证护理技术管理的正常进行。护理部主任、科护士长、护士长要实行垂直领导，落实技术管理的责任。

2. 重视质量原则　技术质量指标要标准化，为了确保护理技术质量，要建立逐级检查制度。护理部对临床护理操作规程、规章制度的执行情况，对护理常规、消毒隔离、无菌技术的执行情况要进行抽样检查和评价，护士长则更要督促、检查和落实。

3. 注重技术培训原则　技术骨干的培养要有计划，要把眼光放远一点，目标定高一点，为护理工作发展增加后劲；要进行全员培训，注重加强各级人员的业务训练，注重基本护理理论和现代医学新知识的学习；要对人员进行定期的技术考核，制定有可比性的技术考核指标，认真评定考核成绩；建立护理业务技术档案，详细记载护理的工作情况和护士的业务能力、技术水平、科研成果、论文及工作经验等，并作为使用、培养和晋升的重要参考依据。

4. 管理手段现代化原则　运用现代化的管理手段无疑能提高管理水平和效能。计算机管理系统的应用，对于解决护理工作中的信息传输、存储、计算、统计分析等问题都会有很大帮助。随着护理学科的发展，护理文献急剧增加，各种管理方法的系统化、科学化、数量化也要求护理管理的手段创新。计算机管理系统的应用，保密性强，又便于管理，实现计算机联网，可资源共享，为管理现代化提供条件。

（三）护理技术管理的范围

护理技术管理就是要建立全面的护理技术质量保障体系，要求护理技术安全、可靠、先进，医护之间关系协调，工作有效。护理技术管理要充分发挥护理技术和仪器设备的效能，使护理工作做到管理制度化、工作规范化、操作程序化，更好地为患者实施救护。

1. 护理诊疗操作技术管理　在为患者诊疗的过程中，大量的技术操作由护士承担，如吸痰、给氧、洗胃、导尿、灌肠、各种过敏试验和注射、各种引流等。这些操作技术的管理，除了严格训练，主要靠制定技术操作规范和督促检查执行情况加以控制。如果违反技术规范，就要承担管理责任。

2. 基础护理技术管理　除诊疗操作技术外，还有清洁护理，如褥疮防治、饮食疗法、营养跟进、病情观察、各种医用剂量的换算、各种护理文件的书写等，这些主要通过制定工作规范和落实责任制进行管理。

3. 专科疾病护理技术管理 专科护理技术是结合专科疾病的特点而制定的，临床各专科的护理范围广、内容多，随着分科的越来越细，新业务、新技术不断引入，专科护理技术有了较大发展。因此，一般护理人员都要掌握所在专科的护理技术，高水平的护理人员要在掌握常规护理技术的基础上，重点掌握本专科疾病的护理技术。在管理上，要制定疾病护理常规，并对执行情况进行检查，同时要抓好人员培训和科研学术活动，注意学习诊疗知识，丰富护理人员的临床经验。

4. 急诊抢救技术管理 护理人员必须掌握急诊抢救技术，除了常规和标准化管理及技术训练外，要经常组织技术演练和实践考核，注重应急能力的培养，协调医护之间和各科室之间的配合，要善于调配人力、物力，善于与患者及家属沟通，善于与有关部门进行协调。

5. 消毒和隔离技术管理 这是防止院内感染的基本措施，也是护理工作最常见的技术。这项技术并不难，关键是管理要严格，制度要坚持不懈，执行要认真彻底，一丝不苟。

6. 危重症监护和其他监护管理 随着先进医疗仪器设备的引进，危重症监护技术有了较快的发展，很多大型医院设有危重症监护病房、冠心病监护病房、呼吸病监护病房、新生儿监护病房等。目前，对于监护病房患者的诊治，正在从以医生为中心向以患者为中心转变。这其中护理人员起着很重要的作用。护理人员除了要有良好的素质、扎实的基本功，还要有较系统的专科知识和技术水平，有敏捷的分析判断能力。一些先进仪器设备的使用也要求护理人员不仅要具备一般的护理知识和技能，还要有相关学科的知识和技能，了解仪器设备的工作原理，掌握操作方法，充分发挥仪器设备的作用。

7. 整体护理管理 整体护理是一项综合性护理技术，除了要求护理人员全面掌握上述各项技术和护理程序外，还要学习心理学、伦理学、社会学、管理学等方面的知识，不仅要有良好的愿望和态度，还要掌握专门的技术、技巧和方法，并对有关的护理诊断进行探讨。

8. 护理情报档案管理 护理情报档案包括临床护理资料、护理技术资料、护理业务技术档案、护理业务工作档案等，这些资料要设专人收集、登记和保管。

三、护理质量管理

护理质量管理是指按照护理质量形成的过程和规律，对构成护理质量的各个要素进行计划、组织、协调和控制，以保证护理服务达到规定的标准和满足服务对象需要的活动过程。护理质量管理先要确立护理质量标准，有了标准，管理才有依据，才能协调各项护理工作，亦即用现代科学管理方法，以最佳的技术、最低的成本和最短的时间提供最优良的护理服务才是最有效的护理质量管理。

护理质量是衡量医院服务质量的重要标志之一，它直接影响着医院的临床医疗质量、社会形象和经济效益等。在医疗市场竞争日益激烈及人们生活水平不断提高的今天，如何把握护理质量管理的重点，确保护理质量的稳步提升，提高患者的满意度，是护理管理者的中心任务，也是医院护理工作的主要目标。

对护理质量实行控制，目的是使护理人员的业务行为、职业道德规范等各个方面都符合质量的客观要求和患者的合理需要。通过质量控制，阻断和改变某些不良状态，使其始终处于对患者有利、符合质量标准要求的状态，以利于患者早日得到康复。

（一）护理质量管理的意义

质量保证是护理工作开展的前提，因为护理服务的对象是人，其质量的优劣直接关系患者生命的安危。救死扶伤，实行革命的人道主义，全心全意为人民服务的宗旨就具体体现在质量管理上。提高护理质量是护理管理的核心问题，通过实施质量管理、质量控制，可以有效地保证和提高护理质量。护理质量管理涉及医疗工作的各个环节，良好的护理质量是取得良好医疗效果的重要保证。护理人员要掌握丰富的护理知识，提高技术水平，并具有现代质量管理的本领。护理质量管理不仅对开展护理工作具有重要意义，而且对促进护理学科发展、提高护理人员素质均具有深远意义。

（二）护理质量管理的特点

1. 护理质量管理的广泛性和综合性　护理质量管理是综合性的，包括有效服务工作量、技术质量、心理护理质量、生活服务质量以及环境管理、生活管理、协调管理等，管理的范围相当广泛。在整个医院的服务质量管理中几乎处处都有护理质量问题，事事都离不开护理质量管理。这一特点充分体现了护理质量管理在医院服务质量管理方面的主体地位。

2. 护理质量管理的协同性和独立性　护理工作不仅与各级医师的诊断、治疗、手术、抢救等医疗工作密不可分，也与各医技科室、后勤服务部门的工作有着密切联系。护理质量问题都会从它与其他部门的协调服务和协同操作中表现出来。因此，护理质量管理必须加强协同管理。护理质量管理不是辅助性的质量管理，而是有着相对的独立性，是一个独立的质量管理系统。

3. 护理质量管理的程序性与连续性　护理质量是医疗质量和整个医院工作质量中的一个大环节。在这个大环节中，又有若干工作程序。例如，中心供应室的工作质量就是一个完整的工作程序质量；手术患者的术前护理和准备就是手术质量的一个工作程序质量；临床诊断、治疗等医嘱执行的技术质量也是其工作程序质量。工作程序质量的管理特点就是在质量管理中承上启下，其基本要求就是为确保每一道程序正确。无论护理部门各程序之间还是护理部门与其他部门之间，其工作程序均具有连续性，都必须加强连续的、全过程的质量管理。

（三）护理质量标准的内容

护理质量在整个医疗中所占的比重是多方面的。长期以来，我国医院管理指标中没有单独反映护理工作质量的指标体系，而是隶属于医疗管理中，这是因护理工作长期处于隶属地位而造成的，也是因为护理质量和作用效果的潜在效益多，社会效益多，不可控因素多，工作面广，内容繁杂而细致，较难确定其特征、属性和范围等所造成的。随着护理学科的发展，以及对护理质量管理体系的探索，护理管理逐步建立了独立的质量标准。我国护理质量标准大体可分为四大类。

1. 护理技术操作质量标准　①所有操作均按"护理技术操作规范"执行，每项操作 90 分以上为合格。②护理技术操作合格率为 100%。

2. 护理管理质量标准　护理工作的科学管理主要是实行护理部主任、科护士长、护士长分级管理。病房、门（急）诊、手术室、供应室是护理部门的基本单位，其质量如何直接关系全院的护理质量。因此，对医院各护理单位及各级护理人员的岗位责任要制定质量标准，以达到组织管理科学化、工作制度化、操作规程化、物品陈设规格化的要求。

（1）病房护理质量标准　①患者身心均处在最佳康复状态，护患关系融洽，对护理工作满意率达 90% 以上。②尊重患者和陪护人员，尊重患者的人格尊严，保护患者隐私，服务周到，解释耐心，患者满意。③护理病历填写认真，护理计划科学合理，护理措施及健康宣教针对性强且有效。④熟悉疾病护理常规及护理规划，掌握患者的心理变化，及时有效实施心理护理。⑤基础护理到位，床单位整洁，患者皮肤清洁，无血、尿、便迹，无胶布痕迹，卧位舒适安全，皮肤无压痕、无水泡，五官清洁，无长须，无口臭。⑥各类导管清洁通畅，固定良好，输血、输液滴速适宜，观察及时，无渗液、漏液及流空现象。

（2）门诊护理质量标准　门诊护理质量包括门诊管理和服务台工作。门诊管理标准包括：①工作人员要坚守岗位，衣帽整齐，仪表端庄大方，对患者态度和蔼，耐心解答问题。②门诊各项制度健全，并严格执行。③诊室卫生清洁整齐、安静，候诊室秩序良好，每间诊室保持一医一患。④经常进行卫生宣传，并备有宣传资料。⑤各项工作制度健全并保证严格执行。

（3）手术室护理质量标准　①组织分工严密，人员职责明确，规章制度健全，质量监控落实。②着装符合要求，工作态度严谨，服务主动热情，科室及患者满意率达到 90% 以上。③手术间布局合理，陈设规范，手术器械、辅料消毒及完好率达 100%，抢救器械及急救药品完好率达 100%。④患者体位准确、舒适，固定牢靠，无压伤及神经损伤。⑤输液、输血滴速适宜，无渗、漏液及流空现象，观察病情及时，护理处置得当。⑥标本保留放置符合要求，送检及时，无丢失，无差错。⑦各类记录及时准确，书写正规，无涂改，无漏项，无墨迹，签名清晰。⑧保持手术间的洁净度，消毒隔离合格率 100%，细菌数每立方米不超过 200 个。⑨各类物品、器械放置定位，定期检查清点，无丢失，无损害。

3. 护理文件书写质量标准　护理文件是反映护理工作质量和护理人员工作态度及专业水平的重要标志之一，内容包括体温单、交班本、医嘱单、医嘱本、特护记录单、护理病历等。对护理文件书写制定统一的表格、符号、名词、术语，不仅有利于护理管理工作，而且利于数字化管理。护理文件书写的质量总要求：①记录必须及时、准确、完整，内容简明扼要、实用，医用术语准确。②文字工整，字迹清晰，表达准确，语句通顺，标点正确，无涂改与剪切。③分别使用红、蓝、黑墨水或碳素墨水书写。④体温单、护理记录单、手术护理记录单随病案长期保存。⑤体温单、护理记录单按"病历规范"要求书写。⑥文件与规范合格率≥95%。

4. 临床护理质量标准

（1）**责任制护理效果评价标准**　责任制护理是以患者为中心，在护理过程中运用医学、护理、心理、社会学等学科知识观察分析病情。评价标准：责任护士要做到"六知道"：知道患者姓名、诊断、病情、治疗、护理、心理需要；给患者以身心整体护理，实施护理程序；有完整的护理病历。

（2）**特级、一级护理合格率**　对急救危重患者执行特级或一级护理。

（3）**急救物品完好率**　护理人员除了具备精湛的护理技术和敏捷的应急能力外，还须备齐医疗器材、急救药品，并保证完好无损。

（4）**基础护理合格率**　基础护理是一项非常细致的工作，是患者日常不可缺少的。基础护理包括晨晚间护理、口腔护理、皮肤护理、分级护理、出入院护理等。

（5）**消毒和隔离合格率**　院内感染的发生率关系到医疗护理质量的高低，要有健全的消毒和隔离设施，有预防院内感染的制度和措施，有监测消毒、灭菌的技术手段。

（6）**护理差错发生率**　差错是护理工作的缺陷，要加强管理，减少差错，杜绝事故的发生。

（7）**陪住率**　陪住关系到临床护理质量、服务态度及护理管理，也涉及卫生管理、后勤工作和患者饮食等。该项指标被列为医院的综合指标，也是护理管理工作的重点。

（8）**输液反应率**　输液是常用的护理技术之一，不仅关系到无菌技术操作、供应室工作质量及管理，也与医院管理有关，如药液质量、输液用具、灭菌设备等，要强化质量管理，防止输液反应的发生。

（9）**输血反应率**　输血也是常用的护理技术之一，包括无菌技术操作、输血用具，也涉及供血单位，如血站、采血时的无菌技术操作及血液质量。由于输血患者多为危重症患者，故在质量管理上更应重视，保证输血质量。

护理质量管理是一个古老而崭新的话题，越来越多的护理工作研究者和实践者对护理质量管理给予了更多的关注。解放军总医院牛小林等在1992年就总结了运用PDCA循环管理方法，建立科学、高效的管理体系的体会，标志着护理质量管理进入全面发展与完善阶段。随着质量意识的不断提高，不少医院管理者逐步将系统论、行为科学理论与方法广泛运用于护理质量管理当中。如运用"Z型管理理论"指导护理工作，全面提高护理工作质量；运用"弹性原则"完善质量评价标准；运用"人本原理"增强管理者的综合管理水平；运用"期望理论"调动护理人员的积极性和创造性，促进护理质量的提高；运用"动态原理"强化护理管理职能，使护理管理经常处于不断发展和有效地惯性运转。这些都在不同程度上改变着对质量控制以经验管理为主的局面，使护理质量管理工作提高到一个崭新的阶段。

第四节　护理服务质量评价

一、护理服务质量评价概述

(一) 护理服务质量评价的概念

护理管理由互相衔接、不断发展的三个循环过程构成，即计划、实施和评价。评价属于护理管理的控制环节，是护理管理过程中的重要环节。护理服务质量评价是指判断预定护理目标取得进展的数量和效果的过程，包括四个方面的内容：即制定目标、阐明目标取得进展的客观标准、测量与说明取得进展的程度及对今后工作提出的建议。

(二) 护理服务质量评价的目的

1. 通过评价，说明管理效果，证明并使人确信提供给患者的是有质量的护理还是效果不佳的护理。

2. 通过评价，知晓工作计划是否完成，工作进展的程度和达到的水平如何。

3. 通过评价，检验工作是否按预定的目标或方向进行。

4. 通过评价提供的护理服务的数量、质量，可以知道护理工作满足患者的程度、未满足的原因及其影响因素，为改进工作提供参考。

5. 通过评价，检验指标体系和标准确立的正确性。

6. 通过比较，肯定成绩，找出不足，指出努力方向；通过比较，使管理者选择最佳方案，选用新技术、新方法等。

7. 通过评价，发现护理人员知识和技能的不足，为继续教育提供方向和内容。

(三) 护理服务质量评价的原则

进行护理服务质量评价时要掌握两个原则。

1. 实事求是原则　评价要以事实为依据，将实际执行情况与原定的标准和要求进行比较。

2. 评价标准适当原则　评价所确定的标准要适当，应是评价对象能够接受并在实际工作中起衡量作用的。标准要有可比性，不可过高或过低。标准过高护士难以达到，标准过低则违背质量管理的原则。

二、护理服务质量评价的内容

护理服务质量的对象主要包括护理工作的质量和护理人员的质量两个方面。根据评价结果可纠正护理环节中不足的地方，控制评价的内容包括对护理工作的基础质量、环节质量、终末质量的评价；对护理人员的素质、行为和结果进行的质量评价。

（一）护理服务质量评价

1. 基础质量评价 基础质量评价是建立在护理服务组织结构和计划之上的评价，侧重于执行护理工作的基础条件，包括环境、人员配备、器械、病房布局等。这些是构成护理服务质量的基本要素。

（1）环境 病房是否安全、清洁、舒适。要制定具体的评价标准，如室内的温湿度、空气标准，病床是否清洁、是否结实等。

（2）人员配备 护士长对人员的安排是否适当，措施是否落实到位，病房护理人员组成是否合理，人员质量、资格是否合乎标准。

（3）器械 设备是否处于正常工作状态，如氧气瓶内压力是否合理、备用消毒物品使用期限是否符合标准、药品及物资备用基数是否完备等。

（4）病房布局 物件摆放是否合理，床位安排是否方便诊疗，护理文件书写是否明确。

2. 环节质量评价 环节质量评价即护理服务过程评价，是评价护理行为是否达到质量标准。一般按护理的6项功能进行评价。

（1）执行医嘱的准确率，如差错次数、临时医嘱的执行是否及时等。

（2）病情观察及治疗结果的观测，如体温、脉搏、呼吸的测量时间，病情记录，危重患者的观察项目、观察时间及各种疾病的特殊观察要求等。

（3）与护理有关的其他部门的联系与管理，如患者 X 线透视预约、各种成本管理、对配膳员的管理等。

（4）护理报告及各种文件书写质量，如护理病历、交班报告、医嘱单等。

（5）贯彻护理程序的步骤和应用技巧，如落实护理程序步骤的评价、对护理病历的评价等。

（6）心理护理和健康教育情况，如术前、术后、出院患者的教育，服药知识，卫生习惯，饮食营养指导等。

3. 终末质量评价 即评价护理服务的最终结果。如患者伤口的护理情况、是否保持干燥，褥疮发生率，输血、输液事故发生率，静脉穿刺一次成功率，护理差错事故发生率，一级护理合格率，患者对护理服务的满意度，陪住率等。这是从患者的角度评价护理效果与质量。

护理结果评价标准的选择和制定受多种因素影响，还与医疗辅助诊断、治疗效果及住院时间等因素有关。有些结果不一定能反映护理的效果，对此要注意甄别。

对护理服务的结构、过程、结果三方面进行综合性评价，能够基本反映护理的整体质量。这三个方面的质量标准是不可分割的整体，反映了护理工作的全面质量要求。三者之间的关系是：进行基础质量评价，可掌握质量控制的全局；进行环节质量评价，有利于落实措施，保证护理工作的正常进行；终末质量评价可反馈控制护理质量。

（二）护理人员质量评价

护理人员质量评价是对执行护理工作的人员进行定期的正式评价，考察其完成护理工作的情况。护理人员的工作任务和方式是多样的，因此评价要从不同角度进行。如护理人员的积极性和创造性、完成任务所具备的基础知识、与他人一起工作的协调能力等。近年来，对护理服务的评价多注重护理人员的基本条件和素质、护理行为表现、护理服务的效果等，或将几项结合起来进行综合评价。

1. 素质评价　评价系统要重视护理人员的基本条件、基本素质、个人能力等。如积极性、坚定性、首创精神、道德修养、心理素质、工作态度等。这种评价应反复进行，不应一次评价后即下结论，同时应与其他评价内容综合考虑。

2. 行为评价　是对护理人员在护理服务中的行为进行评价，如护理操作程序的执行是否符合标准、执行医嘱中有无错误等。评价标准要注重护理人员的服务行为，观察护理人员在各个环节的行为质量。该评价的优点是可以给护理人员以具体的标准、指标，有利于工作质量的提高。缺点是评价过程太浪费时间，评价内容局限在具体行为上，比较狭窄，而且只能对在岗护理人员的工作情况进行评价。

3. 结果评价　是对护理人员的护理服务结果进行评价，可以使护理人员明确该项工作的具体要求。但在实际中由于很多护理服务质量不容易确定具体目标、数量及测量标准，尤其是患者的临床护理结果取决于多种因素，有些结果也不是短期能反映出来的，所以结果评价较为困难。结果评价较少单独使用，可以采用综合性评价方法，以全面评价护理质量。

4. 综合性评价　即综合使用几个标准进行评价，凡与护理人员工作结果有关的活动都可结合，如对期望达到的目标、行为举止、素质，所期望的工作结果，工作的具体指标要求等进行全面评价。

三、护理服务质量评价的程序与方法

全面计划和组织保证是护理服务质量评价的两个重要前提。国外医院多设专门的评价机构，如护理质量保证委员会等，长年或定期对服务质量进行评审。护理质量保证委员会一般由护理行政管理人员、护理监督指导者、护士长、护理教育人员、一般护理人员组成，下设办公室，配有工作人员，可提供权威且高质量的评价。我国医院一般在护理部下设护理工作检查组织，根据医院规模的大小，选派具有丰富临床经验的护士长组成质控小组，深入基层，直接获取护理工作信息并向护理部反馈。

（一）护理服务质量的评价程序

护理服务质量评价是一个复杂的过程，也是一个不断循环和逐步提高的过程。一般的评价程序如下。

1. 制定标准　评价标准的制定是首要步骤，一般由评价人员根据评价的目的制定。在护理工作中，评价标准多由计划目标和护理工作质量标准构成。理想的标准应该是详细说明要求的行为情况或观察的成果，必须包括以下要素：①数量、程度、状况等。②具备的条件适当。③有客观评价方法，可以测量。④明确易懂。⑤反映患者需求及符合护理服务要求。

2. 鉴别与收集有关信息 确定所要评价的内容后，要收集能够反映此项工作状况的信息和数据。如从护理病例中查找护理程序执行信息，从现场检查实物或观察护理技能中查找有关基础质量的信息，通过观察护士操作过程获得过程质量或护士行为的信息。明确信息及来源后，即可确定收集信息的工具，例如评价表，要列出评价项目、要求等，对所选信息要便于操作。

3. 将收集的信息与标准比较 知晓完成多少，没完成多少，结果怎样，找出差距。

4. 判断分析 将结果与标准比较后，对实际工作结果做出判断，可以用完成指标的百分值表示，也可以用不同的等级进行描述。对评价结果进行分析衡量，不仅要对评价所需的数据进行阐述，评价结果要客观，而且要对一些影响因素予以说明，以便在今后评价工作中确立标准时加以注意。

5. 适当的反馈 评价的目的是改进工作、提高护理工作质量。因此，评价结束后要进行适当的反馈，并对评价结果进行交流分析，提出纠正措施和改进方案，以激励护理人员发扬成绩、纠正不足，推进护理工作向更好的方面推进。

（二）护理质量评价的方法

1. 加强信息管理 护理质量管理信息要正确、全面，强调信息的获取和应用。对各种信息要进行集中筛选分析，从中找出影响质量的主要与次要、共性与特殊因素，再从整体出发，结合客观条件做出指令，然后进行反馈管理。

2. 建立健全质量管理和评价组织 质量管理和评价要有组织保证，责任要落实到人。

3. 采用护理统计指标进行评价 要建立反映护理工作数量、质量的统计指标体系，使质量评价具有科学性。在统计方法上，要注意统计资料的真实性、完整性和准确性，注意统计数据的可比性，并按照统计学原理对统计资料进行逻辑处理。

4. 采用合理的评价形式 常用的评价形式有同级评价、对上级工作评价、对下级工作评价、服务对象评价（满意度评价）、随机抽样评价等。

5. 注意评价时间

（1）定期检查 综合性评价可按季度、半年或1年进行，由护理部统一组织，对护理服务质量进行全面评价。但要注意掌握重点单位、重点问题与专题对口评价，也可根据每个时期的薄弱环节对某个专题项目进行评价。时间随任务而定，质量管理人员按质量标准定期检查。

（2）不定期检查 各级护理管理人员、质量管理人员可深入实际，随机按质量管理标准要求进行监督检查。

【思考题】

1. 简述护理管理的概念及特点。

2. 简述护理技术管理的主要内容与管理方法。

3. 简述护理质量管理的特点。

4. 护理服务质量评价程序包括哪些内容？

第九章 医院感染管理 ▷▷▷▷

【教学要求】

1. 掌握　医院感染、医院感染管理等相关概念。
2. 熟悉　医院感染的监测内容，医院感染的预防和控制。
3. 了解　医院感染的分类，医疗感染的流行病学机理。

课程导入

某医院致 9 人感染乙肝

2017 年 2 月，某人民医院乙肝感染事件如同纸中之火一般，出现在了各大媒体的头条报道中，一时间，网络舆论以燎原之势聚焦于此。

当时一份题为《关于进一步加强血液透析室医院感染管理工作的紧急通知》首页复印件在网上流传，该内容称："我省某三级综合医院报告一起血液透析室疑似乙肝医院感染暴发事件，经国家级、省级专家组会同当地调查核实，初步判断是一起因院感管理不到位导致的严重医院感染事件。"

经国家、省、市专家组现场调查，认定这是一起因该院血液透析室违反院感操作规程导致的严重医院感染事件。在国家、省、市卫计委及专家组的指导下，医院全力做好患者治疗工作，9 名患者按照专家组意见实施个体化治疗方案，病情稳定。

通报称，按照国家、省、市卫计委要求，对该人民医院相关责任人做出严肃处理：免去院长的行政职务和党委书记职务，免去分管副院长的行政职务和党委委员职务，免去院感科和护理部主任职务，撤销透析室主任、护士长职务，对以上人员和其他相关责任人给予党纪处分。

（资料来源：张帆. 九人透析感染乙肝病毒　青岛一医院院长被免职. 北京青年报，2017 - 02 - 10.）

案例讨论

1. 医院感染管理的影响因素有哪些？
2. 在医院感染监测中，政府、医院、患者、社会应履行什么职责或发挥什么作用。

第一节　医院感染管理概述

医院感染管理是医院质量管理的重要内容之一，也是医疗安全最重要的一环。因此，加强医院感染控制和管理刻不容缓。有效实施医院感染管理必须首先对医院感染的产生以及流行病学特点等有清楚的认识和了解。

一、医院感染的界定

医院感染又称医院内获得性感染，是指患者在入院时不存在，亦不处于潜伏期，而在进入医院后发生的感染，也包括在医院获得而在出院后发生的感染。对这个概念可以从以下三方面进行理解。

（一）医院感染的对象

从广义上讲，医院感染的对象应是在医院范围内活动的所有人员，包括住院患者、门诊患者、探视者、陪护家属、医院各类工作人员等，这些人员在医院内所受到的感染均应称"医院感染"。但由于门诊患者、探视者、陪护家属及其他流动人员在医院内停留时间较短，院外感染因素较多，难以确定感染是否来自医院内；医院工作人员也不易排除医院外感染，故医院感染学研究的医院感染的主要对象集中在住院患者。

（二）医院感染的时间界限

医院感染是院内获得的感染，指患者在住院期间和出院后不久发生的感染，但不包括患者在入院时已处于潜伏期的感染。通常来说下列情况属于医院感染。

1. 无明确潜伏期的感染，入院后发生的感染；有明确潜伏期的感染，自入院时起超过平均潜伏期后发生的感染为医院感染。

2. 本次感染直接与上次住院有关。

3. 在原有感染基础上出现其他部位新的感染。

4. 患者出院后发生的感染。

（三）疾病的角度

从疾病角度来看，医院感染的诊断有些是明确的疾病诊断，如肺炎、胃肠炎、骨髓炎等，而有的只能称为感染，如手术切口感染、血液感染、泌尿道感染等，因此要根据诊断标准来准确判断。不管是何种表现形式，只要是在医院内获得的感染，都称为医院感染，医院管理者应高度重视。

二、医院感染的分类

根据不同标准，医院感染可以分为不同类型。

（一）根据病原体来源划分

根据感染的病原体来源不同，医院感染可分为外源性感染和内源性感染。

1. 外源性感染 又称交叉感染，是指病原体来自患者以外的环境所带来的感染。如由其他患者、医务人员、探访者、医疗物品以及医院环境引起患者的直接或间接感染。外源性感染可以通过消毒、灭菌、隔离等切断传播途径的措施加以预防和控制。

2. 内源性感染 又称自身感染，是指由来自患者自身菌群而引起的感染。内源性感染的病原体来自患者自身体内和体表，多数为在人体定植、寄生的正常菌群，这些菌群正常情况下对人体无感染力，但当它们与人体之间的平衡被打破时就成为条件致病菌，造成各种内源性感染。如：细菌的移位、宿主的局部或全身免疫功能下降、菌群失调、二重感染等。就目前医学水平来看，内源性感染还难以有效控制和预防。

（二）根据引起医院感染细菌的特点划分

根据引起医院感染细菌的特点，医院感染可分为致病菌感染、条件（机会）致病菌感染和多重耐药细菌感染。

1. 致病菌感染 主要指由各种传染病病原菌引起的医院感染，这类感染多属于外源性感染。随着社会环境和卫生条件的改善，致病菌引起的感染逐步减少，但是有些流行疾病的病菌不可忽视，如军团菌、结核菌、艾滋病毒、肝炎病毒、甲流病毒等引起的感染目前又显示出上升的趋势。一般致病菌在某种情况下有较强的致病性，如金黄色葡萄球菌、甲型链球菌等。

2. 条件（机会）致病菌感染 条件致病菌是指人体的正常菌群，在机体抵抗力减低时可能致病。机会致病菌是指广泛存在于自然界中的腐生菌，如一些真菌、病毒、原虫等，对正常人体无致病性，但当人体抵抗力显著下降时，可遭受此类菌群感染。人们习惯将两者通称为条件致病菌或机会致病菌，它们可引起内源性和外源性感染。医院感染90%以上是由条件（机会）致病菌引起。

3. 多重耐药细菌感染 主要是指在抗生素的高压力下，产生的对多种抗生素耐药的病原菌引起的感染，如耐甲氧西林金黄色葡萄球菌（MRSA）、耐万古霉素肠球菌（VRE）、凝固酶阴性葡萄球菌（MRSE）、超级细菌等。此类病原菌引起的感染发病率和死亡率较高，是医院感染监控的重点。

（三）根据患者感染的部位划分

根据感染发生的部位不同，医院感染可分为不同类型。如呼吸系统感染（包括上呼吸道感染、下呼吸道感染、胸膜腔感染、呼吸系统其他感染等）、心血管系统感染（侵犯心脏瓣膜的心内膜炎、心肌炎或心包炎、纵隔感染等）、血液系统感染（包括血管相关性感染、败血症、输血性感染等）、腹部和消化系统感染［包括感染性腹泻、胃肠道感染、抗菌药物相关性腹泻、病毒性肝炎、腹（盆）腔内组织感染、腹水感染等］、中枢神经系统感染、泌尿系统感染、手术部位感染、皮肤和软组织感染、骨和关节感染、生殖系统感染等。

（四）根据感染发生的频率划分

根据感染发生的频率可以将医院感染划分为常见感染和少见感染。常见感染是指发病率较高的医院感染。这种感染通常与操作有关，如手术切口部位的感染、呼吸机相关的肺部感染、透析相关感染、与插管相关的尿路感染、穿刺引流带来的各种感染等。临床中要注意尽量减少操作和插管时间，操作时应使用无菌技术，操作后要注意观察相关感染的发生；少见感染主要是指发生频率较少或正规工作流程下不易发生的医院感染，如输血感染、器官移植感染等。

三、医院感染的流行病学机制

与其他流行病一样，医院感染也是通过传染链来传播。医院感染的传染链由感染源、传播途径和易感宿主三个环节组成。缺少或中断任一环节，医院感染都不会发生。

(一) 感染源

感染源是指病原体生存、繁殖、储存和排出的场所或有机体，按病原体的来源，可分为生物性感染源、非生物性感染源和自身感染源。

1. 生物性感染源 指携带病原体的患者、工作人员、陪护者、探视者以及动物等，属于外源性感染，在医院感染中最主要的感染源是患者，感染患者体内排出的微生物毒力强，数量多，而且此类患者都接受过抗菌药物治疗，所排出的微生物多具有耐药性，对此应高度重视。

2. 非生物性感染源 指被微生物污染的环境，如污染的空气、医疗设备等，非生物性感染源引起的感染也属于外源性感染。

3. 自身感染源 指存在患者自身体内能引起感染的正常菌群。在人体的口腔、呼吸道、胃肠道、尿道及皮肤"储存"很多正常菌群和外来定植的微生物，一旦机体免疫功能受损或机体抵抗力减低，这些微生物就会移位至易感部位引起感染。这种感染属于内源性感染。

(二) 传播途径

传播途径是指病菌从感染源排出后侵入到新宿主的途径和方式。感染源必须有侵入机体的条件，才能引起感染，大多数感染要依赖外界环境中某些媒介物的携带和传递，才有可能侵入人体某一部位，引起定植或感染。在医院中外源性病菌传播给宿主的途径主要有以下几种方式。

1. 接触传播 包括直接接触传播和间接接触传播。直接接触传播是指病原微生物在感染源和宿主接触的过程中直接传播给易感宿主，没有其他传播媒介参与，如母婴垂直传播。间接接触传播是指病原微生物通过媒介转移给易感宿主，如感染源通过医护人员的手或医疗器械设备、病室内用品等传播给易感人群等。

2. 空气传播 又称微生物气溶胶传播，指以空气为媒介，随空气流动而带来的病原微生物传播，主要有 3 种类型。

(1) 飞沫型 它的媒介是飞沫形成的气溶胶，病原微生物由口或鼻腔喷出后，直接通过易感者的黏膜、皮肤、手、衣物等侵入体内，甚至直接落入伤口或被吸入呼吸道，从而引发感染。

（2）**飞沫核型** 从感染源排出的带菌飞沫，表层水分蒸发后，形成脱水的蛋白质外壳，内含病原体，称为飞沫核或细胞核，它能长时间在空气中悬浮并可随气流飘移，可造成多人感染，甚至导致医院感染的暴发流行。

（3）**菌尘型** 病原菌附着于尘土上，随气流飞扬，可通过吸入或降落于伤口区域而引起直接感染，也可通过媒介物导致间接感染。

3. 水和食物传播 医院的水源受到病原体污染（如粪便或污水等）未经严格消毒净化就直接用于饮用或洗涤食品和食具等，可导致医院感染的暴发；医院供应给患者的食物受到病原体污染后也可引起医院感染的暴发。在管理机制完善的情况下这两类感染相对较为少见。

4. 医源性传播 各种诊疗活动所导致医院感染的传播称医源性传播，这是医院感染传播的特点之一，常见的传播方式有血液及血制品带菌传播、药品及药液带菌传播、诊疗器械和设备带菌传播等。

5. 生物媒介传播 是指某些动物（主要是昆虫）携带病原微生物的传播，如蚊子传播疟疾、乙型脑炎、登革热，苍蝇、蟑螂、鼠类扩散污染物质而造成感染等。

（三）易感宿主

易感宿主是指对感染性疾病缺乏免疫力而容易受感染的生物个体。医院易感宿主主要是针对医院的就医人员，故也称为易感人群。免疫力低下的易感人群是医院感染发生和流行的主要环节之一。在医院中以下人群是医院感染的易感宿主，应该重点保护。

1. 机体免疫功能严重受损者 如各种造血系统疾病、恶性肿瘤、糖尿病、慢性肾病及肝病等，这些疾病对人体体液杀菌力、细菌吞噬能力及体液免疫功能等均有明显影响，使其对病原微生物易感。

2. 长期使用广谱抗菌药物者以及接受各种免疫抑制治疗者 长期使用广谱高效抗菌药物，可使患者产生菌群失调和细菌产生耐药性，从而对病原微生物易感。有些治疗如抗癌药物、皮质激素、放疗等，均可损伤患者的免疫功能。

3. 接受各种介入性操作者 各种介入性操作可直接损伤机体皮肤与黏膜的屏障作用，给病原微生物的介入提供有利的途径。

4. 手术时间长和住院时间长者 手术时间越长，手术切口部位感染的危险性越高；住院时间越长，病原微生物在患者体内定植的机会就越大，患者发生医院感染的危险性就越大。

5. 老年人、婴幼儿及营养不良者 因老年人生理防御功能减退、婴幼儿免疫功能尚未成熟、患者营养不良，都会影响皮肤黏膜的防御功能、抗体生成能力以及粒细胞的吞噬能力，因而易于发生感染。

第二节 医院感染管理

医院感染管理就是针对在医疗、护理活动过程中不断出现的感染情况，运用有关的理论和方法，总结医院感染发生的规律，并为减少医院感染而进行的有组织、有计划的控制活动。医院感染管理是医院管理的重要组成部分，它是随医院感染学的发展而建立起来的一项系统的医院管理活动。

一、医院感染管理的组织体系

医院感染管理组织是医院感染管理的载体。有效实施医院感染管理必须首先建立结构完善的感染管理组织体系。1988 年 11 月卫生部颁布了《关于建立健全医院感染管理组织的暂行办法》，规定 300 张病床以上的医院设医院感染管理委员会，300 张病床以下的医院设医院感染管理小组。通常，医疗机构应设置医院感染管理委员会和感染管理科，并在各科室设置医院感染管理小组，形成医院感染管理三级组织体系。

医院感染管理委员会应设医院感染管理科、抗菌药物使用管理小组、消毒隔离管理小组等办事机构。医院感染管理委员会主任通常由院长担任（特殊情况下由业务副院长担任），副主任委员由业务副院长担任；医院感染管理委员会成员由医院感染管理办公室主任、医务处、护理部、门诊部、临床相关科室的主要负责人和临床抗菌药物学专家组成。抗菌药物使用管理小组组长应由业务副院长担任，一般要求具有主任医师职称。医院感染管理科主任由经过系统培训，具有多年医院感染管理经验以及有较高水平和相关学识的高级专业技术人员担任。消毒隔离管理小组组长由主管护理的副院长担任。

各临床科室设有医院感染管理小组，临床科室感染管理小组各组长由各科主任担任（或由有经验的学科带头人担任）。小组成员由各病区护士长、住院总医生组成，并经过系统的医院感染专业知识培训。

二、清洁、消毒和灭菌

正确的清洁、消毒与灭菌是预防医院感染发生的重要措施。为了保证清洁、消毒和灭菌工作的顺利完成，1987 年卫生部颁布了《消毒管理办法》，促使各级卫生行政部门对医院消毒灭菌工作给予足够的重视，推动了我国消毒灭菌工作的发展。1991 年卫生部下发了修订后的《消毒技术规范》，1992 年重新修订了《消毒管理办法》，这些政策法规有力地推动了消毒灭菌工作的有效实施，降低了医院感染发生率。

（一）清洁

清洁是指用清水、肥皂水或洗涤剂等洗去物品表面的污物和微生物。清洁不能杀灭细菌，但却是消毒与灭菌必不可少的前瞻性工作。

（二）消毒

消毒是指用物理或化学的方法杀灭或去除外环境中媒介物携带的除芽孢以外的所有病原微生物的过程。消毒的作用是将有害微生物的数量减少到无害程度，使消毒的对象达到无害化，而不是要求清除所有的微生物。根据消毒作用水平可将消毒分为三类。

1. 高效消毒法 是可以杀灭一切致病微生物的消毒方法。这类方法的消毒剂能杀灭全部细菌、病毒、结核菌及真菌，还可消除部分芽孢。属于此类的化学消毒剂有紫外线及含氯消毒剂、臭氧、二氧化氯、甲基乙内酰脲类化合物和一些复合的消毒剂等；物理方法有高温、高压等。

2. 中效消毒法 是可以杀灭和去除细菌芽孢以外各种致病微生物的消毒方法，包括超声波、碘类消毒剂（碘伏、碘酊等）、醇类、酚类等消毒剂。

3. 低效消毒法 是指只能杀灭细菌繁殖体、亲脂病毒的消毒方法。通常可以用化学消毒剂和通风散气、冲洗等机械除菌法来实施。低效消毒剂有季铵盐类消毒剂（新洁尔灭等）、双胍类消毒剂（如氯己啶）、中草药消毒剂和汞、银、铜等金属离子消毒剂。

（三）灭菌

灭菌是指用物理或化学的方法杀灭或去除外环境中媒介物携带的一切微生物的过程，包括致病和非致病病原微生物。灭菌广泛应用于医疗的各个方面，例如，对手术器械、敷料、药物、注射液、注射器、微生物培养基和某些传染病疫源地处理，进入组织、损伤的皮肤黏膜或接触尿道的诊断器材和腹腔镜等均需要灭菌。灭菌通常采用物理和化学灭菌方式进行。物理灭菌方法有热力灭菌、电离辐射灭菌、微波灭菌、等离子体灭菌；化学灭菌剂有甲醛、戊二醛、环氧乙烷、过氧乙酸、过氧化氢等。

（四）消毒、灭菌注意事项

1. 选择适宜的方法。
2. 使用合格的器材与药剂。
3. 保证消毒灭菌的剂量。
4. 注意影响效果的其他因素。
5. 加强效果的监测。
6. 防止再污染。

三、抗菌药物的合理使用与管理

抗菌药物一般是指具有杀菌或抑菌活性的药物，包括各种抗生素及各类抗菌剂，如磺胺类、咪唑类、硝基咪唑类、喹诺酮类等化学合成药物。自 1940 年第一个抗生素——青霉素 G 问世以来，抗菌药物发展迅速，目前已成为临床上使用最广泛的药物。抗菌药物的发现和广泛使用，使人类有了新的对付疾病的武器，但抗菌药物的使用不当也可能使细菌产生耐药性，导致人体的防御功能出现变化，使医院感染的易感性增大，推高病死率。因此合理使用抗菌药物尤为重要，规范抗菌药物的使用已成为医院感染管理的重要内容。

四、医疗废物的管理

医疗废物是指在医疗、预防、保健、医学教学及科学研究等医药相关活动中产生的具有直接或间接感染性、毒性和其他危害性的废物。医疗废物产生于医疗卫生机构，部分来源于教学和科研机构，如实验室。医疗废物具有引发或导致感染性疾病（含有感染性或易导致感染的物质）、传播遗传毒性或药物毒性的特点。医疗废物管理是医院感染管理的基本内容，对具有感染性医疗废物的严格管理是医疗废物管理的重点。

第三节 医院感染监测

一、概述

医院感染监测是用流行病学的方法，从宏观或群体的角度分析和研究医院中一定人群感染发生和分布的特点及其影响因素，探讨医院感染发生的原因及其发展规律，为预防和控制医院感染提供依据的活动。医院感染监测需要长期、系统、有计划、主动地观察和收集数据，并对所获得的数据、资料进行系统分析，为制定预防及控制感染的对策和措施以及评价医院感染管理的效果服务，最终达到控制和减少医院感染的目的。

医院感染监测是医院感染管理的基础性内容，是预防和控制医院感染发生的基本活动。目前医院感染监测已经形成一门完整的学科体系。

二、医院感染监测的内容

医院感染监测通常包括医院感染率及其病种和部位分布、病原体与药物敏感性监测，环境卫生监测，消毒药械效能监测，血液透析液监测，医用输液、输血、注射器具监测等。

我国卫生部发布的《医院感染管理规范（试行）》对医院感染监测的内容进行了规定，具体包括以下几个方面。

1. 全院医院感染发生率监测。
2. 医院感染各科室发生率监测。
3. 医院感染高危科室、高危人群监测。
4. 医院感染危险因素监测。
5. 漏报率监测。
6. 医院感染暴发流行监测。
7. 其他监测。

三、医院感染监测的类别

医院感染监测包括全面综合性监测和目标性监测两种类型。

1. 全面综合性监测 是从多方面对全院所有住院患者和工作人员的医院感染及其有关影响因素进行综合性的监测，目的是了解全院医院感染的发生情况以及各科室的感染发生率、部位发病率、各种危险因素、病原体及其耐药情况、抗生素使用情况、消毒灭菌效果和医护人员的不良习惯等。

优点：可以提供一所医院的医院感染总体情况，可以早期鉴别潜在的医院感染的可能性。不足：费用成本高，劳动强度大，收集数据和分析数据所需的时间长。

2. 目标性监测 目标性监测是在全面综合性监测的基础上将有限的人力、物力、财力用于解决某些重点问题而采取的对某种特定对象的监测。例如，某医院发现外科切口感染率较高，为了降低感染率，医院投入了两名护士进行专项调查，采取目标监测，分析切口感染发生率较高的原因，然后将相关信息反馈给科室及医生，并提出相应对策，从而降低切口感染率。

四、医院感染监测的指标体系

医院感染监测指标是医院感染的判断标准，通常可以用以下指标来判别医院感染发生状况。

1. 医院感染发病率 是指某个时间内处于一定危险人群中新发医院感染病例的出现频率。

$$医院感染发病率 = \frac{同期新发医院感染病例数}{观察期间处于危险中的人数} \times 100\%$$

在计算医院感染发病率时，还应使用医院感染漏报率来矫正。通过漏报率调查，可以全面统计发病率，对原先统计的发病率进行矫正。

$$医院感染漏报率 = \frac{漏报感染病例数}{漏报病例数 + 已报病例数} \times 100\%$$

2. 医院感染罹患率 是用来衡量处于危险人群中新发生医院感染的频率，多用于小范围或短时间的暴发或流行，观察时间可以几天或几周、1个月等，分母必须是易感人群数。

$$医院感染罹患率 = \frac{同期新发感染病例数}{观察期间处于危险中的人数} \times 100\%$$

3. 医院感染现患率 是指一定时期内处于危险人群中实际感染病例数（包括以往发病至调查时）的百分比。

$$医院感染现患率 = \frac{同期存在的新旧感染病例数}{观察期间处于危险中的患者人数} \times 100\%$$

4. 医院感染死亡率 是指某种医院感染的全部病例中，因感染死亡病例的比值，反映了医院感染的严重程度。

$$医院感染死亡率 = \frac{因该感染死亡的人数}{某医院感染的病例数} \times 100\%$$

5. 外科医生感染专率 其检测是一种目标性监测，通过对手术后感染患者的监测，发现感染病例，计算出外科医生感染专率并反馈给医生，使医生了解自己患者术后的感染情况，多方寻找感染原因，并着力解决，从而有效降低有手术患者医院感染率。

$$外科医生感染专率 = \frac{某医生在该时期手术后感染的人数}{某医生在某时期手术的病例数} \times 100\%$$

五、医院感染监测资料的收集

医院感染的监测，必须建立在完整的统计信息基础之上，监测资料信息的收集可以从以下几个方面进行。

1. 医生对感染病例的记录和登记 最基础的医院感染监测资料应来自医生自己填写的医院感染病例记录和登记，因为医生最能及时发现感染患者，也最熟悉本专业感染的诊断标准。保证医生资料的完整关键在于提高医生对医院感染的认识，明确自己在监测和控制医院感染中负有责任。这种方法的缺点是可能出现一定比例的漏报，并且不能长期坚持。

2. 感染监控护士登记 按照《医院感染管理规范》的要求，每个病房内应设一名兼职的医院感染监控护士，其职责是对其病房发生的感染病例进行登记。这些登记可以为医院感染监测提供较为直接的资料。与医生自填一样，这种方式也可能出现漏报和不能长期坚持的情况。

3. 通过调查研究的方式收集 通过调查收集医院感染监测资料通常有回顾性调查、前瞻性调查和横断面调查 3 种方式。

回顾性调查是一种回顾性的，以结果为导向探索医院感染发生病因的研究方法，它是在医院感染发生之后去追溯假定的病因因素的方法。通过对过去的病例进行回顾性调查，探索医院感染的原因。回顾性资料可能存在一定的偏倚和不确定性。

前瞻性调查是群体调查的基本方法之一，它是就某一可疑致病因素是否与医院感染的发生有联系所进行的追踪调查。这种调查可得到医院感染的发病率。医院可有计划地在一些重点科室进行前瞻性调查，从而发现致病因素带来的感染率，并因此采取相应措施。前瞻性调查准确率较高，但费事费时。

横断面调查是在某一时间点或在一个较短时间区间内收集医院感染资料的一种调查研究方法。这种方法可以反映医院现阶段医院感染的现状，同时可分析危险因素，寻找薄弱环节，以利于及时采取控制措施。医院可根据本医院的情况，定期对当前医院感染的情况进行横断面调查。横断面的调查工作量较大，但容易操作，结果出现得较快。

六、监测资料的有效利用

医院感染监测资料收集后，应加以分析和利用，以更好地为医院感染管理服务。

1. 预测医院感染的发展趋势 医院感染的监测资料可以帮助医院管理者和医生预测医院感染的趋向。例如，当现在某一科室的感染率远大于本地感染率，或耐药菌株发生变化等都预示着可能会出现医院感染的流行或暴发。

2. 评价医院感染管理的效果 通过监测资料，可以跟踪观察某项防治措施对医院感染发病率动态变化的影响，从而评价医院感染管理的效果。当某种防治措施实施后，剔除特别因素的影响，如果医院感染发病率下降明显，表明这项防治措施合理，医院感染管理有效。

3. 探索危险因素 利用医院感染监测的资料，可以帮助医院开展专题研究，寻找新的危险因素及其强度的变化，从而搞好医院感染的预防工作，做到防患于未然。

第四节　医院感染的预防和控制

医院感染管理重在预防。平时要做好医院各种医疗常规工作，搞好重点部位控制工作，防止医院感染的暴发和流行。

一、医院感染的暴发与流行

医院感染暴发是指短时间内在某一患者群体中突然发生数例（3 例以上）同种同源病原体引起的感染，也称病例集聚性发生。暴发是医院感染流行的一种方式。医院感染流行是指特定医院在某一时间段，某种医院感染病例不断发生，其发病率超过平时或前一年同期水平 2～3 倍的现象。

医院感染的流行和暴发不仅会给患者带来损害，也会给医院带来巨大损失，因此，加强预防和控制工作，防止医院感染的暴发与流行是医院感染管理的首要内容。

二、医院感染的预防

根据医院感染的流行病机理，医院感染也是由感染源、感染途径和易感人群三个基本环节组成的一个感染链，阻断三个环节中的任意一个环节都能控制医院感染的暴发与流行。积极预防是防止医院感染暴发与流行最有效也是最经济的手段。医院感染的预防包括常规预防和重点管理两大内容。

（一）常规预防

医院感染管理的常规预防应落实到医院管理和医务工作者的一切日常行为之中，具体内容包括以下几点。

1. 严格执行医疗器械、器具的消毒工作技术规范，医院使用的消毒药械、一次性医疗器械和器具应当符合国家有关规定。

2. 认真执行隔离技术规范，根据病原体传播途径，采取相应的隔离措施；要制定具体措施，保证诊疗环境条件、无菌操作技术和职业卫生防护工作符合规定要求，并对医院感染的危险因素进行监控。

3. 严格执行医务人员职业卫生防护工作的具体措施，提供必要的防护物品，保障医务人员的职业健康。

4. 按照《抗菌药物临床应用指导原则》，加强抗菌药物临床使用管理和耐药菌监测。

5. 搞好环境及卫生管理，并达到相应标准。其中重点是做好消毒隔离工作和无菌技术操作。消毒隔离的管理前面已经做了介绍，无菌技术操作应遵循以下原则。

（1）环境整洁，无菌操作前 30 分钟通风，减少走动，以降低室内空气中的尘埃。

（2）工作人员要修剪指甲，戴好口罩、帽子，必要时穿无菌衣，戴无菌手套，戴手套前按洗手制度规范洗手。

（3）无菌物品和非无菌物品要分别放置，无菌物品必须存放在无菌容器或无菌包内，无菌包外要注明物品名称、灭菌日期，物品按有效期或失效期先后顺序摆放。

（4）无菌物品的取拿：工作人员面向无菌区域，用无菌钳取无菌物品，手臂需保持在腰部水平以上，注意不可跨越无菌区域。无菌物品一经取出，即使未用也不可放回无菌容器内。

（5）抽出的药液、开启的静脉输注用无菌液体需注明时间，超过两小时后不得使用。置于无菌储槽中的灭菌物品，一经打开，使用时间最长不得超过24小时。

（6）保持无菌操作，不可面对无菌区谈笑、咳嗽、打喷嚏。怀疑无菌物品被污染，不可使用。

（7）一人一物，无菌用品和一次性医疗用品不得重复使用。

（二）搞好重点科室的医院感染管理

1. 手术室预防和控制感染的措施

（1）布局合理，建筑要符合功能流程和洁污分开的要求，分污染区、清洁区、无菌区，区域间标志明确。

（2）手术室设一般手术间、隔离手术间，每一手术间限置一张手术台。

（3）感染性手术用品单独处理，用后进行双消毒；手术器械用压力蒸汽灭菌或环氧乙烷灭菌，尽量不用化学消毒剂浸泡处理，要加强消毒灭菌质量监测；麻醉用器具应定期清洁消毒，接触患者的器具应一用一消毒。

（4）严格执行消毒隔离和卫生制度，坚持湿式清扫，手术间每日用紫外线照射1~2次，每周有固定卫生日。

（5）严格限制手术室内人员，尽量避免非手术人员进入，有皮肤感染者不得参与手术室的工作，有较重传染病者应调离手术室。

（6）洗手刷应一用一灭菌，采用压力蒸汽灭菌或环氧乙烷灭菌。

（7）严格遵守消毒灭菌制度及无菌操作规程。

2. ICU预防和控制感染的措施

（1）布局合理，室内分治疗区和监护区，配流动水洗手设施，每日进行空气消毒。

（2）感染患者与非感染患者分开安置，特殊感染患者单独安置，应有相应的隔离措施，控制交叉感染。

（3）加强消毒与管理，严格执行无菌操作，认真洗手或消毒，尽量使用一次性医疗卫生用品。

（4）加强抗感染药物应用管理，防止患者发生菌群失调。对特殊感染或高度耐药菌感染患者，严格消毒隔离措施。

（5）严格探视制度，限制探视人员。进入人员应更换清洁的隔离衣，戴好帽子和口罩，更换拖鞋，洗手；患有感染性疾病者，不得进入。

3. 治疗室、处置室、换药室、注射室预防和控制感染的措施

（1）室内布局合理。无菌物品按灭菌日期依次放入专柜，过期需重新灭菌。室内

设有流水洗手设备。

（2）医护人员进入室内，应衣帽整洁，严格执行无菌技术操作规程。

（3）无菌物品必须一人一用一灭菌。抽出的药液、开启的静脉输入用无菌液体需注明时间，超过两小时后不得使用。

（4）无菌持物钳采用干罐保存，每6小时更换1次，更换后将持物钳及其容器送供应室高温压力灭菌。

（5）治疗车上物品应排放有序，上层为清洁区，下层为污染区，进入病室的治疗车应配有快速手消毒剂。

（6）每日地面湿式清扫，感染性敷料应放在黄色垃圾袋内及时焚烧处理。

4. 消毒供应室预防和控制感染的措施

（1）周围环境无污染源。

（2）内部布局合理，分污染区、清洁区、无菌区，三区划分清楚，区域间应有实际屏障；路线及人流、物流由污到洁，强行通过，不得逆行，天花板、墙壁、地面等应光滑、耐清洗，避免异物脱落。

（3）有物品回收、消毒、洗涤、敷料制作、组装、灭菌、存储、发送全过程所需要的设备和条件。

（4）应配备压力蒸汽灭菌器，有相应通风降温设备。消毒员需经培训合格后方可上岗，消毒过程有监测记录。

（5）设有无菌间存放无菌物品，每日紫外线消毒，灭菌合格物品应有明显的灭菌标志和日期。

（6）下收下送车应严格分开，每日清洁消毒、分开存放。

（7）专人负责一次性使用无菌医疗用品的领取、发放、集中回收毁形处理，并有记录。

5. 内镜室预防和控制感染的措施

（1）对相关人员进行内镜清洗消毒方面的知识培训，要求严格遵守有关规章制度。

（2）工作人员在清洗消毒内镜时，应穿戴必要的防护用品，如手套、围裙等。

（3）凡进入人体无菌组织器官的内镜（宫腔镜、腹腔镜）必须灭菌，凡穿破黏膜的内镜附件（活检钳、高频电刀）必须灭菌，凡与人体黏膜接触的内镜，必须高水平消毒。

（4）硬式内镜的清洗步骤为水洗、酶洗、清洗。消毒、灭菌方法包括压力蒸汽灭菌、2%戊二醛浸泡及环氧乙烷灭菌。

（5）做好消毒工作，消毒剂浓度必须每日监测并做好记录，以保证消毒效果。消毒剂使用时间不得超过产品说明书规定的使用期限。消毒后内镜每季度进行生物学监测，不能检测出致病菌；灭菌后内镜每月进行生物学监测，要求无菌检测合格。

（6）做好内镜清洗消毒的登记工作，登记内容包括患者姓名、使用内镜编号、清洗时间、消毒时间及操作者姓名。

6. 产房预防和控制感染的措施

（1）周围环境必须清洁、无污染源，布局合理。

（2）使用专用工作服及拖鞋，外出更换，并定期刷洗消毒。

（3）严格探视制度，探视者应着清洁服装，洗手后方可接触婴儿。

（4）严格执行消毒隔离和卫生制度，坚持湿式清扫，分娩室每日用紫外线照射1～2次，每周有固定卫生日。

（5）工作人员应定期进行体检，凡皮肤化脓及其他传染病患者，应暂时停止与婴儿接触。

（6）产妇产前应做乙肝、丙肝病毒等HIV等有关实验室检查，阳性者应隔离待产、分娩，按隔离技术规程护理和助产。

7. 血液净化室预防和控制感染的措施

（1）建立健全消毒隔离制度。对血液透析机定期消毒，严格监测，透析器、管应一次性使用。

（2）进入血液净化室应更衣、换鞋、戴帽子、戴口罩，严格洗手。

（3）工作人员定期体检，操作时必须注意消毒隔离，加强个人防护，必要时注射乙肝疫苗。

（4）应对患者常规进行血液净化前的肝功能、肝炎病原学检查，传染病患者血液净化在隔离净化间进行，固定床位，专机透析。急诊患者应专机透析。

（5）加强对透析液制备、输入过程的质量监测，对透析中出现发热反应的患者，应及时进行血培养，查找感染源，及时采取控制措施。

加强医院的感染管理必须各级重视，人人参与，在常规预防的基础上加大重点科室的管理，做到预防与控制相结合，全面控制与重点控制相结合。

【思考题】

1. 什么是医院感染？

2. 为什么会发生医院感染？

3. 医院感染管理的内容有哪些？

4. 医院感染监测的方法有哪些？

5. 医疗废物管理应注意什么？

第十章　医院药事管理 ▷▷▷▷

【教学要求】

1. 掌握　医院药事管理的概念，国家对医院药剂管理的相关规定。

2. 熟悉　医院药事管理委员会的职责，医院药事管理的内容，调剂业务工作管理的流程。

3. 了解　医院药事管理组织的性质和任务，医院药学的基本组织构架。

课程导入

多家医院改善药事服务

为了提高药事管理效率，多家医院利用互联网＋医疗技术改善药事服务，包括医生处方的前置审核、上线自动摆药机、自动发药设备、启动中药物流配送等。

某医院每天有 1 万多人次的门急诊患者和近 2000 人的住院患者，目前所有处方100% 经过合理用药审核。为此，医院试点上线处方前置审核软件，实现先审方、后发药。医生在电脑上开出处方，点击提交，软件即刻进行审核，通过审核的处方，才会进入下一个缴费、取药环节；没有通过审核的处方，无法缴费，更不可能被患者取走。经过这样的举措，门诊处方不合理率大幅下降，患者用药更加安全。

医院与大药房、快递公司和支付宝合作，开通了"医院草药直达送物流平台"。医生开具处方，经药师审方后，电子处方信息实时传递至信息系统，进行配药、煎药；患者可以在手机上填写配送信息并提交，草药即可通过快递配送至家中。"直达送"模式简化了窗口人员的工作流程，保证了患者处方信息的精准。传统模式的草药方配药，患者在门诊等待药房抓药需两个小时，如代煎需 4 个小时；"直达送"模式患者无需在医院等待，药品配送到家，减少了患者等待取药时间和往返医院取药的麻烦。

多家医院药剂科引入全自动摆药机。药品信息录入系统后，自动摆药机通过药品条形码自主识别信息，自动调配药品，药师负责审核，极大地降低了处方调配的差错率。有的医院还在门诊药房实行预调配制度，让药"等"患者。设备的控制系统自动接收处方信息，从患者缴费到药房调配完成平均只需要 3~5 分钟。自动化的快速出药系统，使以往的"人等药"变为了"药等人"，大大提高了服务效率。

（资料来源：徐晶晶. 医改新政实施后　北京多家医院改善药事服务. 北京晨报，2017－05－03.）

案例讨论

1. 医院药剂科药事管理的重要性及管理内容。

2. 信息化管理在医院药事管理中的必要性。

3. 如何利用信息化提升医院药事管理与服务水平。

医院药事管理学是药学与管理学、社会学、医学、法学、经济学、心理学及行为科学等学科相互渗透和相互结合而形成的一门边缘学科。医院药事管理学是医药卫生事业管理学的一个重要分支。医院药事管理学的形成和发展，推动了药学事业的发展，其理论对药事管理的实践活动具有重要的实际意义和指导意义。

第一节　概述

药品是人类与疾病做斗争的重要武器。药品有防病治病的积极作用，但使用和管理不当则会引起药物中毒或药源性疾病等，因此必须对药品研发、保存、使用进行科学管理，做到合理科学用药。医院是药品使用的主要部门，医院药事管理是整个药事管理中的重要环节。

一、医院药事管理的概念

医院药事管理又称医疗机构药事管理。传统的医院药事管理主要是指采购、贮存、分发药品的管理，自配制剂的管理，药品的质量管理和经济管理等，即对物的管理。随着现代医药卫生事业的发展，医院药事管理的重心从对"物"的管理逐步转变为重视"人"用药的管理，即以患者合理用药为中心的系统药事管理。

与药品的生产、经营管理均须实施规范化一样，世界各国均对药品使用进行规范化管理。1993 年，世界卫生组织（WHO）在日本东京召开药学国际会议，向世界各国政府推荐了"优良药房工作规范"（good pharmacy practice，GPP）。在药品使用各个环节上均要实施规范化管理，而且强调药学要面向社会拓展服务内容，这是 21 世纪医院药事管理的努力方向。

二、医院药事管理的内容

医院药事管理是由若干互相联系又有区别、互相制约的部门管理和专业管理构成的一个整体。医院药事管理的内容主要包括以下几方面。

1. 组织管理　包括医院药剂科（部、处）的组织体制、人员配备和各类人员的职责等。

2. 药品供应管理　包括药品采购、贮存、供应等。

3. 调剂业务管理　药品从医院转移给患者的过程管理，是药品使用的重要环节。

4. 自配制剂管理　按医疗机构自制制剂有关规定进行严格管理。

5. 药品质量和监督管理　包括药品检验、合理用药和特殊药品使用的监督管理。

6. 临床药学业务管理　包括药品安全性、有效性、合理性的评价和管理等。

7. 药物信息管理　为医护人员和患者提供用药咨询。

8. 其他科研管理   包括经济管理、各类人员的培训和继续教育管理等。

三、医院药事管理委员会

为了协调和指导全院计划用药、合理用药，对医院药事各项重要问题做出专门决定，并使药品在各个环节上加强科学管理，县以上医院（含县）应成立药事管理委员会。在日本称之为药事委员会或药品选用委员会，英、美则称为药学和治疗委员会（pharmacy and therapeutic committee）。医院建立药事管理委员会，在密切医药关系、充分发挥科学管理作用、避免药物滥用和浪费、提高药物的使用质量及保证临床治疗效果和安全等方面都有重要作用。

（一）医院药事管理委员会的组成与行事准则

1. 医院药事管理委员会的组成   药事管理委员会一般由 5 ~ 11 人组成。设主任委员 1 名，由院长或业务副院长担任；副主任委员两名，分别由药学部（药剂科）主任和医务处（科）主任担任；委员由有关业务、行政和主要临床科室专家担任。药事管理委员会的成员由院长提名，经院务会讨论通过后向全院公布，并报卫生行政部门备案。

2. 医院药事委员会的行事准则   药事委员会的全体委员在审评药品、合理用药、药物评价等问题上要廉洁奉公，以科学的态度，本着对患者、对医院负责的精神，公正、公平、客观地行使自己的权力。

（二）医院药事管理委员会的职责与任务

医院药事管理委员会主要有以下工作职责。

1. 贯彻执行《药品管理法》，组织制订本院相应的规章制度，监督各科对《药品管理法》的执行情况。

2. 制订本院基本药品目录和处方手册，并定期进行修订，审定增加或淘汰的药品品种。

3. 根据医院用药品种目录，检查审定各科用药计划。审核本院临床科室提出的购入新药和配制新制剂的申请，并按有关规定报请备案或批准。

4. 监督全院临床各科的合理用药，组织评价新老药物的临床疗效和不良反应，提出淘汰药品意见。研究预防医疗事故和药源性疾病的措施，确保患者安全和有效用药。

5. 定期组织检查各科毒、麻、精神及放射性等药品的使用和管理情况，发现问题，及时纠正。

6. 及时研究解决本院医疗用药中的问题。

7. 支持医院药学的学科发展和药学部（药剂科）的工作，指导和协助中西药物制剂的研究开发。

8. 编辑出版医院药物信息通讯。

第二节　医院药事管理组织

一、药学部（药剂科）性质

医院药学部（药剂科）是医院药品和药事管理的职能部门，在院长的领导下开展工作，是医院的技术职能科室，具有专业技术性、信息指导性、技术经济管理性、行政职能性和工作多重性的特点。

1. 专业技术性　药学部（药剂科）的调剂、制剂、药品检定、临床药学、临床药理等都是专业性很强的业务工作，随着科学技术和医药学的发展，专业分工越来越细，它的专业技术性也更为突出。

2. 信息指导性　信息化是现代社会的大趋势。信息是医院药学整个工作中最基本、最活跃的因素，医院药学技术人员要充分运用药学专业知识、先进的检测手段、治疗药物浓度监测和所掌握的有关药学的各种资料信息，向医师、护士和患者提供药物信息及咨询服务，参与临床药物治疗工作，提出合理选药和用药意见，以提高医院的用药水平。

3. 技术经济管理性　药学部（药剂科）的采购和药品科（药库）的管理、供应、统计等工作都属技术经济管理的内容。药学部（药剂科）药品的收入，占医院全部收入的35%~50%，如何合理使用这笔巨额经费，对医院、对医院药学的发展和提高都具有重要意义。随着医疗卫生体制改革和城镇职工基本医疗保险制度改革的实施，在推行区域卫生规划，合理调整和配置卫生资源的同时也要合理调整医院经费收入和支出结构。药品收入占医院经费总收入的比例将会逐步降低，这是正常合理的趋势。这就要求药学部（药剂科）加强科学管理，转变观念，树立市场意识，引入竞争机制，推行优质、高效、低耗的管理模式，科主任和全科技术骨干要向技术经济管理型过渡，以提高药学服务的社会效益和经济效益。

4. 行政职能性　在院长领导下，组织实施药政法规的执行和监督，以及药品经济的运行管理。医院药学部（药剂科）既是《药品管理法》和有关药政法规的执行者，又要接受卫生行政及有关部门的监督检查，接受药事管理委员会的委托，监督检查医院各科室贯彻执行药政法规和药品使用的情况，并及时向院领导和药事管理委员会提出改进或处理意见。

5. 工作多重性　药学部（药剂科）工作中既有大量的行政职能科室性质的工作，又有采购供应带有事务性的经济性工作，还有很多专业技术性强的业务工作；药学部（药剂科）主任既要管人，又要管技术，还得管经济。这充分显示出药学部（药剂科）工作的多重性，也说明药学部（药剂科）工作的难度较大。

二、医院药学部（药剂科）的任务

医院药学部（药剂科）在行使管理职能时需要完成以下任务。

1. 在院长领导下贯彻执行《药品管理法》及有关法规、规章，建立健全本院药品监督管理制度，并有权检查、监督本院各医疗科室合理使用药品情况，确保安全、有效，严防浪费。

2. 根据医疗和科研需要，编制本院的基本用药目录，经批准后组织采购，做好药品保管、供应及账卡登记等工作。

3. 及时、准确地调配处方，按照临床需要制备制剂、加工炮制中药材。

4. 建立健全药品质量监督检验制度，对药品质量进行严格检查，不合格的药品不准使用，保证临床用药安全、有效。

5. 运用新理论、新技术，积极研制临床需要的中、西药新制剂，为临床患者提供疗效好、不良反应小的药品。

6. 做好用药信息咨询工作。介绍新药，协助临床做好新药的临床研究和药品疗效评价工作。收集药品不良反应，及时向上级有关部门报告，将淘汰及新增药品的技术资料提供给药事管理委员会。

7. 做好治疗药物监测工作，协助医师制订个体给药方案，力求达到提高疗效，降低不良反应（主要指毒副作用），确保患者用药安全、有效。

8. 承担医药院校学生的教学任务、在职人员培训和基层单位的技术指导。

三、医院药学部（药剂科）的设置与人员配置

（一）机构设置与人员编制原则

药学部（药剂科）机构的设置与人员编制，应根据医院的任务、规模、性质和药学部（药剂科）专业发展等因素综合考虑，要遵循下列原则。

1. 根据医院实施"以患者为中心"服务思想的需要　虽医院类型各异，规模大小不等，但药学部（药剂科）基本任务大致是相同的。进行组织机构与人员编制时，要以患者为中心，保证医疗中心任务的完成，为患者提供全方位的药学服务，开展临床药师工作。

2. 根据医院功能的需要　现代医院的主要功能是医疗、预防、康复、教学和科研，但各医院的模式、专业、功能等不完全相同。因此，药学部（药剂科）在机构设置与人员编制时，应依据医院的不同等级、不同任务、不同的性质、不同的功能和不同的条件等实际情况来确定。

3. 根据医院工作量的需要　工作量主要是医疗、教学和科研任务量。根据医疗任务量的大小，决定药学部（药剂科）的调剂、供应任务和其他工作量。

4. 根据医院药学发展的需要　相关基础科学的发展，为医院的药学发展提供了理论和技术条件，药学部（药剂科）在进行机构设置与人员编制时要根据动态发展原则，及时进行调整。

5. 根据我国的实际情况　目前，我国的社区医疗服务尚处于发展初期，城镇医院门诊工作量大，但临床药学工作开展得尚不普遍，这一因素需加以考虑。

（二）医院药学部（药剂科）的机构设置

国家卫生主管部门对医院药事管理机构的设置尚无统一硬性要求，可根据各医院具体情况而定。卫生部 1989 年 3 月 24 日公布的《医院药剂管理办法》第三章规定："医院药剂科（部或处）根据医院规模设中、西药调剂、制剂，中、西药库，药品检验，药学研究，临床药学，信息资料等专业科室，并设科室主任。"据此医院的药学部（药剂科）设置应按照医院分级管理原则，综合性医院的药学部（药剂科）机构设置可参考以下方式。

1. 分级管理的"三级医院" 包括中央及省、自治区、直辖市级医院和省、自治区、直辖市级医学院附属医院及部分市属医院宜设药学部、下设二级科，如调剂科、制剂科、药品科、药品质量检验科（质检科）、临床药学研究室、临床药理研究室、电子计算机室等。由院长领导，二级科主任由药学部主任提名，院长聘任（图 10 - 1）。

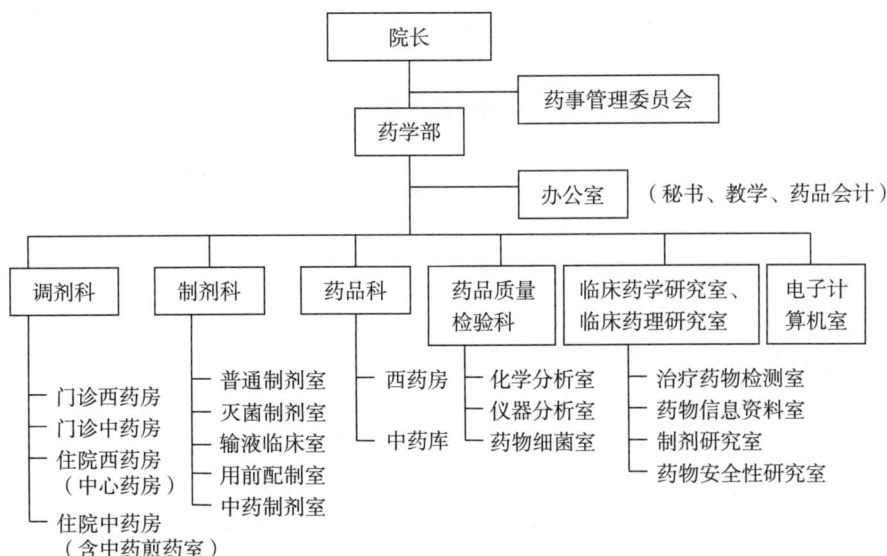

图 10 - 1 医院药事管理组织结构图

2. 分级管理的"二级医院" 直辖市属区、县医院，省、自治区地区（州）或相当于地区医院一般可设药剂科，下设调剂组、制剂组、药品供应组（药库）、药品检验室、临床药学组等。药剂科由院长领导，各组组长由科主任提名，院长批准后聘任，其待遇与病房护士长相同。

3. 城镇的"一级医院"和部分"二级医院" 将其纳入社区医疗服务系统，县级医院可设药剂科，下设西药调剂组、中药调剂组、制剂组、药检临床药学室和药品库等，主要任务是保障供应安全有效和价格合理的药品，做好合理用药和药物咨询，对医院制剂进行控制和监督。

（三）医院药学部（药剂科）的人员配置

1. 卫生部、劳动人事部于 1978 年颁布的《综合医院组织编制原则试行（草案）》

规定，综合医院药剂人员占全院卫生专业技术人员的8%。1989年卫生部颁布的《医院药剂管理办法》中规定：药剂科（或部、处）所需财会、统计、划价及清洗用具、消毒、蒸馏等非药学技术人员应由医院按实际需要另增，不在药学专业技术人员编制之内。2011年3月1日起施行的《医疗机构药事管理暂行规定》第三十三条规定，医疗机构药学专业技术人员不得少于本机构卫生专业技术人员的8%。随着医院药学的发展，医院药学的内涵不断丰富，药学部（药剂科）需及时调整人员安排。

2. 原卫生部、劳动人事部于1986年颁布的《全国中医医院组织机构及人员编制标准（试行）》方案规定：150张床位以下的医院，药剂人员占全院卫生专业技术人员的23%；151～250张床位的医院，药剂人员占全院卫生专业技术人员的21%；251～300张床位的医院，药剂人员占全院卫生专业技术人员的17%；351张床位以上的医院，药剂人员占全院卫生专业技术人员的16%。财会、统计、划价及清洗用具、消毒等人员按实际需要另增。

第三节　处方与调剂管理

调剂工作是医院药剂科在药品使用过程中极为重要的业务工作，工作量约占整个业务的50%～70%；是药剂科直接面对临床、患者的服务窗口；是联系患者与医护人员共同完成医疗过程的桥梁与纽带。调剂业务管理状况对药品使用过程的质量保证、医疗质量的优劣甚至医院的声誉有直接的影响。

调剂管理的目的：一方面是充分发挥调剂技术，保证配发给患者的药剂准确无误，质量优良，使用合理；另一方面是提高配方速度，缩短患者等候时间，改进服务态度，为患者提供优质服务。

《医院药剂管理办法》规定："调剂应严格执行操作规程，认真审查，坚持核对，药品外包装应注明品名、服法、用量，并交待注意事项。""对违反规定，滥用药品，有配伍禁忌、涂改及不合理用药的处方，药剂人员有权拒绝调配，情节严重者应报告院领导及卫生行政部门检查处理。"由此可见，调剂工作有很强的专业性和服务性，必须加强管理。

一、处方管理

（一）处方的含义

处方是医师为患者防治疾病需要用药而开具的书面文件。它既是药剂调配、发药的书面依据，也是统计调剂工作量、药品消耗数量及经济数据等的原始资料；当发生药疗事故或经济问题时，又是追查医疗责任、承担法律责任的依据。因此处方具有法律、技术和经济等多方面的意义，必须认真调配，仔细核对，防止差错，并加以妥善保管，每日进行分类统计，做好登记。

（二）处方的内容

处方包括前记、正文和签名三部分。处方前记包括医疗单位全称，患者姓名、性别、年龄，科别，门诊号或住院号，处方日期等。认真填写前记内容便于结合患者的情况审查处方，避免差错，也便于与患者联系。正文包括药品名称、剂型、规格、数量、使用剂量和给药方法，麻醉药品还要写明诊断。正文内容是处方的核心，开具和配方发药要加强复核，避免差错。签名包括处方医生签名、配方人和检查发药人签名，以示对患者的负责。

（三）处方的权限

凡在职医生符合任职条件，经院领导批准后方有处方权。具有处方权的医生所开具的处方才能有效。实习医生不得单独行使处方权，必须同时有带教医生签字后，处方才能生效。进修医生及临床研究生经院领导审批同意后方可独立开具处方，其他人员均无处方权。有处方权的医生需将本人签字或印章留存于药剂科。

（四）处方的书写

处方必须书写清楚、正确，内容完整、无缺、无误才能调配。处方如有修改，处方医生要在修改处签字，方可生效。调配处方时，如发现处方书写不符合要求或有差错，药剂人员应与医师联系，更改后再调配，不得擅自修改处方。

处方中所用的药名可用中文或外文名，一般以《中国药典》和国家药典委员会编辑的《药品词汇》为准。上述资料未收载者，可参照其他有关资料，写常用名称。普通药品的开具可以用缩写，但缩写不得引起误解，特殊管理药品的开具应写全名。处方剂量一律以公制表示，如克（g）、毫克（mg）、微克（μg）、毫升（mL）等。处方使用的剂量应为常用量，如超过常用量，医师在剂量旁签字后方可调配。

（五）处方的限量

为防止药品浪费和药疗事故，每张处方均有限量规定，一般门诊、急诊患者每张处方为 3 日用药量，慢性病为 1 周的用药量，癫痫、结核、高血压等慢性病为两周的用药量，特殊管理的药品要严格按有关规定执行。

（六）处方的有效时间

为避免病情变化，急诊处方当日有效，门诊处方原则上当日有效，必要时可保持 1~3 天的有效时间。过期处方需经原开方医生重新签字后方可调配。

（七）处方的保存期限

普通药品处方保存 1 年，毒性药品、精神药品处方保存两年，麻醉药品处方保存 3 年。

二、调剂业务工作管理

(一) 调剂的概念

调剂指配药，或配方、发药，又称调配处方。调剂是专业性、技术性、管理性、法律性、事务性、经济性综合一体的活动过程，也是药师、医生、护士、患者（或其家属）、药剂人员等协同活动的过程。医院药学部（药剂科）的调剂包括中、西药的门诊调剂，急诊调剂和中、西药的住院调剂。

调剂管理可概括为运转管理和技术管理。运转管理包括处方笺处理的合理化、分装的机械化、候药室管理、账卡管理、处方笺统计、环境和人员管理等。技术管理主要包括从处方接收至发药全过程技术方面的管理，以及对差错事故的处理管理。调剂管理是本节讨论的主要内容。

(二) 调剂的流程

调剂的基本流程如图 10 – 2 所示。

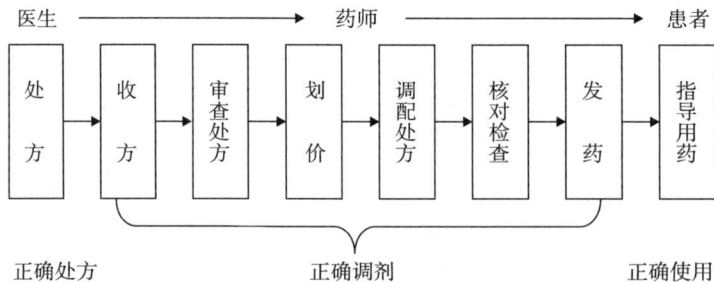

图 10 – 2　调剂的基本流程

1. 收方　包括从患者处接收处方，从病房医护人员处接收处方。

2. 审查处方　重点审查药品名称、用药剂量、用药方法、药物配伍变化和合理用药等。

3. 划价　药房为药方计价。

4. 配方　调配药剂或取出药品。

5. 核对处方　核对药名、含量、用法、用量、患者姓名、年龄等。

6. 发药　发药并详细交代服药方法、注意事项和答复询问等。

调剂过程要严格执行"三查七对"：查处方，对科别、对患者姓名、对年龄；查药品，对含量、对用法、对瓶签；查禁忌，对用量。协作配方时，调配人（收方、审方、配药）、核对发药人（再审方、复核、发药）双签字或独立配方时，单人双签字。

(三) 中药调剂

中药处方调配是以中药为对象。中药处方与西药处方有许多不同，要保证配方质量，必须做好以下工作。

1. 备药　中药调剂室领用待发的中药饮片、中成药、包装材料袋等都必须符合《药品管理法》及药品标准的有关规定。中成药必须有批准文号、生产日期，外观质量合格、无破损，在有效期内，方能调配；中药饮片外观、性状符合要求，炮制"火候"适当，无虫霉鼠耗现象；中药包装袋无灰尘、无污染，方能装药。凡发现药品有质量问题，不得领用。药品的补充品种要根据日消耗量统计或柜、箱架上定位药品的查看为准，及时补充，发现吸潮、变色、结块、蛛网、虫霉现象及时养护处理。贵重、毒性药品应单独加锁保管。

2. 处方审查　中药处方是在中医辨证论治的基础上，由几种甚至几十种药物组成的方剂。处方中君臣佐使的构成，是根据药物在方中所起作用的主次、药量的多寡、药力的大小来确定的。因地区用药习惯的不同，配方时全靠中药知识和经验去判断正确与否，因此处方审查应由理论和实践经验丰富的中药技术人员承担。

处方审查的主要内容：①处方的前记是否写全、写明。②药名、剂量、剂数、用法、用量是否写清。③有无配伍禁忌，如"十八反""十九畏"及妊娠用药禁忌等。④有无短缺的药物。如有上述问题，及时与处方医生联系处理。如有需另包、特煎的药物，则需在药物旁做出明显的标记，提示调配时注意。

3. 处方调配（配方）　配方习称抓药，是指把贮于格斗内的饮片或中成药，按处方要求（剂量、剂型、炮制规格等）调配齐全，集合一处的操作方法，是调剂工作程序的关键环节。配方人员接方后，要注意审阅处方是否收费或记账。检查调配用具后按调配规则要求操作。调配完毕后自行检查核对，根据处方填写中药包装袋，同时在处方上签名。

4. 复核（核对）发药　复核是在配方人员调配完处方后进行的，核对无误后，由核对人员签字，然后分别包装扎牢，按规定发给患者，并向患者交代煎法、服用方法、饮食禁忌等。核对发药是保证配方质量、确保用药安全的有效措施，是技术性、责任心很强的工作，必须由有中药鉴定实际经验的中药技术人员承担。

（四）协定处方及单元调剂

1. 协定处方　医生和药师根据临床医疗需要，结合本院用药经验，整理选定一批处方，经医院药事管理委员会审查和院领导批准后，方可作为本院常规处方。

（1）协定处方的内容　包括处方的成分、含量、制法、用法、包装、规格、数量等。

（2）协定处方的优点　①提高工作效率，节省医生开方时间，也便于药剂人员预先做好准备工作，减少临时配方的时间，缩短患者候药时间。②保证配方质量。协定处方是经过反复研究、试用后确定的，可以避免配伍禁忌和临时开方的疏忽。药学部（药剂科）可根据用药量事先大量配制和分装，经过检验或核对，减少每张处方临时调配所造成的差错。③防止药品浪费：协定处方的组成优化且限定数量，不仅可避免多开和滥用药物，减少浪费，而且有利于防止药物的相互作用和不良反应。

应用协定处方并不限制医生临时开方、灵活用药。根据病情的需要，医生可随时给予其他药物补充或支持。

2. 单元调剂（unit dose dispensing，UDD） 是针对住院患者用药采用单元调剂，即单位剂量调剂。目前美国、日本的大多数医院都采用这种方法。单元调剂要求发给住院患者服用的固体药品均以单位剂量（如每1片）用铝箔、塑料薄膜进行包装，上面标有药名、剂量，便于药师、护士及患者自己进行核对，避免了过去发给患者的散片无法识别、无法核对的缺点，从而保证所用药品正确无误。

第四节 医院药剂管理

一、药品管理

（一）药品管理的内容与目标

药品管理主要是指对医院医疗、科研所需药品的采购、储存、分配、使用的管理。从管理对象来看可分为：一般医疗用药品管理；麻醉药品、精神药品和毒性药品管理；科研用药，特别是研究中新药的管理；中药材（中药饮片）管理等。

药品管理的主要目标：①保证医疗、科研所用药品供应及时、准确无误。②贯彻国家药事法律、法规，保证所供应药品质量好，安全有效。③符合医疗单位经济、财政管理政策和新时期医疗卫生改革政策，注重社会效益与经济效益结合，不以营利为目的；贯彻减轻患者和国家负担、医疗单位和药房有一定经济效益原则。

在药品经济管理方面，卫生部明确规定，医院对药品的管理要实行"金额管理，重点统计，实耗实销"的管理办法。根据药品的特点，目前一般医疗单位都对药品实行三级管理。

一级管理

范围：麻醉药品和毒性药品的原料药。

管理办法：处方要求单独存放，每日清点，必须做到账物相符，如发生药品缺少时，要及时追查原因，并上报领导。

二级管理

范围：精神药品、贵重药品及自费药品。

管理方法：专柜存放，专账登记。贵重药品要每日清点，精神药品定期清点。

三级管理

范围：普通药品。

管理方法：金额管理，季度盘点，以存定销。

（二）药品有效期的管理

普通药品在正常的贮存条件下能较长期地保持其有效性，但抗生素、生物制品、生化药品等一些不稳定的药品却只能在一定的期限内保证其有效性及质量，根据稳定性试验和留样观察，国家对此类药品规定了具体的有效期限。1995 年卫生部《关于执行〈中华人民共和国药典〉1995 年版有关事宜的通知》中，对药品的有效期等做出了明确规定。

1. 药品有效期的定义　药品有效期是指药品在一定的贮存条件下，能够保持其质量的期限。通常有效期要在直接包装药品的容器上或包装上标明。《药品管理法》规定，超过有效期的药品为劣药，销售或给患者使用劣药是违法行为。

2. 有效期的表示方法　药品有效期的计算是从药品的生产日期（以生产批号为准）算起，要列有效期的终止日期。有效期的表示方法有 3 种。

（1）直接标明有效期　如某药品的有效期为 2016 年 10 月 15 日，表明本品至 2016 年 10 月 16 日起便不得使用。国内多数药厂使用这种方法。

（2）直接标明失效期　如某药品的失效期为 2016 年 10 月 15 日，表明本品至 2016 年 10 月 14 日起便不得使用。一些进口药品多使用这种方法。

（3）标明有效期年限　此可由批号推算有效期。如某药品批号为 990514，有效期为 3 年。由批号可知本产品为 1999 年 5 月 14 日生产，有效期为 3 年，表明本品可使用到 2002 年 5 月 13 日为止。

（三）中药材的养护管理

中药材种类繁多，性质各异，如吸湿、怕热、具有挥发性等，保管不当，极易发生霉变、虫蛀、失性、泛油、变色等现象而影响药材质量甚至完全失效。因此，对中药材要根据其特性加强养护管理，这是保证中药使用质量的基本措施。

中药材变质的主要原因，除空气、湿度、日光和温度等因素的影响外，还会受昆虫、微生物的侵袭和鼠害的威胁。为了使中药材的外部形态和有效成分在储存期间尽量不发生变化，必须掌握各种中药材的性能，摸清各种变化规律，采取合理的管理措施。其中以防止霉变及防止虫害两项更为重要。

特殊类药材，如细、稀、贵、毒、剧毒药材，要有安全可靠的设备，并根据国家有关规定专人、专柜、专锁、专处方、专账管理。

（四）危险药品的管理

1. 危险药品的概念　危险药品是指受光、热、空气、水分、摩擦、撞击等外界因素的影响而容易引起燃烧、爆炸或具有强腐蚀性、刺激性、放射性及剧烈毒性的物质。如高锰酸钾与有机物摩擦能燃烧爆炸；乙醚、石油醚等液体易挥发可燃；无机酸类或氢氧化钠等与人体接触可腐蚀皮肤；放射性同位素过量照射人体会引起放射病；特别是像氰化物（钾、钠）、亚砷酸及其盐类具有极毒性和杀伤性，对人体危害极大。这些物质在医院药剂科、药检室、临床检验科等科室都有使用的机会。有些化学试剂亦属危险品，如果处置、保管不当，也会引起严重后果，必须严格管理。

2. 危险药品的管理　这类药品要有专人管理，严格验收及领发制度。10 项管理措施：①熟悉性质。②分类保管。③堆放稳固。④包装严格。⑤通风降温。⑥严禁明火。⑦防爆装置。⑧安全操作。⑨耐火建筑。⑩有消防设备。

（五）特殊药品的管理

特殊药品的管理是指对麻醉药品、精神药品、毒性药品及放射性药品的管理。根据《药品管理法》的规定，国务院先后颁布了《麻醉药品管理办法》（1987 年 11 月）、《医疗用毒性药品管理办法》（1988 年 11 月）、《精神药品管理办法》（1988 年 12 月）及《放射性药品管理办法》（1989 年 1 月），严防因管理不善或使用不当而造成危害。医院是特殊药品采购、使用量最多的单位，必须严格贯彻执行相关规定，加强特殊药品的使用管理工作。

1. 麻醉药品的管理　麻醉药品是指连续使用后易产生依赖性、能成瘾癖的药品。其管理要点如下。

（1）麻醉药品只能用于本院医疗、教学和科研所需，要正确合理使用，严防患者产生依赖性，杜绝事故漏洞。

（2）医务人员必须具有医师以上专业技术职务并经考核能正确使用麻醉药品，才有麻醉药品处方权。

（3）麻醉药品必须使用专用的处方笺，并有医师的签章，配方人员也要双签字，并建立麻醉药品处方登记册。医务人员不得为自己开处方使用麻醉药品。

（4）麻醉药品处方限量。每张处方注射剂不得超过两日常用量，片剂、酊剂、糖浆等不得超 3 日常用量，连续使用不得超过 7 天。经县以上医疗单位诊断确需使用麻醉药品止痛的危重患者，可按规定手续办理《麻醉药品专用卡》，凭卡到指定医疗单位开方取药，1 次取药最多为 5 日常用量。

（5）麻醉药品要有专人负责、专柜加锁、专用账册、专用处方、专册登记。处方保存 3 年备查。

对违反规定、滥用麻醉药品者，药品管理人员有权拒绝发药并及时向上级报告。

2. 精神药品管理　精神药品是指直接作用于中枢神经系统，使之兴奋或抑制，连续使用能产生依赖性的药品。其管理要点如下。

（1）精神药品只准在本院使用，医生应当根据医疗需要合理使用，严禁滥用。

（2）精神药品处方限量。除特殊需要外，一类精神药品，每次不超过 3 日常用量；二类精神药品，每次不超过 7 日常用量。处方留存两年备查。

（3）医疗单位要建立精神药品收支账目，按季度盘点，做到账物相符。发现问题，立即报告当地药品监督管理部门，药品监督管理部门对此及时查处。

3. 毒性药品的管理　医疗用毒性药品（简称"毒性药品"），系指毒性剧烈、治疗量与中毒剂量相近，使用不当会致人中毒或死亡的药品。

（1）毒性药品的品种范围　根据国家规定，目前我国毒性药品的管理品种中，有毒性中药 27 种（指原药材及其饮片），毒性西药 11 种（指原料药）。上述中西毒性药品一般不包括其制剂，单方制剂某些地方有规定的，按地方规定办理。

毒性中药品种，包括砒石（红砒、白砒）、砒霜、生川乌、生马钱子、生甘遂、雄黄、生草乌、红娘虫、青娘虫、生白附子、生附子、水银、生巴豆、白降丹、生千金子、生半夏、斑蝥、洋金花、生天仙子、生南星、红粉、生藤黄、蟾酥、雪上一枝蒿、生狼毒、轻粉、闹羊花。

毒性西药品种，包括去乙酰毛花苷 C、阿托品（包括其盐类）、洋地黄毒苷、氢溴酸后马托品、三氧化二砷、毛果芸香碱（包括其盐类）、升汞、水杨酸毒扁豆碱、亚砷酸钾、氢溴酸东莨菪碱、士的宁（包括其盐类）。

（2）毒性药品的使用管理　凡加工炮制毒性中药，必须按照《中华人民共和国药典》或省级药品监督管理主管部门制定的《炮制规范》有关规定进行。药材符合药用要求后，方可供应、配方和用于中成药生产或医疗单位自制制剂制备。

医师开具毒性药品，只允许开制剂，不得开毒性药品原料药，每次处方不得超过两日剂量；调配处方时，当付炮制品，且必须认真负责，计量准确，按医嘱注明要求。由配方人员及具有药师以上专业技术职称的复核人员签名盖章后方可发出对处方未注明"生用"的毒性中药。如发现处方有疑问，须经原处方医生重新审定后再行调配。处方 1 次有效，处方保存两年备查。

建立保管、验收、领发、核对等制度。严防收假药、发错药或与其他药品混杂。必须专人、专柜、加锁保管，并建立登记账，记明收、支、存情况。

4. 放射性药品　放射性药品是指用于临床诊断或者治疗的放射性核素或者其标记药物。医疗单位使用放射性药品必须取得省级公安、环保和药品监督管理主管部门核发的《放射性药品使用许可证》。医疗单位设置核医学科、室（同位素室）的，放射性药品的使用人员必须经过核医学技术的专门培训。

二、制剂管理

医院制剂必须坚持为医疗、科研、教学服务的方向，以自用为原则，根据本单位临床、科研需要，参照国内外药品研究的新技术、新剂型，配制疗效确切的制剂。由于制剂质量直接关系到医疗质量和患者的身体健康，因此必须按照有关规定审批，制备时参照国家《药品生产质量管理规范》（GMP）的要求，结合本单位实际，对制剂制备的各个环节进行严格控制，制成品必须经过检验，确保制剂质量。

（一）人员

制剂室要配备足够数量、具有相应素质及实际经验的专业技术人员。担任制剂配制管理及质量管理的负责人应具有大专以上药学学历，并有相应的管理经验，有对出现问题做出正确判断和处理的能力，而且配制管理与质量管理的负责人不得互相兼任。

从事药品配制操作及质量检验人员，须经专业技术培训，具有基础理论知识和实际操作技能。传统中药制剂要由具有制剂经验的中药或从事传统制剂工作 10 年以上的老药工负责。

制剂人员必须定期检查身体，建立健康档案，如有传染病、严重皮肤病、精神病及药物过敏者不得从事药物制剂工作。从事灭菌制剂灯检人员须经技术培训，并经考核合格，矫正视力在0.9以上，无色盲。

（二）环境和条件

1. 环境要清洁卫生，要与卫生间、污物垃圾、食堂、锅炉房、病房等易污染源隔开一定距离。周围的地面、路面、植被等不应对制剂配制造成污染。

2. 根据自制制剂的需要，设置灭菌制剂室、普通制剂室和中药制剂室。各制剂室要有专门的房间和操作间，面积大小与承担的工作量相适应。制剂室要按制剂工序和空气洁净度等级要求合理布局，做到人流、物流分开，无交叉污染。一般工作区、控制区与洁净区分开；配制、分装与贴签、外包装分开；内服制剂与外用制剂分开；普通制剂与灭菌制剂分开；中药材的前处理、提取、浓缩等操作必须与其后续工序严格分开。

3. 配制无菌或非无菌制剂的主要操作要在一定级别的空气洁净度条件下进行，要定期对洁净室（区）内空气的尘粒数和微生物数进行监测。

4. 具备与制剂剂型和品种相适应的设备、衡器、量具等。药检室要配备与所配制品种相适应的仪器设备，用于制剂和检验的仪器、仪表、量具、衡器等，其适用范围和精密度要符合制剂和检验要求，并定期校正。要配备必需的专业工具书及常用的参考资料等。

5. 制备制剂所用的物料，要符合药品、包装材料标准或其他有关标准，不得对制剂质量产生不良影响。

（三）申请《制剂许可证》程序

我国《药品管理法》及有关法规对医疗机构配制制剂作了明确规定，医疗机构配制制剂必须经所在省级药品监督管理主管部门审查批准，并发给《制剂许可证》。具体审批程序如下。

1. 三级医疗单位直接向所在地的省级药品监督管理主管部门提出制剂申请，填写申请表，提供有关资料；二级以下医疗单位向其所在地的县以上药品监督管理主管部门提出制剂申请，填写申请表，提供有关材料，经初审后报省级药品监督管理主管部门。

2. 省级药品监督管理主管部门派人到现场检查配制制剂所具备的条件，由药检所抽查、检验制剂样品，并审查报送材料及有关制剂操作规程，生产、检验记录等。

3. 报送资料条件合格者，省级药品监督管理主管部门审查批准，发给由国务院药品监督管理部门统一印制的《制剂许可证》。在《制剂许可证》上注明配制制剂的范围及有效日期，到期重新审查。《制剂许可证》每年注册1次。

医疗机构取得《制剂许可证》后，即可进行经批准品种的配制工作。药品监督管理、药检部门对持证单位进行经常性的质量监督检验和监督管理，发现严重质量和违法问题，有权责令整顿、停止配制制剂或吊销《制剂许可证》。

对未取得《制剂许可证》而配制制剂的，药品监督管理部门除责令其停止配制制剂外，没收全部药品和违法所得，并根据情节，处以罚款。

《制剂许可证》的有效期为 5 年。期满后继续配制制剂的，持证单位应当在期满前 6 个月重新申请，重新申请的程序与第一次申请相同。

（四）自配制剂的管理

1. 自配制剂的范围 自配制剂的品种应为本单位临床和科研需要而市场无供应或供应不足的制剂。一般来说，主要包括以下范围。

（1）临床常用而疗效确切的协定处方制剂。

（2）临床需要的科研、试验用处方制剂。

（3）一些性质不稳定或效期短的制剂。

（4）市场上不能满足的不同规格、容量的制剂。

（5）某些尚处于保密和申请专利的制剂。

医疗机构的自制制剂根据药品标准及使用目的不同，可分为标准制剂、非标准制剂、试用制剂三类。标准制剂系指按国家药品标准、地方药品标准、《中国医院制剂规范》和经省级卫生行政部门批准的"医院制剂手册"等配制的制剂。非标准制剂系指除上述药品标准以外的、按医疗单位自行制订的处方、工艺、质量标准等配制的协定处方、经验处方及研究的制剂。试用制剂系指医疗机构的部分非标准制剂进行临床试用或科研应用，向省级药品监督管理主管部门申请取得"试"字批准文号的新制剂。此类制剂自批准之日起，使用期为 1 年，期满后经制剂再评价可申报"准"字批准文号。如若还需继续配制试用的，也须重新申报批准，有些地区和单位称之为临时制剂。

2. 自配制剂的管理

（1）对医疗单位自配制剂实行注册制度。基本要求：三级医疗单位直接向所在地省级药品监督管理主管部门提出申请，二级以下医疗单位向所在地县、地级药品监督管理主管部门提出申请，经县、地级药品监督管理主管部门初审后，报省级药品监督管理主管部门批准，并发给医疗单位制剂批准文号。

（2）医院自配制剂须经本单位药检室检验质量合格，由药检室签发制剂合格证，方可凭医生处方使用，不合格的制剂不准供临床使用。

（3）自配制剂不得在市场销售或变相销售，也不得进行广告宣传。只限供本单位临床和科研使用（在本市内可以有条件地向其他医疗机构调剂）。

3. 质量管理

（1）制剂的质量标准。凡属国家药品标准、地方药品标准、《中国医院制剂规范》和省级药品监督管理主管部门颁布的"医院制剂手册"等收载的品种，按相应法定质量标准执行；属医疗单位协定处方、经验处方及临床科研处方的品种，质量标准自行拟订，拟定的质量标准及起草说明书须经省级药品监督管理主管部门批准后方可实施。

（2）自配制剂必须制订操作规程、质量检验和卫生制度，并严格执行。

（3）自配制剂所用原料、辅料以及直接接触药品的容器和包装材料应符合药用标准，注射用原料应符合注射用规格标准，中药材应鉴别真伪。

（4）自配制剂要按规定填写制剂单、制剂登记册。对所需原料、辅料，要根据处方药名、用量、规格仔细称量，确认无误后监督投料，按操作规程配制，配制完毕经配制人和核对人共同签字。

（5）普通制剂需用蒸馏水配制，水质要符合《中国药典》标准。灭菌制剂所用的注射用水须新鲜制备。配制灭菌制剂前，应对水质进行 pH、氯化物、氨、重金属等监测，并有记录。每月按《中国药典》规定进行 1 次全检。

（6）配制药品所需容器、衡器、量器要保持清洁、准确。配制内服、外用、毒药的量具、容器要严格分开。

（7）更换品种必须彻底清场，并由清场负责人记录并签名。

（8）自配制剂成品的包装和标签书写要正确清晰，标明品名、含量、规格、批号、用法用量、禁忌、注意事项、批准文号、制剂单位等。

【思考题】

1. 简述医院药事管理的概念。

2. 简述临床药学的概念。

3. 医院药事管理委员会的职责是什么？

4. 临床用药的主要任务是什么？

第十一章　医院科教管理 ▷▷▷

【教学要求】

1. 掌握　医院科研的意义、特点和类型，医院科研常规性管理的内容。
2. 熟悉　医学教育三个阶段包含的内容，医学教育组织管理的表现形式。
3. 了解　医院科研的组织结构，学科建设发展趋势，人才培养与选拔方法。

课程导入

将医院科教融入各项管理工作中

某市公共卫生临床医疗中心科教工作在其他职能科室的配合下，不断加强和完善制度管理，积极探索创新模式，管理医院科研、教学工作的情况。

1. 医院将科教工作与绩效挂钩　为使各学科、科室之间形成良好的学术竞争氛围，医院试行论文数量、申报科研以及院内学术讲座的参培率与科室的绩效收入挂钩。每月由科教科对以上各项工作进行量化统计，并公示至医院的 OA 系统，让每个科室都可以了解到自己及其他科室的考核成绩。

2. 借助中医平台，成就学术新举措　医院这几年一直在致力于中医药防治传染病的研究工作，各中医和中西医结合专业人员积极参与临床研究工作，两年内医院中医药相关的科研项目达 20 项，科教创新管理方式有效引导课题的顺利进展，在项目的实施过程中大大提升了中医药防治传染病的能力。

3. 加强项目制度建设，促进项目规范化管理　修订并下发了《科研工作管理暂行办法》《科研经费管理暂行办法》《科技工作奖励办法》，进一步规范和完善了科研工作管理。同时，对立项、结题、鉴定及获奖的科研项目给予了相应的激励措施和奖励办法。

4. 加强职工继续教育，强化人才队伍培养　一是通过多种方式加强对职工进行继续教育，让职工及时获取相关专业的新知识、新理论、新技术等；二是鼓励专业技术人员将业务技术学精学透，根据业务科室的安排选送不同年资的专业人员到全国知名医院进修学习。

5. 积极拓展业务，加强新技术、新业务管理　医院制定并下发了《应用医疗新技术、新业务规范化管理暂行办法》《新技术、新业务启动经费管理办法（试行）》《新技术、新业务奖励办法（试行）》等制度，进一步规范了新技术、新业务的申报、实施和管理工作。

［资料来源：罗东霞，刘勇，曾义岚，等 . 创新医院科教管理的对策研究 . 中国卫生产业，2014（10）：55 – 56. ］

1. 如何保证绩效考核在医院科研管理中的有效实施。

2. 新时期如何做好医院的科研与教学管理工作。

第一节　概述

一、医院科教管理的概念

医院承担着医疗、教学、科研三大任务。医疗的重点在于应用知识，教学的重点在于传授知识，科研的重点在于发展与创新知识。医院科研管理是医院对系统内部医学领域的科学研究和技术活动的管理，旨在研究人的生命本质及其疾病的发生、发展和防治规律，以达到增进人类健康、延长寿命的目的；医学教育与医院的医疗、科研工作是相辅相成、互相促进的关系，也是培养高层次医学专门人才的重要途径。

医院科教管理是指各级医疗单位进行科研教学实践，发展具有优势的特色学科和培养高层次的医学专门人才，依靠科技进步和创新，研究和掌握高水平的科研成果的活动。全国各医药院校附属医院和省、市级医院已成为高校的教学、科研基地，一些综合性医院、专科医院、县级医院、中医医院也成为医药教学及科研基地，这些都为医院的科教管理奠定了基础。

二、医院科教管理的内容

（一）医院科教的组织管理

1. 医院科研的组织管理　医院科研组织的管理，主要是指对科研机构（研究所、研究室、研究组）的建设管理、科研机构的经费管理、科研机构的条件管理和实验室技术装备管理等相关的管理活动。只有科学地将科研工作中的人、财、物进行组织管理，才能有效发挥各自的作用，产生较大的效益。

2. 医院教学的组织管理　包括教务管理、教师管理、学生管理。医学院校附属医院的教学工作是一个复杂的系统工程，为了不使基础医学和临床医学、理论医学和实践医学脱节，医学院校实行了院系合一的体制，加强了对附属医院教学观念、教学素质的强化，健全了教学管理机构，以加强对临床教学工作的领导。

（二）医院科教部门的职责管理

医院的科研科、教务科、学生科和各教研室是负责管理科教活动的主要部门，担负着组织管理医院科教工作的职责。科教工作进行如何，取得了怎样的成绩，是各职能部门职责完成情况的体现。医院科教部门的职责包括：建立科学的科教管理体制，制定各种科教工作条例和规章制度；拟订和实施科教计划，加强教研室建设；协调全院各职能科室做好有关科教的管理工作；完善科教质量保障机制，监督检查科研、教学质量；加强科教人才队伍建设，保障合理的梯队结构；注重学科带头人和专业定向培养工作等。

（三）医院科教的业务管理

医院科教的业务管理是对贯穿整个医院科研、教学业务活动过程的规范化管理，也是医院管理中不可忽视的重要环节。

医院科研业务活动一般要围绕科研的选题、申请、实施、总结、鉴定、报奖、推广等基本程序进行，内容上分为计划管理、过程管理、成果管理及科技档案管理等方面。计划管理是指根据医学技术的进展情况对医学科学技术进行预测；根据国家和上级机关的科研规划，结合医院的条件和特点制订出短期、中期规划，以及与科研实施计划有关的各项工作计划。过程管理是对科研工作的指导设计、审查评价；落实计划，明确检查；定期检查，掌握进度；按期结题，及时验收整个过程的管理。科技成果管理包括对科技成果的鉴定、申报、奖励，其类型有国家自然科学奖、国家发明奖、国家科技进步奖、基层奖。科技档案管理主要包括课题的内容、意义、目标和预期结果，课题设计报告及评审记录，研究阶段性结论与转归，科研成果文件（包括鉴定文件总结、论文）等。

医院教学的业务管理是指教育单位以教育教学活动的全过程和各环节为对象，以完成教学计划为目标，以教育教学的主体（教学管理人员、教师、学生）为重点，通过对教育教学活动主体、过程的决策、计划、组织、协调和控制，以实现教学活动目标的过程。

（四）医院科教的人才管理

医院科研和教学人员作为医学科教活动的主体，是医院创新和发展的根本动力，科教人才是第一生产力。在医院管理活动中，无论搞科研还是抓教学，都必须依靠科教人员的参与，因此培养现有人才和引进外来优秀人才，拥有更多的成熟型人才，是医院科教人才管理工作的重点。引进外来优秀人才一般无须培养费用，且有高科研起点的优点。培养院内人才一般需要一定的培养费用，但本院科教人员具有熟悉医院科教情况、实践经验丰富等优点。同时，还可以在保证医院人数不变的情况下，使医院科教队伍人数和质量得到提高，并降低人力资源成本支出。而且通过培养现有人才，可以提高现有在职人员的科研和教学的积极性，增强他们的使命感和归属感，从而增强医院的凝聚力。因此，在具体工作中，应将两者有机结合，同时兼顾，根据医院的实际情况，选择培养或引进人才，为医院科教服务，为医院的发展服务。

第二节　医院的科研管理

医院的科研管理是医院对系统内部医学领域的科学研究和技术活动的管理。具体地说，就是运用计划、组织、协调、控制等基本手段，有效地利用人、财、物、信息等要素，使其相互配合，发挥科学技术研究最高效率，以达到最佳结果。医院科研管理工作的基本目标是出成果、出人才、出效益，促进医学科学事业的不断发展和医疗技术、医疗质量的不断提高。

一、医院科研的意义与类型

（一）医院科研的意义

医院承担着医疗、教学、科研三大任务。随着医疗卫生体制改革的深入，医疗保险、医疗市场等一系列的变革，在新的市场经济条件下，医院面临着激烈的市场竞争。在这种形势下，要使医院在竞争中保持优势，更好地为患者服务，关键在于要有一批德才兼备的医学人才、高水平的医疗技术与服务质量和现代化的管理手段。当今医疗市场的竞争，归根结底在于医疗技术和人才的竞争。科研是促进医学发展的重要手段，是保证学科建设与发展、培养医学人才的必要措施，是衡量一个医院医疗水平、学术水平高低的重要标志。

1. 有利于提高医疗技术水平和医疗质量，增进人民健康　医院科研旨在研究人的生命本质及其疾病的发生、发展和防治规律，以达到增进人类健康、延长寿命的目的。随着医学模式的转变和疾病谱的变化，有组织地开展医学研究，可以深入系统地总结以往的实践经验，加深对人的生命和疾病现象及其发生、发展规律的认识，可以不断发展医学理论，开拓医学研究新领域，攻克技术新难关，不断寻求维护人类健康和防治疾病的最佳途径和方法，不断提高医疗技术和医疗质量，满足人们对医疗技术日益增长的需要。

2. 促进学科建设和人才培养　学科建设是保证医院特色与优势的重要手段。没有高水平的科研支持，学科建设将成为空谈。学科的水平体现在是否有知名的学科带头人、合理的人才梯队、先进的科研课题及标志性的科研成果。通过科学研究，可以总结临床经验，掌握和跟踪国内外最新医学发展动态和趋势，养成严谨务实的科研作风，更重要的是可以培养一批刻苦钻研、敢于设想、敢于创新、敢于实践、具有较高科学素质的医学人才。学科建设可以带动人才培养，人才培养可以促进学科发展，二者相辅相成。对于教学医院而言，开展科学研究更具有自我提高、教学相长的重要意义。

3. 加强国内外学术交流和提高医院学术地位　学术交流来源于科学研究，反过来又促进科学研究和医院学术水平的提高，通过学术交流，可以使新的科学知识得以广泛传播，使医学科技人员互相启发，共同切磋，活跃学术思想，加快研究进展。特别是国际间的学术交流与协作，对引进新技术、跟上医学科学发展步伐更显必要。

4. 有利于促进医院的高效益　医院科学研究在解决防病治病和保护人民健康中的关键技术问题时，必定会产生一些有价值的科技成果，如应用于诊断治疗中的新技术、新方法、新材料、新药物等。这些科技成果一方面直接发挥明显的社会效益，另一方面通过技术转让、技术入股或吸引外资联合生产等多种形式的开发，可转化为生产力，创造更多的社会财富，产生直接的经济效益，从而实现科技兴院的目的。

（二）医院科研的类型

根据不同标准，医院科研活动可以分为不同类型。

1. 根据任务来源分类

（1）纵向科研任务 是指各级政府主管部门下达的研究课题以及研究项目等，主要包括国家、政府各部门和专业发展规划中确定的科研任务，或主管部门根据医药卫生事业发展的要求和在防病治病工作中遇到的一些技术难点提出的科研课题。例如：国家科技攻关项目，"863""973"课题，国家自然科学基金课题，各部、省、委、局基金课题等。这类课题一般通过择优或招标方式落实到承担单位。对医院而言，这部分任务是科研的主要任务。

（2）横向科研任务 这类研究与开发的课题是以横向科技合同为依据的，它主要由企事业单位委托进行，研究经费一般由委托单位提供。

（3）自由选题 这类课题是根据学科发展和科技人员的专长，结合医疗卫生工作的实际需要，由科技人员自己提出的研究课题，由所在单位给予资助立题，如院、所基金等。自选课题目的在于鼓励有创新的思路和设想，先给予启动，为以后申报大课题做准备。医院应充分重视自选课题，并积极创造条件给予支持和扶植。

2. 根据科技活动类型分类

（1）基础研究 是以认识自然现象、探索自然规律为目的研究。此类研究探索性强，研究周期长，对研究手段要求高，研究结果常是一些科学发现。医学基础研究是探索和认识生命活动的基本规律，探索和揭示疾病发生、发展和转归的一般规律，从而对医疗、预防提供科学的理论依据，指导医学科学实践。

（2）应用研究 主要是针对某个特定的有实际应用价值的目标开展的研究。一般说来，通过应用研究可以把理论发展到应用形式。应用研究是应用已知的规律去变革现实，包括治疗方法研究、诊断方法研究以及医疗技术、装备的研究等。在应用研究中，有时又有基础研究，这种研究又称"应用基础研究"，与纯基础研究的区别在于它有一定的应用目的。

（3）开发研究 是运用基础研究和应用研究的知识，来进行推广新材料、新产品、新设计、新流程和新方法或对之进行重大的、实质性改进的创造活动。它与前两种研究的区别在于：基础研究和应用研究都主要是为了增加和扩大科学技术知识，而开发研究主要是为了推广和开辟新的应用。

以上三类研究互相补充，互相促进并可互相转化。基础研究是应用研究的基础，应用研究是基础研究的应用。应用、开发研究不仅是对基础研究成果的进一步延续和证实，而且反过来又促进基础研究的发展。

二、医院科研的组织管理和必要条件

医学研究是医院一项经常性工作，医院科研的进步与发展、科技人才的培养与成长均与管理工作密切相关。良好的组织管理、完善的科研条件是医院科研的保证。

（一）医院科研的组织结构

1. 科研管理的职能机构 医院应有一名副院长分管科研工作。根据医院规模大小，设科研处（科教处）或科研科（科教科）为职能部门，主要职责是认真贯彻"科技兴国，科技兴院"的方针及国家有关发展科学技术的政策，在抓好医院日常科研工作的基础上，结合医院实际，以学科建设和人才培养为宗旨，协助院长制定医院的科研规划、计划，建立健全科研制度，创造科研条件，合理协调科研力量，组织科研协作，抓好人才培养和管理，充分调动科技人员的积极性，采用先进的管理方法，提高科研工作的效率和质量。

2. 成立学术委员会 学术委员会主要负责医院科研课题申报前的评审与咨询，提出改进意见与建议；论证科研机构和各种科研活动方案。学术委员会由医院内学术造诣较高、才学出众、品德高尚的专家组成，一般为 8~10 人。

3. 设立伦理委员会 医院设立伦理委员会或伦理小组，主要是负责论证医学科研中有关涉及人体实验方面的伦理学问题。伦理委员会通常由 5~7 名高级医学专业人员、行政人员和至少 1 名非医学专业技术人员组成。伦理委员会的工作以《赫尔辛基宣言》为指导原则。

在临床科研中，凡经过动物实验后应用于人体的新药物、新技术、新材料及有关基因工程和器官移植等方面涉及伦理学问题的研究都要经伦理委员会审定后，严格按国际上共同遵守的"人体试验准则"及其他有关规定，并经受试者同意后方可进行。

（二）医院的科研机构

1. 研究所 研究所是医院的大型研究机构，需经上级主管部门审批同意方可建立。设立研究所的条件：必须有一支实力较雄厚的学术梯队，具有承担国家级或至少省市级科研项目的能力，有必备的科研设备和实验室条件，研究方向必须符合医院学科发展方向。科研人员多是专职或以科研为主，组织管理上单独建制，体制上由院长统一领导。

2. 研究室 研究室是医院附设的小型研究机构，相当于专业科室。设立研究室的基本条件：一定数量的科研人员，专用的仪器设备，一定数量的科研病床和经常性科研经费；有明确的主攻方向，既要完成当前的科研任务，又要符合长远的发展方向。

3. 研究组 即课题组，是根据科研任务的需要而临时组织的，人员组成可以跨科室、跨单位，要求精干，结构合理。研究组完成课题后自行解散，这是医院一种主要的科研组织形式。

（三）医院科研的必要条件

医院科研条件包括科研人才、科研基地与场所、实验室技术装备及科研经费。积极创造科研条件，是完成科研任务的基本保证。只有将人、财、物这三个必不可少的要素有机地结合起来，通过科学的组织管理，才能有效发挥各自的作用，产生较大的效益。

1. 科技人员 科技人员的质量和数量，是关系到医院科研工作能否顺利开展并取得预期成果的首要条件，是衡量医院科研实力的重要标志。医院应按照科技"以人为本"的原则，建立一支老、中、青三代合理的人才梯队，发挥各自的最佳效能。对学有所长的专家、教授要积极发挥他们的作用，指导并培养年轻一代。医院要通过实践与考核，对德才兼备的人才进行大胆选拔与培养，为他们创造条件，重点扶植，使他们能脱颖而出。

2. 科研基地与场所 医院科研除了临床研究外，实验研究占有相当重要的地位，这就需要有科研实验室、动物实验室和科研病房。

（1）实验室的设置本着既有利于科研工作，又考虑临床医疗共用的可能性，做到布局合理，人力、物力集中，设备配套。规模较大的医院可以采取集中与分散相结合的方式，以集中为主，设置中心实验室，大型通用仪器设备集中使用，个别专科根据需要，增设专科实验室作为补充；规模较小的医院以只设中心实验室为宜。

（2）实验动物是医学科研工作必不可少的基本条件。新的手术方法的建立、新药研究、疾病模型的建立等都需先在动物身上进行，实验动物质量会直接影响研究结果的科学性和可靠性。医院动物实验室及动物饲养室的设备条件和管理好坏，是反映一个医院科研质量的重要指标。

（3）设置适当的科研病房和病床，收治符合要求的病种，建立详细的病例档案，以便进行系统观察和科学研究。

3. 实验技术装备 包括仪器设备、材料、药物、试剂、实验动物等。

4. 科研经费 是开展科研的基本保证。医院应积极投入竞争行列，充分发挥优势，组织科技人员联合起来协作攻关，提高竞争力，多渠道争取科研经费。同时医院要加大科研投入，每年拨出一定数量的经费用于支持科研与学科建设。

三、医院科研的常规管理

医学研究的基本程序是指一项研究课题从开始到终止所经过的步骤，大体经过选题、申请、实施、总结、鉴定、报奖及推广转化等几个基本程序。科研常规管理必须围绕基本程序进行，保证研究工作顺利开展、达到出成果、出人才、出效益的目的。科研常规性管理包括计划管理、成果管理、经费管理、人才培养、档案管理、学术交流等。

（一）计划管理

医院根据发展目标，制定相应的科研规划和计划。医院的科研规划和计划需参照国家和地方的规划和计划精神，根据防病治病原则，结合医院实际情况加以制定。除此之外，科研计划管理的重点是课题计划。目前，我国医药卫生科研计划分为四级：即国家计划、省部级计划、地市级计划和单位计划，与此相应的课题有 5 种：即国家课题、省部级课题、地市级课题、单位课题和自选课题。课题计划管理由立项管理和实施管理两部分组成，具体包括选题、申请、实施、总结等。

1. 选题 选择课题就是选择确定的主攻方向，它关系到整个科研工作的成败。爱因斯坦曾经说过："提出一个问题往往比解决一个问题更重要，因为解决问题也许仅仅是一个数字或技术上的技能而已，而提出新的问题、新的可能性，从新的角度去看旧的问题却需要创造性的想象力，而且标志着科学的真正进步。"因此，正确地选择课题，是医院科学研究中具有战略意义的首要问题。

（1）选题原则　①要有明确的目的性。必须以学科发展为目的，与学科主攻方向相一致。②要有创新性。创新应是前人没有研究过的或是已有研究的再创造，包括新发现、新设想、新见解，也可以是新理论、新技术、新方法或开拓的新领域。要防止低水平的重复。③要有科学性。要符合客观规律，有一定的理论和实践依据。④要有先进性和可行性。

（2）选题注意事项　①选题范围大小适当，明确主攻方向。②通过查新，摸清国内外有关的科技动态，以判断研究价值。③选题后要先进行预试验，以确定课题的可行性。④做好开题报告，同行评议，以审定该课题是否具备立题条件。

2. 申请

（1）申请书的撰写　选择好课题后，如何将思路充分表达出来，使同行专家和主管部门认可便成为关键，能否写出一份高质量的申请书，是申请课题竞争性强弱的关键。申请书的主要内容：①立论论据：项目的研究意义、国内外研究现状分析及主要文献、出处。②研究方案：研究目标、研究内容和拟解决的关键问题；研究方法、技术路线、实验方案及可行性分析；年度研究计划及预期进展；预期研究成果。③研究基础：有关的研究工作累积和已取得的研究工作成绩，已具备的实验条件。④经费预算。

（2）申报课题的质量控制　内容包括：①管理部门把好形式审查关。②专家把好学术水平质量关。院学术委员会或同行专家负责对申报课题进行全面审核和评议，包括立意是否有创新，立论依据是否充分，研究目标与研究内容是否明确、具体，技术路线、实验方案是否可行、先进，避免低水平的重复研究。③上报审批。

3. 实施　课题实施管理是指在课题确定（中标并签订合同）后，管理者和负责人在职责范围内对课题实施过程中各种基本要素进行有效的协调控制和综合平衡，以实现课题目标的一系列活动。

（1）落实计划，明确职责　课题负责人对课题的完成负有全责，要认真做好课题组的组织、指挥、协调工作，严格掌握课题进度，合理安排经费使用，负责对课题进行小结、总结和汇报以及组内人员的指导与考核，建立一套组内共同遵守的规章制度，以保证研究工作有条不紊地开展。医院科研管理部门是课题完成的保证单位，应负责监督、检查课题履行情况及课题验收工作，并协调解决课题执行过程中出现的各种矛盾与纠纷。

（2）定期检查，掌握进度　为全面掌握课题执行情况，必须建立研究工作检查制度。检查的目的在于及时了解情况、及时发现问题和解决问题，这是保证科研计划顺利进行的有效手段。对课题计划的执行情况进行检查，内容包括计划实施、条件落实、经费使用情况以及遇到的困难等，以便及时协调解决。

4. 总结　课题要按期结题，及时总结与验收。课题按规定时间结束后 3 个月内，管理部门需督促课题负责人认真撰写科研课题结题报告。报告内容包括结题简表（研究概况）、研究内容及研究简要经过、取得的主要成果及意义、达到的主要技术经济指标、对研究成果的评价和建议、完成论文论著目标、经费使用决算等。

（二）成果管理

科研成果管理包括成果鉴定、成果申报和奖励、专利申请和成果转化。

1. 成果鉴定 是指有关科技行政管理机关聘请同行专家，按照规定形式和程序，对成果进行客观公正的审查和评价，正确判断科技成果质量和水平，加速科技成果推广应用。

成果鉴定必须具备以下条件：①全面完成科研合同、任务书或计划的各项要求。②技术资料完备，符合科技档案要求。③应用性科研成果必须出具应用推广单位证明。④实验动物必须具有合格证书。⑤基础性研究成果一般需论文发表后方可申请鉴定。申请鉴定须填报《科技成果鉴定申请书》或《科技成果验收申请书》，经上级主管部门审核批准。成果鉴定形式主要包括专家鉴定和验收鉴定。

（1）专家鉴定 专家鉴定有会议鉴定和函审鉴定两种方式。

会议鉴定是由同行采用会议形式对科技成果做出评价。由组织或主持鉴定单位聘请同行专家5~7人组成鉴定委员会，采用答辩、讨论、现场考察、演示或测试等方式进行。鉴定结论必须经到会专家的3/4以上通过才有效。

函审鉴定是由组织鉴定单位确定函聘同行专家进行，专家人数一般控制在5~7人，由组织鉴定单位将该项成果的有关证明、技术资料等文件函送所聘专家，并请其在一定时期内反馈具有专家亲笔签名的评审意见书。反馈的评审意见书不得少于5份。若少于此数时，应增聘评审专家。

（2）验收鉴定 指由组织鉴定单位或委托下达任务的专业主管部门（或委托单位）主持，根据计划任务书（或委托合同书）规定的验收标准和方法，必要时可视具体情况邀请3~5名同行专家参加，对被鉴定的科技成果进行全面的验收。

2. 成果申报和奖励

（1）科技成果申报 是为了让国家和地方各级科技管理部门随时掌握和了解各类科技成果的数量和意义，及时交流和推广各类科技成果，最大限度地发挥科技成果在推动社会主义经济建设中的作用。报送的每一项科技成果，均应附送下列材料：①科技成果研究报告，主要内容有项目简介，包括项目所属科学技术领域、主要内容、特点及应用推广情况；项目详细内容，包括立项背景，详细的科学技术内容，发现、发明及创新点，保密点，与当前国内外同类研究、同类技术的综合比较，应用情况，经济和社会效益，主要完成人情况，并加盖填报单位及其负责人的印章。②《科学技术成果鉴定证书》。③研究试验报告或者调查考察报告、学术论文与科学论著等有关技术资料。④成果应用、推广方案或证明。

（2）成果奖励类型 医院科技成果主要有3类：①国家级：是由国务院设立的国家最高级别的奖项，包括国家最高科学技术奖、自然科学奖、技术发明奖、科技进步奖和国际科学技术合作奖。②省、自治区、直辖市级：由地方人民政府设立的科学技术奖。

③社会力量设奖：医学会、科协等设立的奖项。

3. 专利申请　专利制度是国际上通用的利用法律保护知识产权，促进社会科技进步，促进科技成果转化，建立良性市场竞争机制的有效办法。医院应鼓励新技术、新工艺、新方法、新产品、新材料等技术构思申请专利。专利法中所指的专利即专利权，专利权就是专利权人在法律规定的期限内，对其发明创造享有的独占权。

专利权只能由国务院专利行政部门批准、授予。专利具有以下特点。

（1）独占性　指对同一内容的发明创造，国家只授予一项专利权。

（2）地域性　指一个国家或地区授予的专利权，仅在该国或该地区才有效，在其他国家或地区没有任何法律约束力。

（3）时间性　指专利权有一定的时间期限，通常发明专利权的期限为20年，实用新型和外观设计专利权的期限为10年。

（4）新颖性　指一项发明在申请日之前没有与其相同的，未在国内外出版物上公开发表过的技术内容，未在国内公开使用过的技术内容，未在国内以其他方式（口头报告、演讲、发言、展览等）为公众所知的技术内容，未有他人在先申请的技术内容。

（5）创造性　指先进性，首创发明、解决某些技术领域的难题或取得预料不到的技术效果等。

（6）实用性　指能在各种产业中应用的。

专利权并不是伴随发明创造的完成而自动产生的，需要申请人按照《专利法》规定的程序和手续向专利局提出申请，并提供规定的各种文件，经专利局审查，符合规定的申请才能授予专利权。一般申请专利是通过专利代理公司进行。

4. 成果转化　科研成果转化实际上就是科研成果由科研部门向生产领域的运动过程。从广义上讲，科研成果的转化包括基础研究的成果向应用研究与开发研究成果的转化；应用研究、开发研究的成果向生产中的信息性和实物性成果的转化，直到生产中应用与推广，形成生产力，获得经济效益。从狭义上讲，科研成果的转化是指实验室内已成功的科研成果，向生产应用推广，形成生产力。科研成果的管理，主要抓好科研成果的应用与推广。以管理工作而言，成果的应用与推广是科研与生产的"接合部"。

医院科研成果转化的具体模式通常有：自行转化，自己投产；招标拍卖，转让所有权；技术转让，分成收益；技术入股，合资经营；风险投资，孵化成果等。

科研成果转化离不开资金的支持，医院科研成果转化的资金筹集可以通过国家专项基金申请、金融机构贷款、风险投资三种途径获取。

（三）经费管理

1. 科研经费的来源　与课题任务来源相配套，科研经费来源也分为纵向与横向。纵向经费来自中标的纵向课题，主要是由国家和各级主管部门科研拨款；横向经费主要来自企业、事业单位；另一部分经费来源于国际合作。

科研经费收入的多少是衡量一个医院研究能力大小的重要标志之一。采取多种渠道、多种形式筹措科研经费，乃是当今和今后一段相当长时间里医院科研经费管理的一个极其现实而又重要的问题。基础研究和部分应用研究经费，力争通过申请各级各类科学基金获得。发展研究和自选课题经费越来越要求经济自立。医院要面向社会，与科研、企事业单位开展各种形式的科技横向联系，有条件的医院还可开展国际间的科技协作。同时，要增加医院科研经费的投入比例，并以开发转让自身科技成果产生的经济收益来壮大自己，这对实现"科技兴院"、促进科研事业的发展具有重要意义。

2. 科研经费的使用原则　科研经费只能用于科学研究，不能挪作他用。科研经费使用必须遵循以下基本原则。

（1）政策性原则　严格遵守财经纪律，单独建账，单独核算，专款专用。

（2）预算原则　坚持先预算后开支，量入为出。

（3）节约性原则　坚持勤俭办事原则，最大限度地节省人力、物力、财力。

3. 科研经费的开支范围

（1）直接费用　主要包括：①科研业务费：实验材料费、燃料动力费、测试化验及加工费、出版物/文献/信息传播/知识产权事务费、会议费。②人员费：支付直接参加课题研究人员的工资性费用（包括工资及津贴）。③仪器设备费：研究过程中发生的仪器、设备、样品、样机的购置和试制费用。④修缮费：研究所用固定资产的安装、维护、修理等费用。⑤其他：国际合作交流费、差旅费、专家咨询费等。

（2）间接费用　现有仪器设备使用费、房屋占用费、管理费等。

（四）档案管理

医院科研档案是指医院在医药卫生科技活动及防病治病过程中形成的具有保存价值的文字、数据、声像、图表、软盘等各种载体，遵照一定的归档制度，作为真实历史记录集中起来保管的科学技术文件。科技档案工作是医院科研管理的重要组成部分，是提高科研工作质量的重要保证。

科研档案真实地记载了科研人员的科技思想、科技方法和科技经验，是科研人员劳动的结晶，它能为科研管理机构和科技人员在进行科研管理、科技决策、科学研究、技术交流、著书立说、职称评聘、经验总结等方面提供信息和依据，起到凭证和参考作用。

医院科研档案管理归档的范围主要包括以下几类。

1. 任务来源类　包括计划任务书、工作方案、选题论证报告、课题协议书、合同、年度计划及执行情况、经费预决算。

2. 原始记录类　包括科研记录本、各种测试数据及分析、各种图表及照片、各种临床观察材料、各种化验报告、计算结果。

3. 成果鉴定类　包括课题简介表、成果送审表、成果报告表、鉴定证书、鉴定委员会名单、鉴定会议记录、鉴定委员会意见、论文或著作、科技成果主要研究者登记表、课题组人员名单、科技成果推广情况表、科技文件材料登记表。

4. 成果奖励类　包括成果奖励申请表、上级批复、获奖照片及证书、奖金分配。

5. 成果推广应用类　包括各类报道、有关来往信件、讲座及学习班有关材料、用户反馈评价意见、技术转让合同。

（五）学术交流

学术交流是推动科学发展、造就科学人才的重要条件。为了营造浓郁的学术氛围，及时掌握国内外的学术动态，积极开展新技术、新业务学习，医院要建立健全学术交流制度，定期开展学术交流。学术交流的形式可以多种多样，包括学术讨论会、学术座谈会、学术报告会，以及学术性互访、讲学、参观、考察等。有条件的医院还可开展国际性学术交流，以便更好地开阔视野，启发思路，增加新的科学技术知识，促进医学科学的进一步发展。

四、学科建设与人才培养

（一）学科建设的意义

"科技兴院"的战略目标不仅仅是依靠一批名医，依赖先进的医疗技术提高医院参与竞争的能力，而是通过科学研究和人才培养为医院的可持续发展提供必要的知识储备、技术储备和人才储备。重点学科是科学研究的主战场，是科技成果的主产地，是人才培养的主要基地，是开展先进医疗技术的前沿阵地，其在实施"科技兴院"战略中具有举足轻重的地位和重要作用。

1. 有利于推动医药卫生事业的健康协调发展　抓好学科建设，其意义不仅在于学科本身，而是有助于我国医药卫生事业在一些重大领域取得突破性进展。

2. 有利于形成优势和特色，带动医院科技工作的开展　开展学科建设，有利于医院集中力量建设一批高质量、有特色的优势学科，这些优势学科将成为医学科学研究中心和人才培养基地，并以此为"龙头"和依托，带动全院其他学科的建设和发展，逐步形成一个门类、结构、比例较合理的科研体系。

3. 有利于医院人才培养　加强学科建设，有助于发现人才、培养人才，增强学科带头人的使命感和责任感，调动其积极性及创造性，积极培养年轻一代，形成合理的梯队结构，多出成果，多出人才。

（二）学科建设与发展的必要条件

1. 必须围绕医院自身的优势与特长，确定学科建设的目标。

2. 学科的主攻方向必须聚焦。主攻方向聚集，有利于人力、物力投入集中，充分利用现有资源，以达到最佳效能。同时有利于学科向纵深发展，具有竞争力。

3. 有一个德才兼备、有较高学术威望的学科带头人。选准学科带头人是学科建设成功与否的关键。学科带头人必须在该学科领域有较高的专业水平和学术威望，思想活跃，勇于开拓创新，具备良好的思想素质，有强烈的献身精神和责任感，甘为人梯，并有较强的组织管理能力。

4. 有一支结构合理、学风良好、团结协作的学科梯队。

（三）人才培养与选拔

目前，医院的竞争主要取决于人才的竞争，而人才竞争的关键又在于人才的科学管理。因此，强化人才管理意识，创造具有竞争机制的人才成长环境，使大批的优秀人才涌现出来是十分重要的。

1. 人才培养

（1）制定培养规划和目标　医院应根据实际情况，在人才培养上进行有计划、分层次地搞好学科带头人、后备学科带头人和青年学术骨干的培养工作。对三个不同层次的培养对象，各医院要根据自身条件和实际情况制定出明确的培养计划和目标，内容包括政治素质，医疗、教学、科研业务能力、学术水平和学术地位的提高等。科研计划必须保证措施可行，便于落实。

（2）培养途径和方法　对学科带头人的培养，要根据不同的培养对象以及各类人才的培养规律，选择不同的培养途径和方法。医院要积极创造条件，支持学科带头人赴国内外学习、访问、研修、考察、讲学及参加学术会议。出国考察、参加国际学术会议及开展国际合作研究有助于学科带头人跟踪国际科技进展，把握前沿领域，掌握最新的科技信息和先进的技术手段，同时也有利于学科的建设和发展。对于后备学科带头人和青年学术骨干，要根据各医院的实际情况，在规定时间内使他们完成博士后、博士或硕士学业，或安排国内外进修学习、指定老专家指导，根据他们的业务能力和水平，给他们压担子，聘他们做研究室主任、秘书等。同时给予科研课题的启动基金，使他们在实践中成长，以任务带学习，结合完成明确的工作任务进行培养提高。

2. 人才选拔　人才选拔的原则是德才兼备，平等竞争，主要有以下几种方法。

（1）推荐评审法　采用由科室、专家、自我推荐与党政领导及学术委员会考核评审相结合的形式选拔学科带头人、后备学科带头人及青年学术骨干。有关职能部门对推荐人员的政治表现和实绩进行考核，在此基础上提出初选名单报党政领导和学术委员会进行全面审核、评估，并进行答辩，提出意见。

（2）考核择优法　在选拔人才中要引入竞争机制，实行滚动的优胜劣汰制。对现有学科带头人、后备学科带头人及青年学术骨干建立业绩档案，每年跟踪考核，根据考核结果进行补充或淘汰。

第三节　临床医学教育管理

临床医学教育与医院的医疗、科研工作是相辅相成、互相促进的关系，也是培养高层次医学专门人才的重要途径。医生接受医学教育是一个终生连续的过程，可分为三个性质不同又互相连接的教育阶段，即医学院的在校教育、毕业后教育和继续教育。

一、医学教育组织管理

医学教育的三个阶段（医学院的在校教育、毕业后教育、继续教育）分别包含不同的内容，其组织管理也表现出不同形式。

（一）医学院的在校教育

医学院的在校教育包括五年制、七年制、专科学生在校教育。五年制或七年制学生进入高等医学院校后，经过 2～3 年的基础理论学习后就进入临床，接受临床学科的理论教学和临床实习。无论是临床理论教学还是见习或毕业实习，均离不开临床教学基地——医院。医院需按照教学计划和任务进行组织与管理，由分管教学的副院长直接领导，下设教育处、学生处，对各具有教学任务的教研室进行管理与协调（图 11－1）。

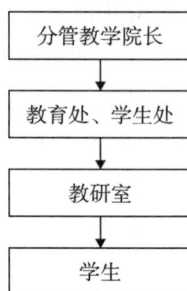

图 11－1　在校教育组织管理机构

（二）毕业后教育和继续教育

毕业后教育包括住院医师规范化培训、研究生教育。继续教育包括医院中级以上职称卫生技术人员的再教育、外来进修人员的培训等，组织管理由医院分管教学的副院长负责，科教处（科）作为职能部门（图 11－2）。

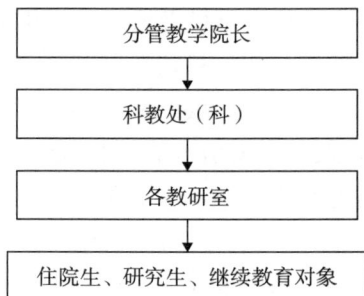

图 11－2　毕业后教育、继续教育组织管理机构

二、医学院校的临床教学

（一）开展临床教学应具备的基本条件

1. 综合性教学医院有 500 张以上病床，科室设置齐全，并有能适应教学需要的医技科室和教学设备。

2. 有一支较强的兼职和专职教师队伍，有适应教学需要、医德医风良好、学术水平较高的学科带头人和一定数量的技术骨干，包括承担临床课理论教学任务、具有相当讲师以上水平的人员，直接指导临床见习的总住院医师或主治医师以上人员，直接指导毕业实习的住院医师以上人员。

3. 具备必要的临床教学环境和教学建筑面积，包括教室、示教室、阅览室、图书、资料、食堂等教学和生活条件。

4. 教学医院需保证教学所需的病床数与病种。

（二）临床教学的过程管理

临床教学过程管理主要包括以下几方面的内容。

1. 临床教学计划的实施 医院教学职能部门应根据所承担的专业教学计划、课程教学大纲、实习大纲等制定医院临床教学进程安排表、实习轮转安排表、理论讲课安排表和其他业务教学活动安排表。

2. 临床教研室的管理 临床教研室是临床教学工作的核心部门。教研室管理包括教研室的任务与职责、教研室主任职责、教学秘书职责、兼职教师职责、带教老师职责等。各教学岗位的教师均应按职责所规定的内容与责任开展临床教学工作。搞好临床教研室管理需要注意以下几个方面。

（1）**明确教研室任务** 教研室的基本任务是组织好教师根据教学计划、教学大纲（实习大纲）的规定，积极完成所承担的教学任务，切实保证教学工作的正常实施，努力提高教学质量。

（2）**完善教研室活动内容** 教研室的主要教研活动有集体备课，研讨教学中所遇到的问题，开展教学内容与教学手段、形式、方法上的革新等，以提高临床教学效果。同时也包括年轻带教医师的培养性讲课、检查性听课及高年资教师的示范性教学活动。要建立教师的定期考核制度，听取学生对教学工作的意见和要求，改进教学工作，做到教学相长。

（3）**搞好专业教学管理** 临床教研室（科室）应按照临床教学大纲的要求及教学进程表的安排组织理论教学、专题讲座、定期开展科室小讲课、病例讨论等。医学生一旦进入临床实践，带教教师就要严格要求，使之形成规范的临床工作习惯。如指导学生正规的体检、及时（24小时以内）修正病历书写中出现的问题，组织好教学查房，规划好临床理论与技能操作考试等。

（4）**搞好临床实习生管理** 临床医学院学生处或医院科教科负责教学人员要认真做好学生管理工作，及时关心实习生的学习与生活情况，并予以必要的指导和支持，保证每位学生顺利完成临床实习任务。

（三）教学评价

教学评价一般包括教学条件、教学过程和教学质量三方面的评价，之后再做出综合评价。

1. 教学条件评价 主要是了解和判断支持系统（包括人、财、物等）对培养目标实现的潜在可能性，是否与任务相适应的临床教师队伍应作为评价的重点条件。

2. 教学过程评价 主要是调查分析教学及管理过程的状况，判断医院在实现临床教学目标过程中的计划、组织、领导和调控方面的措施。

3. 教学质量评价 主要是调查了解医院在学生医德医风教育、知识与临床技能教学方面是否达到了预期目标，以及在教学、科研方面所取得的成绩，最终是用人单位对毕业生的总体评价。

三、毕业后教育的组织与实施

（一）临床医学研究生教育管理

临床医学专业学位的实施是我国学位制度的一项重大改革，是为加速临床医学高层次专门人才培养、提高临床医疗队伍素质和临床医疗工作水平而设置的学位制度。

1. 培养目标 临床医学专业学位研究生的培养，是以临床实际工作能力的训练为主，以培养临床高级专门人才为目标。

（1）临床医学博士专业学位研究生培养的具体要求 具有良好的思想素质和道德品质，在临床工作上，具有独立处理本学科常见病及某些疑难病证的能力，通过临床工作训练，使研究生具有严谨的工作作风、严密的逻辑思维、较强的分析能力、熟练的操作技能，达到低年资主治医师水平；掌握本学科（二级学科，以下同）坚实宽广的基础理论和系统深入的专门知识；具有从事临床科学研究和教学工作的能力；掌握一门外国语，具有熟练阅读本专业外文资料的能力及一定的听、说、读、写能力。

（2）临床医学硕士专业学位研究生培养的具体要求 培养具有良好的思想素质和道德品质，具有较强的临床分析和思维能力，能独立处理本学科常见病，达到高年资住院医师水平；掌握本学科的基础理论和系统的专门知识；掌握从事临床科学研究的基本方法，并有临床教学工作的能力；掌握一门外国语，具有熟练阅读本专业外文资料的能力及一定的听、说、读、写能力。

2. 培养内容与要求 以培养临床实践能力为重点，同时重视学位课程学习、临床科研能力和教学能力的全面培养，坚持导师指导与学科集体培养相结合的原则。采用分阶段连续培养、阶段考核分流、择优进入博士阶段、直接攻读博士学位的培养方式。

（1）学位课程学习，主要分为两个阶段。

第一阶段：采用以集中授课为主、分散学习为辅和鼓励学生自学等方式组织教学，修满学分。

第二阶段：临床轮转期间结合科研课题的需要，在征得导师和教研室同意后安排时间选修少量反映国内外先进医学水平并与本学科相关的基础或专业基础课，或选择与科研课题有关的实验课 1～2 门，进一步拓宽知识面，并完成博士阶段的专业课和专业英语学习。

（2）临床训练，也分为两个阶段。

第一阶段（两年）：按培养方案要求在二级学科进行临床轮转，接受严格的临床基本功训练和医德教育。参加本学科各病房和科室的临床医疗工作，掌握本学科常见病与多发病的病史收集与书写、诊断、鉴别诊断、治疗方法和基本操作，并结合临床工作学习有关知识。

第二阶段（三年）：在二级学科培养的基础上，深入三级学科，着重于求实作风、临床诊治能力、临床及科研思维的强化训练。至少应担任半年以上的总住院医师，培养全面管理病房、处理急诊和会诊的能力。进行三级学科专科培养，时间不少于1年，培养独立处理三级学科常见病及某些疑难病证的能力。第二阶段导师要为研究生制订详细的培养计划，并要安排一定的时间直接指导研究生的手术操作、查房及其他检查、操作等，做到言传身教，培养学生的临床思维，传授自己的临床经验。

（3）科研能力的训练　科研能力的培养要求贯穿于培养的全过程，重点放在科研基本功的训练，从文献阅读、综述撰写、课题选择与设计、实验方法、资料积累、整理、统计处理直至论文撰写，掌握一整套科研工作的方法。其中完全脱离临床工作的实验时间一般不超过6个月，论文写作累积时间不少于1年，论文必须达到以下要求。

①临床医学博士专业学位论文的基本要求：课题紧密结合临床实际，科研结果对临床工作有一定的理论意义或应用价值；论文应表明研究生具有运用基础理论和专业知识解决实际问题和独立从事临床科研工作的能力；课题设计严谨、科学，论文有一定新的见解或新的发现。

②临床医学硕士专业学位论文的基本要求：课题紧密结合临床实际，以总结临床实践经验为主，可以是结合文献综述的病例分析报告；论文需表明研究生已掌握临床科学研究的基本方法；课题设计严谨、科学。

（4）教学能力的培养　第一阶段主要是通过协助上级医师带好实习医师的实习、示教，进行临床教学能力的初步培养。第二阶段要求在此基础上进行小讲课，带见习，进行临床示教，参加个案讨论。有条件的专业可让研究生为本科生上部分章节的大课。

（5）考核办法　临床医学硕士的考核包括平时的轮转业绩记录和考核；阶段考核通常由研究生院按二级学科统一组织专业和专业外语考试。临床能力考试按二级学科统一组织考试小组，一般由3~5人（副教授以上职称人员）组成。考试内容原则应包括"病例答辩"、诊断治疗技术操作、教学查房等。

（二）科研型研究生教育管理

1. 科研型硕士研究生培养

（1）培养目标　硕士学位研究生必须注重德、智、体全面发展，具有良好的道德品质和修养，对本学科具有坚实的基础理论和系统的专门知识，英语基本达到"四会"（听、说、读、写）；具有从事科学研究工作或独立担负专门技术工作的能力；硕士学位论文达到一定的要求。

（2）培养内容和方法

①课程学习要求：科研型硕士研究生应修满32个学分的课程，其中包括学位课程、非学位课程以及教学实践。硕士研究生的学位课程按二级学科设置，选修课可根据研究方向、课题需要和学生本人的志趣选定。

②教学及医疗实践：研究生必须参加一定的教学工作，临床各学科的实验室硕士生必须参加不少于6个月的临床实践，以培养和提高从事临床实际工作的能力。

③导师小组：导师小组一般由2～3人组成，其中组长为研究生导师。

④课题研究方向及文献阅读指导：导师应及早给学生确定课题研究方向，以便研究生在课程学习阶段即可在导师指导下阅读文献和进行预试验，为课题研究作准备。选题时要注意课题的科学性、先进性、应用性和可行性。

⑤学位论文：科研型硕士学位论文，是研究生在导师及导师小组指导下，独立设计和完成某一科研课题，培养独立的科研能力的过程。学位论文的撰写要注意以下几点。

第一，认真选题，做好开题报告。内容包括课题的来源、选题的依据及该课题的国内外研究动态；选题的目的、意义、应用前景。第二，课题设计方案（包括研究工作的主要技术路线、实验方法或资料收集方法、统计处理的方法等）、实施计划进度及预期结果。第三，研究过程中可能遇到的困难、问题及解决措施；估算课题工作量和经费。第四，定期检查课题进展情况。认真组织预答辩，严格论文答辩的组织工作。

⑥申请答辩：研究生按课程安排计划修满所规定的学分，学位课程平均绩点在2.0以上；通过专业英语考试；学位论文经教研室组织预答辩审查通过；德、智、体符合研究生培养要求，可向学院、医院学位委员会提出答辩申请，并提出论文评阅人和答辩委员会成员的建议名单。

2. 科研型博士研究生培养

（1）培养目标　博士学位研究生必须注重德、智、体全面发展，具有良好的道德品质和修养。对本学科具有坚实宽广的基础理论和系统深入的专门知识，第一外语达到"四会"，原则上应学习第二外语；有独立从事科学研究的能力和创新意识；博士学位论文有一定的创造性成果；有较高的医疗或教学能力。

（2）培养内容和方法

①科研型博士生的培养，重点是培养独立从事科学研究和进行创造性研究工作的能力，在学期间从事科学研究和论文撰写的时间不少于两年。

②拓宽理论知识学习，鼓励学习交叉学科的课程，深化理论水平，除按规定完成必修的博士学位课程外，实行参加学术活动制度，要求博士生在学期间积极参加校内外各种学术活动，由本人主讲的各类学术活动不少于6次（不包括开题、中期汇报及预答辩），鼓励参加国内外学术会议。

③参加一定的医疗或教学实践，各临床专业医疗实践一般不得少于6个月，非临床专业要求承担一定的教学工作量。

④课程学习：博士研究生的学位课程应不少于5门，如马克思主义理论课、英语、第二外语、基础理论和专业课。

⑤学位论文：博士学位论文是博士生创造性研究的成果，应表明作者具有独立从事科学研究工作的能力，反映作者在本学科掌握坚实宽广的基础理论和系统深入的专门知识。研究结果对我国的医药卫生事业发展具有一定的理论意义或实际应用价值。

博士学位论文必须是一篇系统而完整的学术论文，主要内容包括课题的国内外研究动态，课题的目的、意义和价值，解决的主要问题和研究方法，技术路线，实验方法，材料来源，统计处理方法、结果，分析讨论。论文应对其中创造性的研究成果做出详细阐述，阐明自己的贡献。论文最后应附上文献综述及引用的文献资料。

（三）住院医师规范化培训与管理

住院医师规范化培训是毕业后教育的重要组成部分，在医学终身教育方面具有承前（医学院校在校教育）启后（继续教育）的地位，是医学临床专家形成过程的关键。

1. 培养要求

（1）实行分阶段培养：第一阶段 3 年，在二级学科范围内轮转，参加本学科各主要科室的临床医疗工作，进行全面系统的临床训练；第二阶段两年，进一步完成轮转，逐步以三级学科为主进行专业训练，深入学习和掌握本专业的临床技能和理论知识，最后 1 年安排一定时间担任总住院或相应的医院管理工作。

（2）采取学分制：政治思想素质、医德医风、临床实践时间、专业技能、理论学习及专业外语都达到要求，完成规定的学分，取得《毕业后教育合格证书》，作为聘任主任医生技术职务的重要依据。

（3）实行以实践为主、技能为主，理论学习以自学为主、业余为主的原则，力求合理的知识结构，注重医疗、教学、科研相结合。

2. 培养考核方法　住院医生考核分为理论考核和临床技能考核两部分。

（1）理论考核由市卫生局统一组织，每年 1 次，考核包括专业必修课、专业选修课、公共选修课等。

（2）临床技能考核由各医院自行组织，内容包括医疗记录（病史、医疗报告等）、"三基"（基础知识、基本理论、基本技能）、病例分析、操作或手术、带教质量、论文写作、专业外语等。

（3）考核方式：①轮转考核：每一科室轮转结束，由科主任组织考评小组，对住院医师的医德医风、临床技能、教学能力做出综合评价，记入轮转手册。②年度考核：每年年底由各科（教研室）组成考核小组进行考核评价。③阶段考核：第一、二阶段结束，由医院组织专家进行考核。

四、继续教育

（一）继续教育的目的、对象与要求

继续教育是继毕业后教育，以学习新理论、新知识、新技术和新方法为主的终身教育，目的是使卫生专业技术人员在医疗活动中保持高尚的医德医风，不断更新专业知

识，了解、掌握学科进展和最新动态，不断提高专业能力和业务水平，以跟上医学科学技术的发展，并能指导下级卫技人员开展医学实践和科研工作，积极开展学术活动，更好地为卫生事业的发展服务。

继续教育的对象是高等医学院校毕业后，通过规范或非规范的专业培训，具有中级或中级以上专业技术职称的卫技人员。继续教育以年度和阶段所得学分作为登记和考核方式。卫技人员参加继续教育所得学分，是职务续聘和职称晋升的一个必备条件。

（二）继续教育的内容

继续教育的内容是适应各类卫生专业技术人员的需要，注重针对性、实用性和先进性，以现代医学科学技术发展中的新理论，新知识、新技术和新方法为重点。

继续教育采取学分制的管理方法，对个人所取得的学分予以分类登记。按继续教育活动的性质可分为Ⅰ类学分项目和Ⅱ类学分项目。

Ⅰ类学分项目包括国家级继续教育项目、省级继续教育项目和卫生部部属单位、院校及由中华医学会总会举办经卫生部备案的继续教育项目，主要包括学术会议、专题讲习班、短期研讨班等。国家级、省市级继教项目必须符合下列条件之一：①本学科的国际、国内发展前沿。②本学科的国内、省市发展前沿。③边缘学科和交叉学科的新发展。④获省市、部级科技进步二等奖以上科研成果的应用和推广。⑤国际、国内先进技术的引进和推广。⑥填补国内空白，有显著社会效益的技术和方法。

Ⅱ类学分项目是指自学和其他形式的继续教育活动，主要包括自学项目（其内容、范围、考试大纲、考试时间、学分授予由各专业继续教育中心公布）、到外单位零散进修、在刊物上发表论文或综述文章、科研成果、出版医学著作、编写教材、出国考察、发表医学译文、医疗卫生单位组织的学术报告、技术操作示教、手术示范、病历讨论等。学分的计算与授予方式可参见各省市卫生行政部门下发的有关规定。

（三）学分要求与登记

继续教育实行年度与阶段相结合的学分制，以连续5年为一个阶段。每年必须取得相应学分，5年内必须达到国家规定的继续教育学分要求。医院要建立继续教育登记制度，各单位职能部门每年要进行学分汇总、审核和验证，以作为年度评聘和申报高一级专业技术职务的依据。

【思考题】

1. 开展医院科教管理的意义是什么？
2. 开展临床教学应具备哪些基本条件？
3. 如何搞好医院的重点学科建设？

第十二章 医院社区卫生服务管理 ▷▷▷▷

【教学要求】
1. 掌握 医院社区服务的概念、特点及基本要求。
2. 熟悉 医院社区卫生服务的意义和任务。
3. 了解 双向转诊制度的建立及管理。

课程导入

居民在社区首诊：分级诊疗是如何做到的

某市近年来出台了有关推进医养护一体化智慧医疗服务、调整部分社区卫生服务价格、家庭病床服务规范等一系列文件，通过完善政策保障机制，有效引导居民自觉自愿到基层首诊。全年120元的签约服务费由个人（承担10%）和市（承担25%）、区（承担65%）两级政府共同分担。条件成熟后，有效签约服务费由财政、医保基金和个人共同承担。

签约居民选择社区首诊享受相应的医保优惠政策。基本医疗保险参保人员签约后，门诊医保起付标准下降300元；城乡居民基本医疗保险参保人员签约后，通过签约转诊至上级医院产生的诊治费用按社区报销比例直接结算。

确定签约服务可提供健康管理、社区医疗和双向转诊、家庭病床和远程健康监测管理、健康评估四大方面的服务。签约对象可以选择医养护一体化健康"服务包"。居民到签约全科医生处就诊，可享受优先就诊、优先转诊等服务。全科医生及其团队还会对上级医院下转的签约服务对象做好随访及后续健康管理服务，真正实现了全人全程健康管理服务。

该市政府办社区卫生服务中心（乡镇卫生院）市级标准化率已达95%以上，建立了全市统一的连接所有市级医院和城区45家社区卫生服务中心的双向转诊平台，具有转诊预约、转诊检查、电子病历上载下传、转诊满意度评价等功能，基本实现了全市通用，使患者在基层同样能够享受到与大医院同质的服务。

（资料来源：超过65%的居民在社区首诊：杭州分级诊疗是如何做到的. http://health. zjol. com. cn/，2015-06-19.）

案例讨论

1. 该市的社区卫生服务中心为居民提供了哪些服务？
2. 结合本案例，分析分级诊疗的"分"与"整"。

社区卫生服务不仅是医院实现预防保健功能、承担基层卫生服务职责的重要途径，也是医院拓展服务内容、增强自身影响力和竞争力的重要手段。国外很多学者认为，社区医学是医院的命脉也是医院长久经营的法宝。这句话反映出随着医疗模式的改变和健康观念的变化，现代医院的经营与发展的方向也发生了变化，体现出社区医疗服务在医院管理中的重要性和必要性。

第一节　概述

随着医学模式、健康观、卫生观与生命观的改变，医院预防保健服务的社会功能得到进一步扩展，已由传统单纯的生物医学功能逐步转变为集医疗、预防、保健、康复、健康教育、计划生育技术指导一体化的综合医学功能。

一、社区医学的产生与发展

社区卫生服务是随着医学模式的转变以及人类对卫生保健需求的提高而发展起来的。

（一）医学模式

医学模式是人类在与疾病抗争和认识自身生命过程的实践中得出的对健康观和疾病观等重要医学观念的本质概括。医学模式又称医学观，是人们考虑和研究医学问题时所遵循的总的原则和总的出发点。

医学模式的内涵包括医学模式是医学观及方法论；医学模式是医学理论研究和实践操作的指导思想；医学模式随着医学科学的发展、人类健康需求和人们的认知能力不断变化而演变发展。

（二）医学模式的转变

1. 生物－心理－社会医学模式的来源　该模式由美国罗彻斯特大学精神科医生恩格尔教授于 1977 年正式提出。其思想根基可以追溯到 1948 年世界卫生组织给出的健康定义，即健康不仅是没有疾病的虚弱现象，而是身体上、精神上和社会适应上完好状态的综合表现。

2. 生物－心理－社会医学模式的演变　医学模式的演变经历了神灵主义医学模式、自然哲学医学模式、机械论医学模式、生物医学模式，目前已由生物医学模式转变为生物－心理－社会医学模式。

生物－心理－社会医学模式的基本内涵：①强调心理、社会因素在医学研究系统中应有的位置。②更加准确地肯定了生物因素的基础性和价值。③全方位探求影响人类健康与疾病的因果关系。

生物－心理－社会医学模式又称现代医学模式，产生的背景是：疾病谱和死亡谱的转变、健康需求的提高、医学的社会化、医学学科的内部融合和外部交叉等。随着社会经济和科学技术的发展，疾病谱和死亡谱发生了重大变化，人类对生命认识层次不断提升，对卫生保健需求逐步提高。人们对病因的认识已由单纯的生物病因提高到生物、心理和社会的综合病因上，病因理论由单因单果上升到多因多果，即每种疾病均有多种致病因素，多种因素联合作用又可导致多种疾病。新的健康观对健康提出了更高的要求，强调"三维健康，三级预防"。生物－心理－社会医学模式指出，作为医学研究对象的人，既是自然的人，又是社会的人，在影响健康与疾病的条件中，既有生物因素又有社会和心理因素。生物－心理－社会医学模式从整体观念出发，突破了生物医学模式的局限性，使得预防保健与社区卫生服务成为卫生事业重要功能之一，为医院赋予了新的职责和内容。

（三）三级预防体系的建立

三级预防是疾病预防的核心，体现了对于个体和群体在疾病发生前后各个阶段的全方位预防措施。它是根据目前对疾病病因、机体调节功能和代偿情况，以及在对疾病自然进程和转归的了解的基础上进行的。因此，在疾病发生和发展的每一阶段，都可以采取适当的措施，来预防疾病的产生与恶化。

1. 一级预防（primary prevention）　又称病因预防，是针对疾病易感期而采取的预防措施，即无病防病，是疾病预防的最高目标。一级预防的主要目的是在去除病因作用后维持健康，或是针对病因采取直接措施，改善生活和生产环境，减轻由于生物、理化、社会、心理等因素对人体的有害作用，提高预防和抵抗疾病的能力。一般而言，对致病因素明确的疾病或状态均应以一级预防为重点，如传染病、地方病、职业病、营养不良、出生缺陷以及生活生产意外等。一级预防的主要措施包括：①实施健康教育，改善居民不良生活方式。②提倡合理营养，加强体育锻炼。③针对病因的特异性进行预防，对特殊人群的重点预防。④对社区环境进行监测和保护，重视社会、心理、精神、行为与健康的关系。

2. 二级预防（secondary prevention）　是发病前期和发病早期实施的预防措施，即通过对高危人群进行筛查，使疾病得到早期发现、早期诊断和早期治疗，故又称"三早"预防。二级预防的目的是在发病前期或发病的早期阶段把疾病检查出来，给予及时的早期治疗，阻断疾病向临床阶段发展，或阻止其成为携带者，或防止疾病迁延成慢性，或缩短疾病过程。二级预防不仅有利于中止个体疾病的进一步演进或产生并发症，而且有利于防止群体疾病蔓延。对于病原体或致病因素尚不完全明确的疾病，如各种慢性病等的预防，应以二级预防为重点。

慢性病具有多病因、损害广、治愈率低等特点，而且病因及机制不明者居多，因此完全做到一级预防十分困难。但是慢性病的发生发展是一个漫长的过程，是致病因素长期作用的结果，因此慢性病的早期发现、早期诊断和早期治疗是完全可能的。由于慢性病与传染病在病因、发病机制、传播方式、病程及预后等方面有所不同，慢性病的预防工作亦与传染病有所不同，因此掌握慢性病预防的这些特点，对于现阶段疾病预防的顺利开展颇有意义。达到"早发现、早诊断"的主要方法是提高群众的防病意识，提高医务人员的诊断治疗水平和采用灵敏有效的诊断方法和技术。医院可根据人力、物力和财力情况，参照费用－效益（效果）分析结果，分别选用普查、筛查、定期健康检查、高危人群重点项目检查以及设立专门防治机构等方法来实现二级预防。

早期治疗、合理用药是二级预防的重要内容。通常传染病的预防以一级预防为主，但早期发现和治疗传染病有助于防止传染病蔓延传播，也有助于预防其发展成为携带者或慢性传染患者，例如对于结核患者及时给予抗结核药物治疗。对于易患某种传染病的高危人群，或患过某种疾病容易复发者进行预防性治疗，也是二级预防常采取的方法，譬如对皮肤外伤患者注射破伤风免疫血清，可预防破伤风发生等。早期治疗和合理用药也是防止急性期患者转变为病毒病菌携带者或慢性阶段的主要手段，对于降低因病致伤、因病致残等疾病不良后果，更是起到了关键性的预防作用。

3. 三级预防（tertiary prevention）　　主要是对已病患者进行适时、有效的处置，加速其生理、心理和社会康复，减少并发症和后遗症的发生，避免因病致残。这对于最大限度地改善患者的生活质量、减轻其疾病负担、延长健康期望寿命有着积极作用。良好的医疗服务特别是社区医疗服务是实现三级预防的基础。

对于已丧失劳动力或伤残者可通过康复治疗，促进其身心方面早日恢复，争取病而不残或残而不废，保存患者创造经济价值和社会价值的能力。例如，对伤残者可以通过理疗或再造，恢复关节活动，通过训练达到自理，以适应新的工作和生活需要。康复措施包括医学康复、教育康复、职业康复和社会康复等。医学康复是指通过药物、手术、物理等医学方法进行功能训练、功能补偿、功能重建、心理重建，提高和恢复人体的运动、语言、日常生活、职业和社会生活的能力。教育康复是指对肢体障碍者进行普通初中或高等教育，对盲、聋、哑、智力障碍者进行特殊教育，如盲聋哑学校和弱智儿童学校教育等。职业康复是指为残疾人谋求和维持适当职业，并给予相应的职业指导与训练，以帮助其就业和改善就业环境。社会康复是指从社会角度采取措施为残疾人创造适合其生存、发展和实现自我价值的环境，享受与健全人同等的全面参与社会生活的机会。对于慢性残疾患者，教育康复、职业康复和社会康复较医学康复更为重要。

三级预防属于综合性预防保健，其内容涉及预防、保健、医疗、康复、心理、行为、社会等多个领域，需要多学科协同分担完成。创造条件，同时提供一、二、三级预防服务，可使疾病预防产生理想的整体效应，并可节省许多卫生资源。三级预防体系的建立为医院参与初级卫生保健工作提供了理论基础，也为医院参与卫生防疫和社区卫生服务提供了平台。

（三）社区医学的形成

随着医学模式的改变以及三级预防体系的建立，社区医学应运而生。社区医学是研究整个社区的健康状况，针对社区内社会、文化、生态的特质，制定以健康为中心、以家庭为单位、以社区为范围的社区卫生服务计划，对社区存在的或潜在的健康问题，人群健康水平给予诊断，确定社区中最常见、最严重、最为社区人群所关心的健康问题，并仔细评估实施成效，最终目的在于促进和改善社区健康状态。

最初的社区医学是从 19 世纪兴起的卫生照顾而来的,它主要包括公共卫生和临床医学两大方面。公共卫生主要着重于疾病和疾病预防保健方面,工作的主要内容是防疫和环境卫生;临床医学主要是为社区患者提供一定的医疗救治和医疗照顾。20 世纪 20~40 年代,社区医学开始在美国兴起,随后,美国各级医院纷纷设立"社区及家庭医学科"。到 20 世纪 90 年代,发达国家(美、英、加等国家)的社区环境卫生及预防工作均已获得显著成效,政策的着眼点转向以家庭和个人身心健康为主。经过几十年的发展,如今在一些发展中国家和发达国家的偏远地区,社区医学与社区卫生服务已经成为社区民众主要医疗保健模式。

我国社区医疗卫生服务在新中国成立初期就具备了雏形,但社区医学的研究则开始于 20 世纪 90 年代。1993 年中国政府向世界卫生组织承诺"我国在 2000 年实现人人享有基本卫生保健",重视并推动城市和社区医疗卫生服务,并且就社区医疗卫生服务工作提出了一系列的要求和目标,推出了很多促进社区医疗卫生服务的重大举措。此后,社区医疗卫生服务成了我国医院参与疾病预防、服务社会的重要手段,也是医院重要的职责之一。

健康观的改变、医学模式的转变、社区医学的形成,使医院不仅面向疾病,而且面向健康;不仅面向个体,而且面向群体;不仅面向院内,而且面向院外,从而促进医院社区卫生服务得以快速开展。

二、医院社区卫生服务的概念

医院社区卫生服务是医院以社区为基本单元,向社区公众提供全面医疗卫生服务的活动过程。了解医院社区卫生服务首先需要了解社区的概念。

(一) 社区

社区(community)一词是德国学者汤尼斯(F. Tonnies)在 1881 年提出的。他认为,社区由共同生活在某一区域的一群人组成,这些人关系密切,守望相助,防御疾病,富有人情味。在形式上,社区是以家庭为基础的共同体,是血缘共同体与地缘共同体的结合。现在社区通常是指居住在一个地区内,共同生活的社会群体。我国社会学家费孝通给社区下的定义为:社区是若干社会群体(家庭、氏族)或社会组织(机关、团体)聚集在某一地域里所形成的一个生活上相关联的大集体,是宏观社会的缩影。在结构上,社区是一个以地理和行政管理为依据,明确划分的局部区域,如街道、乡镇等;在功能上,社区是一个由一群具有强烈的归属感、认同感、凝聚力和文化氛围的居民组成。具体来讲,一个社区应包含 5 个要素:一是聚集在特定的地域范围;二是聚居的人群相对固定;三是有配套的生活服务设施,如学校、医院、文化市场、商业网点、交通、通信等;四是有共同的生活方式、行为模式、认同意识和共同的文化背景;五是有相应的制度、管理结构和运行机制。

目前,我国的社区可分为 3 个基本类型:城市社区(如街道、居委会)、农村社区(如乡镇、村)和城镇社区。

（二）社区卫生服务

社区卫生服务（community health care，CHC）是社区建设的重要组成部分，是指在政府领导、社区参与、上级卫生机构指导下，以基层卫生机构为主体，全科医生为骨干，合理使用社区资源和适宜技术，以人的健康为中心、家庭为单位、社区为范围、需求为导向，以妇女、儿童、老年人、慢性病患者、残疾人等为重点，以解决社区主要卫生问题、满足基本卫生服务需求为目的，融入预防、医疗、保健、康复、健康教育、计划生育技术服务等为一体的，有效、经济、方便、综合、连续的基层卫生服务。社区卫生服务是医院和社区机构共同参与完成的。医院社区服务是医院在政府领导下，全面有效参与到各种社区卫生服务提供的活动过程。对医院社区卫生服务概念可以从以下几个方面来理解。

1. 医疗服务的场所必须在社区，并能成为社区建设的一部分。

2. 服务的目标必须以社区居民需求为导向。

3. 服务的内容不仅是疾病的医疗，而是集防、治、保、康、教、计划生育为一体的全方位的综合服务。

4. 医院的医疗服务必须是居民在经济上能够承担且能够方便接受的。

三、医院社区卫生服务的特点与基本要求

医院社区医疗卫生服务不同于门诊医疗服务，也不同于住院等方面的医疗服务，它有自身特点，主要表现在广泛性、综合性和聚集性三个方面。广泛性是指社区卫生服务的对象是社区全体居民，包括各类人群，即健康人群、亚健康人群、高危人群、患者人群及重点保健人群等。综合性是指针对各类不同的人群，医院社区卫生服务的内容集预防、保健、医疗、康复等功能于一体，是综合的卫生服务。聚集性是指社区卫生问题建立在社区基础之上，具有共同的联系性，社区卫生服务是针对社区聚居人群而提供的。根据社区卫生服务的特点，医院提供社区卫生服务时必须符合以下要求。

（一）以健康为中心

社区卫生服务必须是以人为中心、以健康为中心，而不是以患者为中心，更不是以疾病为中心。这种变化需要大幅度地改变医院的工作方式，仅仅靠治疗个体疾病的医疗工作是远远不够的。医院社区卫生服务要走进社区和家庭，动员每个人主动地改变社会环境，建立健康的生活方式，预防疾病和残疾，促进健康。

（二）以人群为对象

医院的基本医疗服务是以就诊的每个患者作为服务对象的。而医院社区卫生服务聚集性的特点，要求维护社区内的所有人群的健康，如改善社区的卫生环境、居住条件，消除不安全因素和不健康的生活方式等，都应是以社区所有人群的利益和健康为出发点。又比如在对每个儿童作预防接种和系统保健，不应只限于这个孩子的健康问题，而

是通过每个个体的预防接种，发现整个社区儿童预防接种的覆盖率和营养状况、健康状况，制定个体和整体的干预计划。如发现社区儿童营养不良的发病率高，就要考虑是否需要在社区内开展婴儿合理喂养的健康教育。因此，社区卫生服务是以人群为对象的，当然，在完善群体工作的同时，也需要重视对个体的干预和指导。

（三）以家庭为单位

家庭是社区组成的最基本单元。一个家庭内的每个成员之间有密切的血缘和经济关系，以及相似的行为方式、生活方式、居住环境、卫生习惯等。因此，在健康问题上存在着相同的危险因素。例如婴儿的喂养，必须考虑父母的社会、文化背景，并且从他们的文化角度考虑如何对父母进行母乳喂养等内容的健康教育。如要照顾老人的健康，必须动员家庭子女承担起责任和义务。

（四）提供综合服务

社区卫生服务是以解决社区主要卫生问题、满足基本卫生服务需求为目的，融入预防、医疗、保健、康复、健康教育、计划生育技术服务等为一体的，因此必须是综合的、全方位的，它需要多部门的参与。例如，要保证儿童健康，首先要给母亲提供孕产期保健和产后保健、新生儿访视及儿童系统管理，并教育父母如何喂养孩子，帮助父母对儿童进行早期教育，改善社区内卫生环境，减少污染等。只有提供这一系列服务，才可能保证儿童的身心健康。

第二节　医院社区卫生服务的意义和任务

医院参与社区卫生服务不仅是医院的基本职责，同时对医院的发展和推动我国卫生事业的发展等方面均具有十分重要的意义。

一、医院社区卫生服务的社会意义

1. 有利于贯彻预防为主的方针　搞好社区卫生工作，对各类传染病做到早发现、早隔离、早治疗，不仅可以防止疾病的扩散传播，还可以防止医院在诊断、治疗过程中的生物、物理、化学、放射等一切有害因素对环境的污染和对人群的危害，同时也可防止医院工作人员中各种职业性危害。

2. 有利于控制卫生费用　开展预防保健与社区卫生服务是解决我国有限的卫生资源与人民群众日益增长的卫生需求之间矛盾的重要途径之一。控制卫生费用的上涨已成为社会和政府共同关注和期望解决的问题。我国有很多重大疾病的发病率和死亡率均较高，治疗费用也相当惊人，引起这类疾病的首要危险因素是个人的生活方式和行为方式。要降低这些疾病的发病率和死亡率，有效的措施就是开展健康教育，提高自我保健意识，同时实行早期监测，早发现，早治疗，这些工作都需要通过预防保健与社区卫生服务工作的全面实施才能得以有效实现。

3. 有利于我国卫生资源的优化配置 我国医疗卫生资源存在分布不均的问题。在医疗资源利用方面，大型医院人满为患，严重超负荷，而一些中小型医院以及社区卫生机构却出现病员不足、卫生资源闲置等现象，使得我国有限的卫生资源功能得不到全面发挥，无法满足人民群众日益增长的卫生需求，导致诸多社会矛盾。研究表明，居民70%以上的健康问题可以在基层得到解决，医院参与社区卫生服务，如通过家庭病房、双向转诊、指导基层医疗机构等活动，让居民在社区中就能获得相应的医疗服务，可以有效缓解大医院的医疗压力，也可以提高基层社区医疗机构的服务能力，从而使我国有限的卫生资源发挥出最大功效，实现卫生资源的优化配置。

4. 适应人口结构和疾病谱变化的要求，提高社会健康水平 慢性病以及非传染性疾病已成为现代危害人类健康的主要疾病，预防保健与社区医疗服务是解决和适应这种变化的重要形式。近年来，我国人口的平均期望寿命大幅提高，但同样也面临人口老龄化的局面，严重危害中老年人健康的多是一些慢性疾病，这使得社会必然要承担更多的健康教育、慢性病监测、老年人生活照顾和卫生保健的责任。医院开展预防保健与社区卫生服务既有利于做到无病早防，有病早治，主动地为患者或健康人服务，又有利于防止急性病的慢性化转变，有效地降低发病率，提高治愈率，减少死亡率，达到保障和增进人群健康的目的。所以，预防保健与社区卫生服务可以充分保护、恢复和提高社会劳动力，可以提高社会健康水平，具有极大的社会效益。

5. 有利于初级卫生保健的实施 卫生部在《全国医院工作条例》中对医院的任务作了如下明确规定："以医疗为中心，在提高医疗质量的基础上保证教学和科研任务的完成，并不断提高教学质量和科研水平。同时做好预防、指导基层和计划生育的技术工作。"医院扩大预防、开展综合性的社区卫生服务，面向基层、城乡协作、指导地方和厂矿的卫生工作，可以充分利用医院卫生资源的巨大优势，不断提高基层医疗单位的防治水平，进一步建立健全县、乡、村三级医疗预防保健网，使大量的常见病、多发病在基层得以解决，有效实现"人人享有初级卫生保健"的目标。

二、对医院发展的意义

1. 有利于拓展医院服务，增强医院竞争力 社区医学的形成，为医院拓展医疗服务领域奠定了基础。随着疾病谱的变化和医疗模式的改变，社区卫生服务需求市场越来越大，而且前景广阔，这给医院卫生服务带来了巨大的发展空间。医院准确把握社区卫生服务市场的特点，根据社区卫生需求的变化提供高效的卫生服务，能够进一步拓展自身发展空间，获得更多的竞争优势，从而增强自身核心竞争力。在医疗卫生服务全球化发展的今天，医院竞争越来越激烈，拓展新的市场、寻求新的增长点变得越来越困难，社区卫生服务为医院发展提供了绝好机会，它不仅为医院拓宽了市场，也使得医院在激烈竞争中获得了更多的竞争优势。因此有学者认为，社区医疗是医院的命脉，是医院长久经营的法宝。

2. 有利于塑造良好形象，提高两个效益 社区医疗服务不仅可以拓展医院的医疗服务范围和医疗市场，而且对提高医院的影响力，增强医院的经济效益和社会效益具有极大的推动作用。一方面医院参与社区公共卫生服务，如卫生宣传、卫生教育，参与预防免疫活动以及传染病控制等活动，主动承担社会责任，可以增强公众对医院的认同感，从而塑造良好的社会形象。另一方面，医院参与社区卫生医疗服务，拓展医疗服务范围，促进社区居民整体健康水平的提高，有利于社会的和谐发展，因此在给自己带来良好的经济效益的同时，也具有极大的社会效益。

3. 适应医学模式的转变，增强医院适应能力　生物－心理－社会医学模式要求人们从多方面、多层次积极地防治疾病，以促进健康，提高生活质量，使卫生服务从治疗服务扩大到预防服务、从生理服务扩大到心理服务、从医院内服务扩大到医院外服务、从技术服务扩大到社区服务。医院应正确认识和利用现代医学模式这一理论武器，扩展医院的社会功能，多层次、全方位地防治疾病，重视对严重危害人民健康的地方病、职业病和传染病的防治，以适应现代医学模式和现代医疗服务市场的客观变化，更好地为公众提供优质的医疗服务，为促进人类健康作出应有贡献。

三、医院社区医疗卫生服务的主要任务与实施

医院社区医疗服务是以人的健康为中心、家庭为单位、社区为范围、需求为导向，以解决社区主要卫生问题、满足基本卫生服务需求为目的，融多项卫生服务等为一体，有效、综合、连续的基层卫生服务。医院在社区卫生服务工作中的任务是一个多元的综合体，主要包括以下内容。

（一）疾病筛检和健康检查

疾病筛检即疾病的普查普治，是指就社会某一人群的有关疾病，专门组织医学检查，并对检查出的疾病给予相应的治疗和干预。通过疾病普查，可以找到危害人群的主要疾病，同时结合流行病学调查找出致病的危险因素，发现和证实病因，从而做到早期诊断、治疗和采取预防措施。疾病的普查可以是对社会某一特定人群进行全面系统的检查，如老年病、妇女病等的普查，也可以是根据工作或科研的需要，对某种疾病的普查普治，如在学校中进行龋齿、沙眼、近视眼等单一疾病的普查，为降低中风发病率而对一定年龄的人群开展的高血压普查普治等。对健康人群进行普查，早期发现无症状患者是降低某些疾病发病率和死亡率的一项有效手段。

医院社区卫生服务中为了保证普查工作顺利开展和取得较好的效果，需要注意以下几个环节。

1. 切实做好普查的准备工作，事先需要制定详细的普查计划，明确普查的目的、任务和范围，合理安排人力、物力、财力和时间。

2. 对受检人群做好普查的宣传教育，讲明目的、意义，并要争取社区有关部门的支持，以提高受检率。

3. 选择合理的普查方式，如采用深入基层或家庭的方式普查，以方便群众，必要时也可以在医院的门诊分散进行。

4. 认真做好普查的总结工作，并进一步开展普治和随访工作，及时进行统计分析，

以不断提高普查普治的质量。

健康检查是指对个人或社区人群进行的身体健康情况检查，目的是早期发现、早期诊断、早期治疗疾病，早期采取措施预防疾病。按健康检查的目的划分，健康检查的方式一般包括预防性健康检查和定期健康检查。按检查对象划分，一般包括集体健康检查和个人健康检查。健康检查是医院拓展服务内容的一个新领域，医院要注意创造条件加以开展实施，健康检查要做到人性化与个性化服务，要注意提高服务质量。

（二）建立健康档案与慢性非传染病的防治

随着医学模式和疾病谱的改变，危害人类健康的头号杀手传染病已逐渐被慢性非传染病代替，特别是高血压、冠心病、脑血管病、恶性肿瘤、糖尿病已成为对居民身体健康危害最严重的疾病。因此，建立社区公众健康档案，加强对这些慢性非传染病的防治与管理，已成为医院预防保健工作的重要任务。医院在慢性病防治中应注意抓好以下几个方面的工作。

1. 建立健全慢性非传染病防治组织。
2. 认真开展健康检查，建立健全居民健康档案，并做好健康档案的归类与管理。
3. 开展重点慢性非传染性疾病的高危人群监测。
4. 根据健康检查和普查结果，积极开展健康指导，搞好人群的行为干预。
5. 根据健康档案，对重点慢性非传染性疾病的患者实施规范化管理。
6. 积极开展慢性非传染病的群防群治。

（三）传染病管理

为了及时掌握疫情、分析疫情，有效地搞好防疫工作，医院要切实做好社区传染病的疫情监测和报告。医院预防保健科应组织有关单位，定期检查所在社区有关传染病疫情报告情况，及时了解社区中传染病发病情况，并定期进行统计和分析。医院社区卫生服务传染病管理的主要任务是：迅速掌握和报告疫情，及时处理疫源地，有效切断传播途径，保护易感人群，控制和消灭传染病的发生和蔓延。为了完成这些任务，医院及基层医疗单位应做好以下几项工作。

1. 搞好传染病管理，做到早发现、早治疗、早隔离 要对我国规定管理的 26 种甲、乙类传染病，按各种不同传染病常规进行家庭访视，并根据不同传染病的特点，做好传染源的隔离、消毒、护理等指导，以及接触者的检疫工作。

2. 指导并做好传染病的控制工作 医院应根据不同传染病的传播途径，制定相应措施，指导社区做好饮食、水源、粪便等卫生管理和消毒杀虫、灭鼠等工作。

3. 做好易感人群的保护工作，提高人群的非特异性和特异性防病能力 开展各种预防接种和预防服药等工作，并加强卫生防病知识的宣传教育，培养人们良好的卫生行为和生活习惯，提高群众防病知识水平。

4. 疫情报告工作 医院的疫情报告是我国疫情信息的主要来源，疫情报告工作是各级医疗卫生单位的法定责任，当各级医疗卫生机构的医务人员发现传染病人或疑似传染病人、病原携带者时，应填写传染病报告卡，按国家规定时限，向当地防疫机构报告疫情，同时做好疫情登记。医院则要定期检查院内有关社区传染病疫情报告情况，定期进行统计分析，防止漏报情况发生。

（四）预防接种

预防接种是指将人工制备的某些生物制品接种于易感人群，使其机体产生某种传染病的特异性免疫，达到预防该传染病的目的。预防接种的作用，主要是针对传染病流行的第三环节，是降低人群易感性的防疫措施。预防接种对某些以人类为传染源的疾病，如天花、白喉、脊髓灰（白）质炎、麻疹等也能起到消灭传染源的作用。对其他一些传染病也可相应地降低发病率和死亡率。预防接种是重要的一级预防措施，常常由基层医疗单位具体实施。其工作形式可以是医院中的预防保健人员深入社区设立接种点，或上门接种服务，也可以是在医院设立预防接种门诊，建立儿童计划免疫接种卡，按计划开展预防接种工作。

医院开展预防接种工作的主要内容包括：做好管区内散居和集体儿童机构及重点人群的预防接种工作，及时处理好预防接种反应和异常反应，做好生物制品的运输和保管，努力提高各种预防接种的接种率和合格率，认真开展免疫效果观察和接种后资料统计及总结工作等。

（五）家庭病床

家庭病床是指医院为方便患者，最大限度地满足群众的医疗需求，派出医务人员，选择适宜在家庭环境中医疗和康复的病种，在患者家中建立病床，登记医疗保健服务项目，使患者在自己家中即能得到治疗和护理。家庭环境和气氛有利于免除患者尤其是儿童因对医院环境的生疏而产生的不安心理，对慢性病、老年病、肿瘤病等患者建立家庭病床，可以减少其对治疗效果的疑虑及对预后的恐惧心理，也可以免除部分人因住院而引起对家庭事务的牵挂。医院开设家庭病床是符合医学模式转变，深受群众欢迎的一种卫生服务方式。医院建立家庭病床可以缓解城市看病难、住院难的困难；可以方便患者就医，解决老龄慢性患者活动困难、就医不便等老年医疗康复问题；可以减少医疗费用，可减轻医保费用支出和家庭负担；也有利于医务人员树立良好的医德医风，深入社区为居民服务，同时还可以针对患者的需求提供个性化的服务。

医院建立家庭病床的管理内容包括以下几方面。

1. 制定规范的家庭病房工作制度和家庭病历，以及规范的治疗和护理方案。

2. 定期巡诊查房，送医送药上门，提供各种必要的检查治疗手段，并建立会诊和转诊制度。

3. 指导患者合理的生活、营养、活动和消毒隔离，开展卫生防病、心理卫生等保健知识宣传。

4. 提高家庭病房的服务效率和服务质量，做到服务定制化、人性化。

（六）计划生育指导与优生学服务

计划生育是指用科学方法来控制生育的时间、调节生育的密度和有计划地生育子女。医院应承担计划生育宣传及计划生育指导工作，其主要管理内容如下。

1. 搞好计划生育宣传工作。贯彻以避为主的方针，做好节育科学知识的普及工作，帮助群众掌握节育知识，做到合理选择药物、工具或手术等适宜的节育措施。

2. 开展各种节育手术，并切实保证和提高各种节育手术质量，对避孕失败、计划外妊娠尽早采取补救措施。

3. 开展计划生育临床技术科研工作，配合有关部门努力研制安全、高效、方便、经济的节育措施。

4. 积极培养和指导基层计划生育医务人员，提高他们的手术质量，并做好基层疑难病例的会诊，推广新技术、新方法，做好计划生育资料的统计分析和积累。

优生学是指利用科学知识和技术，使出生的后代成为优秀个体和健康儿童。1983年英国科学家高尔顿首先提出和创立了优生学。其目的在于探索影响后代的各种因素，从体力和智力各方面改善遗传素质，提高人口质量。优生学不但考虑现存人类健康，还注意后代人、整个民族素质的改善，从而达到改善人类健康的目的。目前我国医院优生服务主要有遗传咨询、产前诊断、选择性流产和开展优生教育等。

1. 遗传咨询一般包括该疾病的病因、遗传方式、严重程度、诊断、治疗、预后以及今后该疾病再发生的危险率等。对已查明的各种遗传病患者和不良基因携带者严格限制其生育。

2. 产前诊断是指在胎儿出生前，通过一些生物化学、生物物理或遗传学等方式来诊断胎儿是否患有遗传性疾病或先天性畸形，以达到早期采取防治措施的目的。

3. 防止有遗传病的个体出生，通过婚前检查，防止有遗传病的患者结婚，对产前诊断确认有染色体畸形或生化代谢缺陷者引产。

4. 开展优生宣教，使广大妇女认识怀孕期吸烟、饮酒与滥用药物的严重危害，防止妊娠初期的各种病毒、细菌感染和某些营养素的缺乏，避免接触各种有害的化学物质、放射线以及滥用药物等。

（七）妇幼保健工作

妇幼保健包括妇女保健和儿童保健，是指对育龄妇女及 0～14 岁儿童所开展的卫生保健工作。妇幼保健服务的对象数量大，而且持续时间长，医院抓好妇幼保健工作具有十分重要的意义。

1. 妇女保健　医院社区卫生服务中的妇女保健工作包括以下几方面。

（1）婚期保健：主要是开展婚前卫生咨询与指导，进行婚前医学检查，开展婚后卫生指导与生育咨询。

（2）产前保健：主要任务是了解孕妇的基本健康状况和生育状况，早孕初查并建册，开展孕妇及其家庭的保健指导。

（3）产后保健：开展产后家庭访视，提供产后恢复、产后避孕、家庭生活调整等方面的指导。

（4）更年期保健：主要是提供有关生理和心理卫生知识的宣传、教育与咨询，指导更年期妇女合理就医、饮食、锻炼和用药。

（5）与下级医疗保健机构合作，开展妇科疾病的筛查。

2. 儿童保健　医院社区儿童保健的主要任务有以下几方面。

（1）新生儿期保健：包括新生儿访视及护理指导、母乳喂养咨询及指导等。

（2）婴幼儿期保健：包括早期教育、辅育添加及营养指导、成长发育评价。

（3）学龄前期保健：对儿童心理发育进行指导，进行生长发育监测，为托幼机构提供卫生保健指导。

（4）学龄期保健：与家长配合，开展儿童性启蒙教育和性心理咨询等。

（5）儿童各期常见病、多发病及意外伤害的预防指导。

医院妇幼保健工作一般由基层医院的妇幼卫生科或预防保健科中的妇保组、儿保组等相应的机构承担，不具体承担妇幼保健工作的城市大医院应加强对基层医疗单位妇幼保健工作的业务指导和妇幼保健专业队伍的业务培训。

（八）老年保健工作

老年保健是指对60岁以上老人采取的各种医疗预防保健措施。目前，我国的老龄人口增长迅速，城市老龄化趋势发展很快，全社会人口老龄化形势严峻，使老年保健成为我国卫生保健的重要课题。医院老年保健的服务内容包括以下几方面。

1. 建立健全老年医疗保健机构，有条件的医院应设立老年病科、老年病门诊等专门从事老年医疗保健的科室，各级医院都应积极开设家庭病床，为老年患者提供便捷、连续的医疗保健康复服务。

2. 搞好社区老年人的基本情况和健康状况调查统计工作。

3. 加强除老年人常见病、多发病（如高血压、冠心病、脑血管病等）之外的疾病，如呼吸道感染、肺气肿、糖尿病、肿瘤等疾病的防治工作，并重视老年人慢性病的康复。

4. 指导老年人进行疾病预防和自我保健。

（九）基层卫生指导

基层卫生指导是指上级医院（省、市大医院）对下级医疗机构（社区基层医院）进行医疗和防疫工作的业务和技术指导。通过有计划、有目的地对基层医疗单位进行业务和技术指导，帮助基层医疗单位开展新的预防、保健和医疗服务项目，不断提高基层医疗单位的卫生服务水平。基层卫生指导可帮助基层医疗单位充分发挥潜力和作用，从而有利于社区卫生服务的开展和分级医疗保健制度、双向转诊制度的实施，可把大量常见病、多发病解决在基层。这既是搞好社会大卫生和实行三级预防的需要，也有利于大医院管理水平和服务升级，有利于医疗质量的提高。因此，指导基层医疗单位的工作应作为城市大医院加强基层防病工作的重要措施。医院基层卫生指导的方式有：接受转诊、疑难病例会诊，举办各种类型的学习班，专题学术报告，临床病例讨论会，病例讨论，文献报告会，论文报告会，专家、教授讲学，对口业务学习，定期举行技术示范、技术表演，指导基层开展科学研究，接受基层医务人员来院进修等。

（十）健康教育

医院的健康教育包括院内患者健康教育和院外的社区健康保健。医院健康教育要有计划、有领导地进行，一般由预防保健科会同有关职能科室负责计划和组织。院内健康教育旨在劝告患者及家属改变不良的个人行为和生活方式，以降低疾病的危害因素，并介绍当前常见病、多发病的防治方法。院内健康教育可利用广播、黑板报、宣传栏、宣传资料、健康处方、讲座、咨询门诊、电视或电子荧屏等多种形式，开展门诊、候诊健康教育，住院健康教育等。院外健康教育是协同社区卫生主管部门和社区政府，有组织地承担社区人群健康教育工作，有计划地在人群中进行生活方式的干预和控制（如戒烟、低盐、低脂肪、运动、精神平衡等的干预），改变不良卫生行为，使公民参与维护有益于健康的环境（心理、自然、社会方面），最终使平均期望寿命、婴儿死亡率、主要疾病的发病率与死亡率达到预期控制指标。根据当前我国人群的疾病谱，要特别重视心脑血管病、肿瘤等危险因素的宣教。医院健康教育工作要注意以下要点。

1. 针对性　医院健康教育应根据不同的宣传对象，如不同年龄、性别、职业人群、文化程度，不同时间、季节、地点等宣传群众最为关心的卫生问题。

2. 普及性　医院健康教育应全面宣传各项卫生工作方针政策，宣传先进的医学理论和方法，普及医药卫生科学知识，介绍行之有效的卫生工作方法和群众创造的先进经验等。

3. 科学性　健康教育的内容要有科学根据，实事求是地反映客观现象，对所要说明的问题最好能引用自己调查或国内调查已证实的资料和数字。

4. 艺术性和趣味性　根据宣传对象的特点，采用群众喜闻乐见的方式，进行生动活泼、形式多样的宣传。可利用讲演、座谈、广播、黑板报、墙报、书刊、画册、照片、模型、标本、电视、电影等多种形式进行。

第三节　双向转诊制度的建立与管理

双向转诊是指根据患者病情的需要而进行的上下级医院间、专科医院间或综合医院与专科医院间的转院诊治过程。实施双向转诊制度是优化卫生资源配置的重要手段，也是医院参与社区卫生服务最直接和最有效的途径。近年来，我国卫生总费用呈快速增长，现行的医疗保障制度导致病源流向大医院和只能单向转诊，造成大医院人满为患，基层医疗机构病源不足，使得有限的卫生资源得不到有效利用。加之级别高的医院医疗费用明显高于基层医院，这又造成卫生资源的不合理利用和医疗费用的上涨。据统计，城市各大医院就医的门诊患者绝大多数是多发病与常见病患者。因此要建立规范的双向转诊制度,将大医院的基本医疗需求引导到社区,真正实现"大病进医院,小病进社区"。

一、双向转诊的基本类型

双向转诊有纵向转诊和横向转诊两种方式。纵向转诊,即下级医院对于超出本院诊治范围的患者或在本院确诊、治疗有困难的患者转至上级医院就医。反之,上级医院对病情得到控制后相对稳定的患者亦可视情况转至下级医院继续治疗。横向转诊,即综合医院可将患者转至同级专科医院治疗,专科医院也可以将出现其他症状的患者转至同级综合医院处置,同样,不同的专科医院之间也可进行上述转诊活动。居民凭个人账户卡看病,如果遇到疑难病例,社区全科医生可将其转诊到条件较好的上级医院做进一步诊断,上级医院医生凭社区转诊单认真检查诊断,明确诊断后转回社区处理。一般患者不需住院的,可在家庭设立家庭病床,社区医生按规定提供服务。

二、建立双向转诊制度的意义

双向转诊不仅是医院参与社区卫生服务的重要途径,也是医院自我发展的重要手段,实施双向转诊对医院发展和卫生事业的发展均具有积极意义。

1. 优化卫生资源配置,促进患者合理分流 研究表明,居民70%以上的健康问题可以在基层得到解决。建立社区卫生服务机构与医院之间的双向转诊制度,可以促进卫生资源的合理配置,提高现有卫生资源的有效利用率,促进患者合理分流,减少就医的盲目性,使卫生服务供求关系趋于平衡。

2. 降低医疗费用,节约医保资金 解决医疗费用居高不下的最好办法是建立社区卫生服务机构和医院的双向转诊制度,以花费较小的代价满足居民的基本卫生保健需求。全科医生是实施医疗保险制度的"守门人",实行双向转诊制度可以将在大医院治疗的疾病放在基层,有效降低医疗保险费用,使有限的保险资金发挥更大的保障作用。

3. 适应人口老龄化和疾病谱的改变 人口老龄化是当今世界许多国家面临的一个重要公共卫生问题,老年人是医疗保健需求最大的人群,人口老龄化引起慢性病患者增多,导致医药费用不断上涨。目前危害人民健康的主要问题是慢性非传染性疾病。

4. 促使医疗机构职能分明,加强医疗协作 任何一所医疗机构都有缺少某种职能的情况,因而不可能单靠本身来满足居民全部的卫生需求,必须加强协作。双向转诊制度可使各级医疗机构分工明确,各司其职,充分发挥最大的潜能。转诊的有效运行,可以加强各级医疗机构的内在联系和运行活力,树立大卫生观念。

5. 推动医院快速发展 双向转诊的实施不仅可以拓展大医院的业务范围,增加营业收入,而且有利于各级医疗机构的共赢和共同发展。在双向转诊中,全科医生能够参与患者的转院治疗及出院照顾,不断得到专科医生的指导,专科医生也可以得到全科医生的医嘱反馈意见,双方均能提高诊疗水平。

三、双向转诊面临的主要问题

目前,我国的社区卫生服务仍处于探索阶段,双向转诊的实践探索和理论研究均有待提高。目前主要存在以下问题。

1. 转上不转下　由于双向转诊网络不够畅通，目前双向转诊以单向转诊（上转）为主，由定点医院直接转到社区卫生服务站（下转）的患者极少，同时由社区卫生服务站转往定点医院的患者也较少转回。其原因主要有三个方面：一是定点医院部分专科医生不了解双向转诊的程序和运行方式，双向转诊意识不强；二是顾虑转诊患者可能造成医院利益损失；三是部分患者对社区卫生服务缺乏信任，不愿转回社区卫生服务站治疗。

2. 缺乏利益协调机制，转诊患者医药费报销无法解决　由于医疗保险还未全面实施，患者受合同医院的限制，在双向转诊中无法解决非合同医疗单位不能报销的问题。部分社区患者到社区卫生服务机构就诊不能报销，部分定点医院转回社区的患者不能报销，导致无法进行连续性治疗和管理。又由于上下医疗机构之间缺乏利益的协调，医疗机构为维护自身利益也有意阻碍转诊活动的实施。

3. 标准缺乏，程序和监督机制不完善　虽然双向转诊制度已经建立多年，但是转诊标准、执行程序、监督措施和手段都未健全，使得双向转诊制度得不到有效贯彻。无论是对社区卫生服务中心还是对医院来说，向上转诊和向下转诊均缺乏统一的标准，既没有明确的转诊程序，也没有健全的规章制度，这是非常现实且又较难解决的问题。这使得每个医生对转诊标准的掌握并不一致，导致出现不合理的转诊，增加了患者的经济负担，也给患者及家属造成不便。同时，因为没有统一的转诊标准，医院担心由于转诊患者引发医疗纠纷，再加上利益驱动，无论是上级医院还是基层医疗机构都不愿意主动将患者转诊。

4. 医务人员和患者转诊意识不强　尽管双向转诊在优化医疗资源配置、节约卫生资源、降低患者医疗费用方面具有积极意义，但是由于患者和医生对转诊不了解，转诊意识不强，使得双向转诊很难实施。

四、双向转诊制度的实施

双向转诊制度的完善要从制度条件保障和克服制约因素等多方面来推动。

1. 完善双向转诊制度应具备的基本条件　双向转诊制度的实施首先应具备一些基本条件，包括合理的区域卫生规范和卫生机构设置规范；对不同的卫生机构的功能进行合理定位，分级分工医疗，完善卫生服务体系；完善转诊的标准体系和程序等。这要求卫生行政主管部门会同各级医疗机构要认真做好这些方面的研究并加以完善。

2. 将社区卫生服务更多的项目纳入统筹基金结算范围　双向转诊的管理和控制需要医疗保险提供有效的经济手段。参保人员在社区卫生服务机构和大型医院就诊时可实行不同的医药费用自付比例，引导参保人员在社区卫生服务机构诊治一般常见病、多发病和慢性病，应在维持医疗保险统筹基金收支平衡的前提下，积极探讨有利于双向转诊实施的医疗保险支付比例和管理办法。

3. 建立转诊医疗机构之间能够接受的转诊利益规范　妨碍双向转诊的首要原因是医疗机构经济利益的驱使，在一定条件下，可依托医院集团开展双向转诊工作。医院集团化的运作是一种国际趋势，我国部分大城市已开始尝试。由于利益方面的一致性，集团内部实行双向转诊管理，不仅方便，而且可行性高，可以引导患者有序的流动。

4. 培养与国际接轨的全科医生　双向转诊执行者的业务水平直接影响到双向转诊制度的运行和落实，目前我国社区卫生服务中心的服务水平参差不齐，上级医疗机构对其不信任，造成下转难的问题。全科医疗是社区卫生服务的重要标志，因此，需要制定全科医师培训规划和相关配套政策，以保证社区卫生服务质量，吸引更多的患者就诊。

5. 完善信息平台，加强信息沟通　医疗服务信息沟通可在一定程度上使医患双方避免转诊的不合理性。医疗机构间的信息交流可采取学术讲座、编制转诊指南、信息简报、网络交流等形式进行，也可以通过开展院内医疗卫生服务咨询、张贴医疗服务信息项目一览表等形式实现信息共享。上级医疗机构应负责对社区卫生服务中心进行技术指导和业务培训。

双向转诊制度是我国卫生改革与发展的方向性问题，它可以有效引导患者合理流动，促进卫生资源合理利用，一方面有利于发挥基层卫生机构作用，方便群众就医，节省医药费用；另一方面可以减轻大医院的压力，使其集中力量开展医学科研和教学，提高服务水平。目前我国建立双向转诊制度仍要做许多工作，关键是做好区域卫生规划，针对城市医疗服务供大于求、农村和边远地区供不应求的状况，促进卫生资源的合理调整，并逐步转变现有机构功能，调整医疗机构间的利益分配。

【思考题】

1. 社区卫生服务有什么特点？
2. 什么是双向转诊？有何意义？
3. 三级预防体系指什么？
4. 社区医疗服务的主要任务是什么？

第十三章　医院医疗设备管理 ▷▷▷▷

【教学要求】

1. 掌握　医疗设备管理的内涵、组织和内容。
2. 熟悉　医疗设备的分类、使用管理和经济管理。
3. 了解　医疗设备的维修与保养管理。

课程导入

新常态下看医疗器械行业的三大变革

医疗器械行业优化升级的步伐坚实，一批规模小、低水平重复的企业退出了历史舞台，而政府的简政放权，助力了一批优势企业轻装上阵，通过自主创新和资本运作，拓展产品结构、营销渠道，并布局大健康产业。而曾经是"局外人"的海尔、海信等众多企业因看好医疗器械这块"宝地"，纷至沓来。

国务院印发的《关于改革药品医疗器械审评审批制度的意见》，拉开了药品医疗器械审评审批制度改革的大幕。对于这项促进医疗器械创新发展，使产品安全性、有效性、质量可控性与国际标准进一步接轨，提高药品医疗器械审评审批质量的重大举措，国家食品药品监督管理总局高度重视，成立了药品医疗器械审评审批制度改革领导小组，全力推进各项改革，并取得了初步进展。

国务院大力推进医疗器械相关创新工作，高度重视和鼓励医疗器械创新活动，全国医疗器械监管系统开展了检验检测、飞行检查、执法办案等工作，进一步规范召回信息发布行为和畅通公众获得召回信息的渠道，筑牢从实验室到医院的安全防线。实现最严格监管，必须用好抽验手段，强化监督抽验的震慑性，强化抽验结果和质量分析的深度，强化抽验数据和质量分析结果对监管其他环节工作的引导性，逐步推进抽验与其他环节的有效衔接。

（资料来源：2015 年医疗器械行业的三大变革. http://www.121jk.cn/news/xingyexunxi/show44440.html）

案例讨论

结合本案例，分析医疗器械管理有哪些特点？

医疗服务不但依赖医务人员的知识、经验和思维判断，在很大程度上还要靠实验手段和设备条件。随着科学技术的快速发展，大量现代化的高、精、尖医疗设备如 CT、MRI、PETT、SPECT、伽马刀等诊断、治疗设备相继应用于临床，医疗仪器设备在医院整个固定资产中的比重不断增加，已经占有举足轻重的地位。医疗设备管理也逐渐成为医院管理系统工程中的一个较完整又相对独立的子系统。运用科学管理方法加强医疗设备管理是医院开展医疗、教学、科研、预防的重要基础，也是提高医疗技术水平和促进医院达标上等级的必要条件。

第一节 概述

一、医疗设备管理的含义

医疗设备管理是对医疗设备运动全过程的管理，即设备的选购、使用、磨损、补偿、报废和退出服务全过程的管理。医疗设备在其运动全过程中存在着两种形态：一是物质运动形态，表现为医疗设备的购置、安装、使用、维护、修理和更新、改造等；二是资金运动形态，表现为购置费用的投入、维修费用的支出、折旧、更新改造资金的筹措、积累和支出等。前者称为实物管理，由仪器设备管理部门负责；后者叫经济管理，归财务会计部门负责。

医院要有计划地做好医疗设备的检查和修理，依据实际需要和可能，有步骤、有重点地进行医疗设备的更新改造，切实担负起医疗设备的验收、登记、保管、报废、有偿转让、事故处理等各种日常管理工作，建立和健全医疗设备管理制度和责任制度，以保证人流、财流、物流、信息流的平衡协调，供应管理、使用和修理相互结合，使医院的医疗设备达到整体最优化。

二、医疗设备管理的意义

1. 加强医疗设备管理是提高医疗质量的保证 提高医疗质量是医院管理的中心任务，而医疗设备在一定程度上决定着医疗质量的好坏。"工欲善其事，必先利其器"，为医疗工作提供先进、科学、适宜、有效的技术设备，并且保持较高的完好率，是提高医疗质量的物质保证。

2. 良好的医疗设备管理是使有限的卫生资源发挥最大作用的有效手段 医疗设备管理一方面要保证医疗技术设备具有先进性，另一方面要保持技术设备配置的科学合理，最大限度地发挥有限卫生资源的作用。过去我国医院仅仅把"治病救人"作为工作的重心，不注意发挥先进医疗技术设备的作用，导致医疗设备得不到有效使用，不能发挥其应有的作用；或盲目引进，重复引进；这都与医疗设备管理不善密切相关。

3. 良好的医疗设备管理是形成医院科学能力的必要条件 科学能力包括：①科学劳动者。②技术设备。③科学资料（图书、期刊、情报信息、专刊等）。④科学劳动的社会结构（科学的组织、管理、分工与协作等）。⑤科学的潜力（全民族的文化教育水平）。一个医院要更好地发挥医院的职能，走向现代化，提高自己的科学能力，必须加强技术设备的管理。

4. 医院医疗设备管理是保证医院医疗、教学、科研工作正常运行的重要手段 在医院的大系统中，医疗设备管理自成一个子系统。卫生主管部门要求各医疗单位独立设置仪器设备管理委员会或临床医学工程部，负责对本单位仪器设备管理工作进行审议和论证，并指出该机构是专业性很强的技术部门。由于医疗设备种类繁多，性能各异，要处理好医院管理系统中常规运行的各个因素，必须采取科学的技术和方法。因此，管理好医疗设备是医院管理的重要分支。

三、医疗设备管理的新特点

由于自然科学成就迅速转化为生产力，高新技术产业产品不断运用到医学领域，医学现代化程度不断提高，使得医疗设备多样化、精细化、投资多、周期短的发展趋势日益明显，这给医疗设备管理带来许多新特点。

1. 医疗设备管理要从为医、教、研、防工作出发，做好设备的供应管理工作。医疗设备管理属于医、教、研、防的后勤部门，并且往往与医疗质量和医学成果密不可分，从一定意义上说，医疗设备部门又是医、教、研、防的前哨部门，因此医疗设备管理人员应明确指导思想，做好既有后勤又具前哨地位的工作。

2. 现代医疗设备更新换代周期缩短，因此医疗设备管理工作要随时注意科学信息，更新、改进医疗设备，以适应医、教、研、防工作的需要，避免购进已被淘汰的旧设备。

3. 现代医疗设备正在向微细、快速、自动、高效、精确、轻便、集成、综合方向发展，使医疗设备管理显示出了更明显的科学性、综合性、先进性的特点。

四、医疗设备管理的原则

（一）科学性原则

科学性原则就是要避免盲目、无序、混乱的情况出现。现在常用的医疗设备已有500余种，在一个医院，要根据科学性原则，在众多医疗设备中，合理选择、搭配，组成一个结构合理、有效的医疗设备体系，并不断保持医疗设备体系的先进性，为医院的医、教、研、防提供质优、量足的"生产工具"。

（二）经济性原则

医疗设备本身具有商品性，医疗设备管理的全过程都存在着经济活动，直接受价值规律的制约和支配。因此，医疗设备管理也要遵循经济规律，按照经济规律办事。在医疗设备的购置、引进、使用、更新的过程中进行经济核算，讲求投资效益。按照经济办法进行管理，就会选择经济效果的最优比例，发挥医疗设备的最大利用效率。医疗设备的物质磨损，固定资产的贬值，这是不以人们意志为转移的客观事实，提取折旧基金，加速医疗设备更新，使之保持先进、完好、适用，才能求得最佳效能。优先选用国产医疗设备，从宏观上说，这也是经济性原则的体现。

（三）规范性原则

医疗设备管理要建立一套完整的规章制度和规范，并严格按照规范办事。对本院的基本设备、常规设备要配套完好，及时更新。对高、精、尖设备要建立专项制度，保证完好运行。对于引进、购置的新医疗设备，严格按照国家发布的《医疗器械新产品管理暂行办法》办理。

（四）适用性原则

适用性是指选择医疗技术设备应具有针对性，应符合当地、当时人民的健康问题所需，与医院的功能相适应，使医疗设备真正发挥作用，达到物尽其用。不要一味盲目追求"先进"，购进不必要或暂时尚未具备条件使用的医疗设备。对于具有多种功能的所谓"万能"设备，要按照有用性原则购置、装备。

五、医疗设备管理的组织

随着医院医疗设备在数量和质量上的发展，设备管理的组织机构不再隶属于总务科或药械科，而是成立了独立的设备管理部门——设备科。设备科在院长领导下，在副院长的具体分管下开展工作，是向院长提供决策信息的组织协调部门。同时为保证医疗设备购置的正确性和管理的有效性，医院要成立以专家为主体的医疗设备管理委员会。其组织建设见图 13－1。

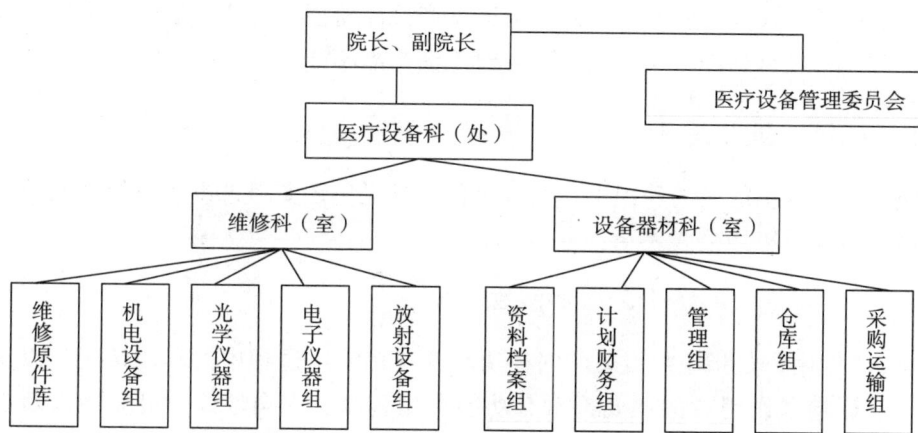

图 13－1 医疗设备管理的组织结构

第二节 医疗设备的装备管理

医院设备的装备管理是指设备从落实资金和预算，查明需要，经过综合平衡，编制计划，再选型订货，直至设备到货为止这个全过程的管理。做好装备管理必须充分地进行调查研究，选取最优的装备方案加以实施，方能合理使用资金，为临床医疗工作提供最恰当的技术装备。

一、医疗设备的分类

医院的医疗设备可分为四大类：诊断设备、治疗设备、中药制剂设备和辅助设备。

1. 诊断设备类　用于疾病诊断的设备，可分为 X 射线诊断设备、超声波诊断设备、功能检查设备、核医学设备、内窥镜检查设备、实验室设备、病理诊断设备、专科检查设备 8 类。

2. 治疗设备类　可分为病房护理设备、手术设备、放射治疗设备、核医学治疗设备、理疗设备、其他治疗设备等。

3. 中药制剂设备类　可分为普通制剂设备类（根据制剂种类，又可分为中药传统制剂设备和中药改革剂型设备两类）、灭菌制剂设备类和药检设备类 3 类。

4. 辅助设备类　包括高温高压消毒设备（高压消毒锅）、空调设备、制冷系统、中心供氧系统、医学摄影录像设备、电子计算机系统等。

二、医疗设备的装备原则

我国有各种类型各种规模的医院，各医院的任务、技术水平和条件状况各不相同，仪器设备的装备标准也不会完全一致，但一些基本的原则是应共同遵守的。

（一）有证原则

所选购的医疗仪器设备必须具有医疗器械产品注册证。这些产品应该是经医疗器械行政管理部门审核合格准入市场的产品。对无证产品不能购买。

（二）经济、实用原则

在满足医疗诊治需要的前提下，医院装备医疗设备还要考虑设备的经济效果。医疗设备的经济效果可以用公式表示：

$$经济效果 = \frac{作用}{费用}$$

其中，"作用"是指医疗设备的内在功能及其在使用过程中的利用情况，以实际使用量表示。影响"作用"的主要因素有功能利用程度、安全性能、可靠性以及设备成套可能。"费用"是指医院为取得医疗设备所支付的金额，用一定数量的货币表示。影响"费用"的主要因素主要有购置费、使用周期、能耗、无形磨损和设备维修费用等。

上式表明，医疗设备的经济效果与作用呈正比，与费用呈反比。从中可以引导出提高经济效果的 5 种途径：一是作用一定，降低费用；二是费用一定，扩大作用；三是作用扩大，费用降低；四是费用增加，带来作用更大幅度扩大；五是作用减少，带来费用更大幅度降低。其中，减少费用是装备医疗设备的经济原则，扩大作用是装备医疗设备的实用原则。

经济和实用是制约经济效果的主要因素，也是测定医疗设备装备计划合理度的重要依据，要使医院的医疗设备"技术选优、经济优化和安装、维修及零配件供应等技术服务项目选优"，就应该在实际工作中，努力贯彻上述原则。

（三）功能适用原则

功能适用就是物尽其用，充分利用和发挥仪器设备资源的作用，从临床实际工作出发，选择比较实用的功能，过多地选择不常用的功能是不适用的。例如，选购门诊一般检查用的仪器设备就应如此。对用于研究、开发的各类临床实验室的仪器设备，除了选择当前工作需要的功能外，还需要考虑到学科发展中所需要增加的功能，也要选择比较齐全的功能。

三、医疗设备的选择和评价

（一）医疗设备选择前的调研

选购医疗设备前必须经过充分的调查研究，避免选择中的盲目性，应做好以下调研工作。

1. 需求性的调研 包括：①医疗、教学、科研工作发展的需求。②医疗仪器管理部门对医疗设备层次配备的需求，有无重复配置。③医疗市场的需求。

2. 可行性的调研 包括：①资金的可行性。②医院现有配套条件的可行性（如有无房间供安装，水、电、气能否承受，有无噪音、震动超标等问题）。③技术力量的可行性（有无安装、保养、使用、维修的技术力量）。

3. 对于进口大型医疗设备，应做好可行性调研 ①选型：包括是哪个年代的产品，注意不要引进国外已淘汰的设备；各国此型产品的优缺点和价格要反复权衡，力争物美价廉。②零配件、消耗材料、化学试剂的补充问题。③本地区有无该机型的维修点。

（二）医疗设备的经济评价

在选择设备时，在对上述影响选择因素进行充分研究的基础上，还要对欲购买的设备进行经济评价。

1. 最佳寿命周期费用 最佳寿命周期费用又称设备费用效率，是指设备费用效率（或称费用效果），指最高时的寿命周期费用。这时寿命周期费用最经济，其计算公式如下。

$$设备费用效率 = \frac{设备综合效率}{寿命周期费用}$$

寿命周期费用由设备的生产费和使用费组成（图13-2）。生产费是指从设备设计、制造、调试、运输直至安装为止所发生的全部费用，实际工作中称设备购置费；使用费包括维护、能源消耗、环境保护、保险、教育培训、技术资料等所需费用。

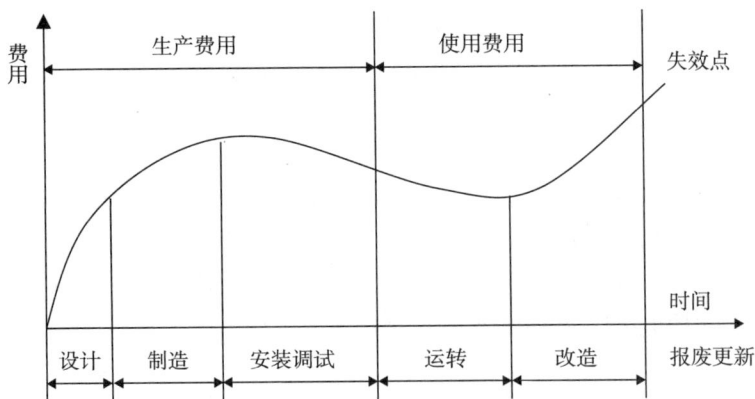

图 13 - 2　医疗设备费用

设备的综合效率，不单纯是生产效益，还包括设备的可靠度、维修度、时间可利用率、能源消耗、安全性、人机因素等综合的系统效率。

2. 投资回收期　是医院使用设备获得的收益回收其投资所需的时间。当设备使用后产生的经济收益累计值达到自购入以来的投入总和值时，这段使用时间称为该设备的投资回收期。其计算公式如下。

设备投资回收期＝设备投资总额÷［每年工作日数×每日工作次数×每次收费数］

在其他条件相同的情况下，投资回收期越短越好。回收期的长短直接代表医院购置医疗设备经济效益的高低。达到投资回收期的医疗设备，很可能正值它的"黄金时期"，距设备的更新还有较长的一段时期，这样的医疗设备才是高效益的设备。

3. 费用　费用的计算通常采用费用比较法，可分为现值法、年值法和终值法 3 种方法。

（1）现值法　将每年使用费折算成设备购置后投入使用的第一年的价值——现值，加上设备投资额。据此进行不同设备寿命周期总费用的比较，从中选优。

（2）年值法　将设备购置时的最初投资换算成相当于使用期间每年支出的费用，再加上每年的平均使用费用，得出不同设备每年应分摊的费用，然后比较。

（3）终值法　将不同设备最初购置费和每年使用费的总和折合成最末一年的价值——终值，然后进行比较。

四、医疗设备的购置

1. 普通器械。根据各科室工作要求，由设备科供应人员与科室协商制定品种、规格及数量基数。正常损耗交旧换新，由于任务变更等原因可增减基数。

2. 装备性仪器设备。由各科室年终提出下年度新购进和更新计划，并填写可行性报批表（包括品名、规格、数量、价格、产地、申报理由等），交设备科汇总。万元以上仪器设备应附有技术论证报告（即从技术上说明购买该台设备及选定该厂产品的较详细理由），报院医疗设备管理委员会研究，提出倾向性意见，呈院领导审批后实施。

3. 各科室制定基数的普通器械及消耗物品，按消耗规律定期提出计划，交设备科供应部门采购供应。

4. 装备性仪器设备一般为合同订购，统一由设备科对外订购。订购合同应明确：①关键性质量、性能技术要求，到货不合要求应立即提出退换或索赔。②交货期限，规定到期不交货的补偿条件。③保修期限及培训计划。④付款方式等。

5. 科室有特殊需要的器械、仪器设备需自行购买的，要经科室主任审查同意、签字，并向设备科声明后方可自行购买，购买后携仪器实物到医械科补办应有的验收、出入库等手续。

第三节　医疗设备的使用管理

医疗设备的使用管理是指设备从到货起，经过验收入库、出库发放、财产账目、技术档案、使用率调查等一系列程序，直至设备报废为止这一全过程的管理。购置设备的目的是为了使用，仪器设备只有在使用过程中才能发挥其作用。而且在设备物质运动的全过程中，使用所占时间最长，所以使用管理是一个重要的环节。这个环节的任务可以概括为两个方面：一是保证设备的安全，包括数量上的准确性和质量上的完好性，以便完整地保持其使用价值；二是提高设备的使用率，充分发挥设备的医疗效果，追求更多的社会效益和经济效益。

一、组织管理

组织管理包括机构建设、技术培训和思想教育三个方面。

1. 机构建设　为了加强设备管理的领导，大、中型医院，需建立医疗设备管理机构——医疗器械处（科），统一负责医疗设备的计划、采购、调配、供应、管理和维修。

2. 技术培训　积极引进医疗设备管理的专业技术人员，加强对现有人员的培训，建立一支设备管理队伍，是医院现代化建设中所面临的一个十分迫切的任务。培训的目的以提高设备管理、使用和维修人员的业务水平为主。培训内容包括医疗设备管理学、现代工程技术、经济学知识等。培训方法可采用多种形式，长短期相结合，主要方式有：①选送优秀者到院校深造。②选派骨干到现代化程度较高的医院进修。③举办各种形式的讲座。④专项培训。

3. 思想教育　主要包括：①进行爱护公共财物的教育，树立"爱机如命"的思想。②开展专管共用、协作共用的宣传教育。③对设备管理人员进行为医疗、科研、教学提供优质服务的思想教育。

二、医疗设备的配备与管理

医院要根据医疗、教学和科研工作的需要，配备必要的医疗设备，以促使这些工作的顺利进行。为了充分发挥所有医疗设备的效能，防止不应有的损失，必须加强管理。

（一）配备的原则

医院应本着全面发展、重点提高、形成体系的精神，全面考虑，统筹规划，从需要与可能出发，分期分批地予以配备。

（二）医疗设备的管理办法

1. 各科室所领用的器械仪器设备，应有专人负责管理，贵重仪器设备要做到"三定两严"，即"定人使用""定人保管""定期检查"及"严格操作规程""严格交接手续"。

2. 对装备性仪器设备，科室在申请购买的同时应选派操作及维修人员进行培训，经考核合格发证后才允许上岗操作使用，无证者严禁上机使用。

3. 在使用装备性仪器设备前，必须根据其性能、使用说明书及有关资料制定严密而又切实可行的操作规程、注意事项、保养制度等，并用明显标志张贴，严格遵照执行。

4. 要充分发挥贵重仪器设备的使用效率，力争做到物尽其用。要制定科室与设备科管理人员的使用标准，每年进行综合评定，使用率高、效益好的科室，给予一定表彰。一般无特殊原因使用率低或未使用的仪器，应改进管理或调出。

5. 科室的所有医疗设备均不得私自外借，科室间借用须经科主任同意。院外借用除科主任同意外，还须经医械科管理人员同意，再请示院领导批准才行。外借仪器设备应按时收回，并当面检查完好情况。

（三）医疗设备的制度管理

卫生部于 1981 年 5 月 30 日颁布的《医学科研仪器设备管理暂行办法》和 1985 年颁布的《全国中医医院工作制度与工作人员职责》是医院设备管理的基本制度，内容包括：计划编制与审批制度；采购、验收及仓库管理制度；设备技术档案制度；仪器使用操作规程；设备使用、维修、保养制度；设备使用人员培训、考核制度；设备的领发、破损、报废、赔偿制度；仪器设备使用安全制度等，有条件的医院还应建立仪器性能精确度鉴定制度。

（四）医疗设备的经济管理

对各类器材，尤其是大型仪器设备实施经济管理，可以防止浪费，保障性能，便于有计划地更新购置，有利于仪器设备充分发挥应有的作用。

（五）财产账目管理

财产账目管理的目的，一是准确地掌握医院现有设备的数量、金额和种类；二是明确全院某一类、某一品名设备的数量、价值和分布；三是掌握全院某一具体单位有哪些设备。

财务部门除设置全院固定资产总账外，还应有医疗设备分账（款）。医疗设备部门的医疗器械固定资产辅助账应与财务部门的医疗设备分账相符。

（六）档案管理

医疗设备档案是一台仪器设备的全部历史记录，它汇集了从计划申请到报废的全过程的资料，是医疗设备管理和使用的技术依据，属于科技档案的组成部分。

1. 建档范围 一般包括单价在 5000 元人民币以上的仪器设备；单价不足 5000 元人民币，但精密度很高，应特别注意保养的进口仪器设备。

2. 建档类别和内容 医疗设备装备科室后，应建立三份档案，一份由医疗设备管理部门保存（正本），一份交维修室保存（维修副本），一份给使用科室（使用副本）。

"正本"，包括购置过程中的文件，如购置该仪器的申请报告、可行性调研（或同行评论报告）、审批表、订货合同、验收记录、说明书、图纸、技术资料等，如同设备的"人事档案"。

"维修副本"，包括贵重仪器设备登记表（该仪器的重要特征、校验结果、测定数据等）、仪器维修登记表、更换元件登记表、维修和改变电路图详细记录和已改变过的电路图，如同设备的"病历"。

使用副本，包括仪器操作规程和责任制度、仪器使用说明书、仪器使用登记本、内部转移记录和交接时的检验记录。

第四节 医疗设备的经济管理

医疗设备的经济管理是一个产生效益的重要阶段，包括仪器设备仓库的财产物资管理和仪器设备使用过程中的成本效益核算、分析，以及设备折旧、报废等有关问题。

一、购置设备所需资金的估算与筹集

正确地估算需购置设备的金额数，有利于领导决策及财务部门合理安排、计划和调度资金。仪器设备根据规模大小，复杂、精密程度，投资估算的方法是不同的。一般中小型仪器设备配套设施简单，甚至没有，因此，仪器设备投资的数额主要决定于主机的价格。而大型设备，则配套设施多，要求高，资金占有量可观。例如，要装备一台MRI，则要配套房屋，要建造磁屏蔽室，要具备空气的冷暖及湿度调节，要保证电力的供应及稳压和不间断供电等。因此，对大型设备的总投资估算，除主机外，还应包括配套设施费、运费、安装费、人员上岗培训费等。资金的来源主要包括本医院的大型设备的大修理更新基金、折旧基金及创收利润，政府方面的财政拨款，部分设备的免税指标，捐赠及厂家或有关人士的资助等。

二、医疗设备的折旧管理

设备在使用过程中不断磨损，价值逐渐减少，这种价值的减少叫折旧。其损耗必须转移到产品的成本中去，构成产品成本中的一项生产费用，叫折旧费。当产品销售后，折旧费转化为货币资金，作为设备磨损的补偿。因此，设备在生产过程中，其实物形态部分的拆分净值不断减少，转化为货币资金的部分不断增加。到设备报废时，其价值全部转化为货币资金。为了保证在设备报废以后有重新购置设备的资金，必须把所转化的货币资金分期保存积累起来，称为设备的基本折旧基金。此外，为了保证设备的正常运行，尚需进行维护保养和大修理。其费用也需计入产品成本中，并在产品销售中得到补偿，其分期提存积累的资金称为大修理基金。

折旧费的数值通常用折旧率的形式来算得。正确的折旧率既反映有形磨损，又反映无形磨损，从而有利于设备更新，促进医院发展。正确制定折旧率是正确计算成本的根据，因此要求尽量符合设备实际磨损情况。如规定得过低，则设备严重陈旧时还未把其价值全部转移到产品成本中去，这就意味着把老本当收入，虚假地扩大利润，使设备得不到及时更新，影响医院的发展。如折旧率规定过高，就人为地缩小利润，影响资金积累，妨碍再生产的进行。因此，必须制定折旧率。

（一）折旧的年限

确定折旧年限的原则是：既要考虑仪器设备使用状况引起的有形损耗，又要考虑技术进步而引起的无形损耗。"工业企业财务制度"规定了各类固定资产的使用年限，并提出了折旧年限的弹性区间，但在卫生系统还没有提出统一的折旧规定和折旧年限，各单位正在摸索试行。一般医院是按仪器设备原值的 10% 提取设备折旧费，即折旧年限为 10 年。

（二）折旧的方法及计算

目前通行的折旧方法有使用年限法、工作量法、双倍余额递减法和年数总和法 4 种，其中后两种属于加速折旧法（图 13 - 3）。

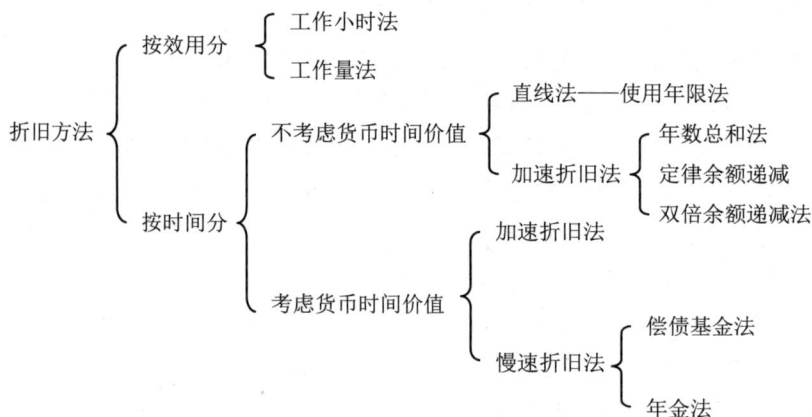

图 13 - 3　设备折旧方法分类图

1. 使用年限法　是按照仪器设备的预计使用年限平均计提仪器设备折旧的一种方法。公式为：

$$仪器设备年折旧率 = \frac{1 - 预计净残值率}{折旧年限} \times 100\%$$

$$月折旧率 = \frac{年折旧率}{12}$$

$$月折旧额 = 仪器设备原值 \times 月折旧率$$

$$仪器设备预计净残值率 = \frac{预计残值 - 预计清理费}{仪器设备原值} \times 100\%$$

这种方法最大的优点是简单明了，计算容易，每年计提的折旧额相等，主要适用于有形损耗大，且这种损耗又是逐年发生的仪器设备，如贵重仪器设备及机械类设备。

2. 工作量法　是按仪器设备完成后的工作时数、工作次数或行驶里程计算折旧的方法。其计算公式为：

$$每次（小时）折旧额 = \frac{仪器设备原值 \times （1 - 预计净残值率）}{预计工作总次数（或总工作小时数）}$$

$$月折旧额 = 每次（小时）折旧额 \times 当月工作次数（小时数）$$

此法适用于折旧额与工作量负荷呈正比的仪器设备，如纤维内镜、救护车等。

以上两种计算折旧的方法是按照仪器设备的使用年限、使用次数平均求得折旧额，通常称为直线法。它在各个年限和月份上折旧额都是相等的，基本上能够反映仪器设备的平均损耗程度，但没有充分考虑这些设备的技术过时而引起的无形损耗。对于那些技术含量高的高科技仪器设备宜采用加速折旧法，一般采用双倍余额递减法和年数总和法，以实现使用早期提取折旧费多一些、使用晚期提取折旧费少一些的目的。

3. 双倍余额递减法　是以使用年限法计算的折旧率的两倍，乘以逐年递减的仪器设备账面净值来计算折旧的方法。其计算公式为：

$$年折旧率 = \frac{2}{预计折旧年限} \times 100\%$$

$$月折旧率 = \frac{年折旧率}{12}$$

$$月折旧率 = = 仪器设备账面净值 \times 月折旧率（或\frac{年折旧额}{12}）$$

双倍余额递减法的特点是各年折旧额从大到小呈递减趋势，仪器设备最初投入使用时，折旧额很大，之后年限增大，折旧额变小，属于加速折旧法，主要用于无形损耗大的仪器设备，特别适用于高科技电子医疗设备。

4. 年数总和法　是将仪器设备的原值减去预计净残值的净额，乘以一个逐年递减的分数，来计算每年的折旧额。这个分数的分子为该项仪器设备尚可使用的年限，分母为全部使用年限的逐年数字之和。例如，某项设备的使用年限为 5 年，则其分母为 1 + 2 + 3 + 4 + 5 = 15，其分子依次为 5、4、3、2、1，各年的折旧率即为 5/15、4/15、3/15、2/15、1/15。将此折旧率乘以该项设备应折旧的价值，即获得各年的应折旧额。

三、医疗设备的磨损与更新

设备的磨损与设备的寿命是设备更新、改造的重要依据。设备的磨损有两类：一是有形磨损（也叫物质磨损），其中主要是使用磨损与自然磨损，有形磨损造成设备的物质劣化；二是无形磨损。一般在两种情况下产生：①仪器设备的技术结构、性能没有变化，但由于设备制造厂劳动生产率的提高，因而使新设备的再生产费用下降了，随着新设备的推广使用，使原有同种设备发生贬值。②由于新的具有更高诊治能力和经济效益的设备出现与应用，使原有设备的经济效能相对降低，同样使原有设备发生贬值。无形磨损造成设备的经济劣化，这时必须对原有设备进行改造或更新（图13－4）。

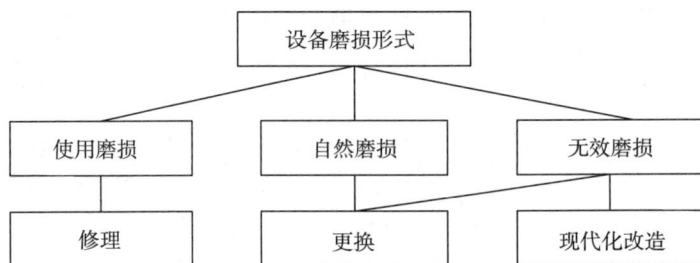

图 13－4　设备磨损形式及其补偿方式的相互关系

　　更新是指用功能更完善、质量更优良和更经济适用的先进设备替换结构陈旧、性能落后或已破损的设备。设备是否需要更新不仅要看其新旧程度和役龄长短，更要看性能状况和经济效益。一般在下列情况下，应优先予以更新：一是设备陈旧，精度严重丧失，性能明显下降又无法修复者；二是严重影响使用安全、能耗大或造成严重公害又不能改装利用者；三是设备修理费一次超过设备修复后价值60%者。

　　设备的寿命分为自然寿命、技术寿命和经济寿命。自然寿命是指从投入使用起到报废为止的时间。技术寿命是指从投入使用起到因技术进步而被淘汰的时间，一般比自然寿命要短。在设备自然寿命后期，因机件老化，与使用有关的费用，如维修费、能耗费等会日益增加，这时靠花费过多的费用维持该设备的寿命，在经济上往往不合算，所以需根据设备使用的有关费用来决定是否需要更新。这种依据使用费用决定的设备寿命，称为经济寿命。

【思考题】

1. 简述医院医疗设备管理的基本原则。
2. 简述医院医疗设备管理的基本内容。
3. 如何选择合适的医疗设备？
4. 如何提高医疗设备使用率？

第十四章　医院信息管理 ▷▷▷▷

【教学要求】

1. 掌握　医院信息系统的内涵、特点和功能。
2. 熟悉　医院信息管理的主要内容。
3. 了解　医院信息系统的建立与管理。

课程导入

区块链技术应用于电子病历

浙江大学医学院附属邵逸夫医院 2014 年成为全面实现医疗云服务的实体医院，实现了医疗服务全流程的智能改造，包括微信公众平台的建设、掌上邵医 APP 开发、支付宝钱包医院服务窗的上线。2021 年该医院应用区块链技术，在电子病历和科研数据领域进行管理，在"互联网＋医疗"发展的背景下，医院不断创新管理模式，实现高效数字化，保护个人信息和数据安全性。虽然很多医疗机构实现了病历文书的电子化，但电子病历系统书写不统一，电子病历的管理和保存问题，以及患者本人医疗激励和就诊历史数据的可得性较差等方面，使得信息管理面临诸多困境。该医院是实现电子病历区块链应用院内全面推行的医院。运用区块链的电子病历是指用电子设备以 P2P 的方式保存、管理、重现、共享、加密患者的所有医疗记录。医疗电子病历"上链"一方面能够倒逼医生提高电子病历的书写质量，另一方面也有利于对医院核心数据和信息进行"透明化"管理。同时，增加患者对诊疗数据的可获得性，也能进一步保护患者隐私。

（资料来源：央广网，电子病历上链　浙大邵逸夫医院探索医疗领域区块链应用 . https：//baijiahao. baidu. com/s？ id = 1690023954318459148&wfr = spider&for = pc）

案例讨论

结合本案例，分析现代信息技术为医院管理提供了哪些机会和挑战？

信息，作为一种重要资源对于医院管理是非常重要的，它为医院管理决策提供依据。医疗信息及其信息管理是医院管理现代化的主要内容。加强医院信息系统的建设，有效组织与管理医院信息，是实现医院现代化的基础。

第一节 概述

一、信息的概念

信息与数据紧密相连。数据是原始而未加工的事实，是对一种特定现象的描述。例如，当前的温度、汽车的载重量以及你的年龄。信息是特定环境下具有特定含义的数据。比如，假设你要决定穿什么衣服，那么当前的温度就是信息，因为它正好与你即将做出的穿什么的决定相关，在这种情况下，汽车的载重量就不是相关信息。数据只有经过分类、整理、分析之后，才能成为对管理活动有用的信息。数据与信息的关系可用一个简单的图式来表达（图14-1）。

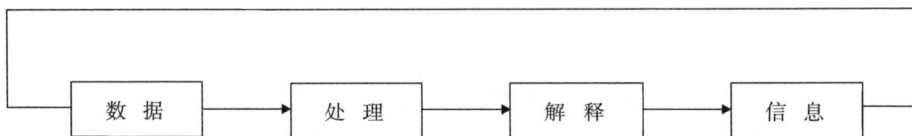

图14-1 数据与信息的关系

值得注意的是，信息科学中的数据是指一种广义的数据，它不仅包括数值数据，还包括文字、字母、图像、声音、特殊符号等非数值数据。

数据和信息两者都是相对的概念。在不同的管理层次，它们的地位是交替的，也就是说，低层次决策用的信息，将成为加工高一层次决策信息的数据。在管理系统中，信息由下层管理机构向上级管理部门逐级传递的过程，也是信息不断综合和提炼的过程。这种状态也称为级联系统中数据和信息的递归定义，即将进入某级系统尚未加工的对象称为某级的数据，而将经该级加工后所得到的结果称为该系统的信息，并依此类推（图14-2）。

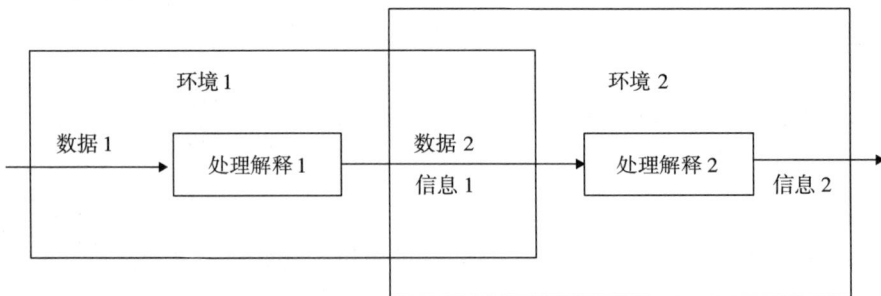

图14-2 数据与信息的转化

信息是宝贵的社会资源和无形的财富。人们传统地认为，创造物质财富的生产要素是生产资料和运用这些生产资料进行物质财富生产的人，但是在知识经济社会，信息与原材料、机器、资源、劳动力一并成为主要的生产资源之一。从某种意义上说，决定社会组织水平和它的潜在能力在很大程度上取决于生产管理者的信息占有程度。信息管理带来的经济效益或由于不重视信息而带来的经济损失常常寓于经营活动之中而为人们所重视。实际上，国内外的无数实践证明，加强和改进信息管理，特别是应用电子计算机进行信息处理，可使信息准确、灵通，传递时间缩短，工作效率和效益大大提高。重视信息资源的开发和利用是知识经济社会的一个基本特征。

二、医院信息的作用

医院的信息主要包括医疗信息和管理信息两大类。这两类信息对保证正常诊疗护理工作的医院管理都是必不可少的。从某种意义来说，诊疗护理工作的过程就是信息处理的过程，医院管理过程更是收集、处理、分析和利用信息的过程。没有信息，医务人员无法进行诊疗护理工作；没有信息，医院领导也无法指挥和控制并进行有效的管理。因此医院信息在医院管理和发展中占有举足轻重的作用。

（一）信息是医院管理系统的基本构成要素和中介

医院的管理活动由管理主体、管理客体、管理目的、管理职能、管理环境等几个要素组成。其中管理主体由人构成，对人的管理，无论从其目的、行为或职能来说都不是物质形态的表现，而是表现为信息形态。管理主体对管理客体的指挥、指导和控制，也是以信息为媒介的。管理主体和管理客体（在医院里则表现为人、财、物，其中人包括患者和医院的医生、护士、职员）之间的管理与被管理关系实际上是以信息为中介的，是通过信息的输出、输入和反馈来进行的。总之，信息的传递和处理，信息的协调流通、有序交换、有组织地利用，既是医院管理的基础，又是医院管理资源，也是医院管理的对象，换言之，它是医院管理必不可少的手段。

（二）信息是医院工作计划和决策的重要依据

医院管理的过程实际上表现为信息的输入、输出和反馈的过程，诊疗护理工作就是以医疗信息处理为中心的工作。计划和决策则是医院管理的重要环节，然而决策的前提要依靠信息进行科学的预测，即形成"预测信息"；在控制过程中也要对各种信息做出反馈，以保证整个管理活动能按既定的目标稳定进行，即形成"反馈信息"。因此，掌握信息和运用信息既是保证医院管理各环节运动的基本前提和依据，又是保证医院管理活动达到预期目标的重要因素。

（三）信息是沟通、协调医院各部门的纽带和桥梁

医院是一个多层次、多部门、多功能的复杂的开放系统，其上下左右之间的沟通联络很重要，这种沟通联络都是一定信息内容的反映，是把各方面、各层次的思想、行动、感情、氛围等紧紧连在一起、融为一体。可以说，没有信息传递就谈不上沟通联络。正确、及时、有效传递的信息是沟通协调医院各部门之间的纽带和桥梁。

（四）信息是提高医院效益的重要资源

无论对工业企业还是医院，经济效益都是关系到其生存发展的核心问题。在现代社

会里，信息能否准确及时地获取并且按照现代数据库理论进行规范化的加工处理已经成为效益高低、事业成败的关键，信息的数量、质量、时效、传递速度都将直接影响到一个组织经济效益和社会效益的提高。

三、医院信息的特点

由于医院工作的特殊性，使得医院信息表现出与其他管理信息不同的特点。

（一）复杂性

医院信息包括患者的生理、心理、社会、家庭等各方面的信息，而且信息量较大，分类项目也较多，各类信息交织在一起，因此表现出复杂多样的特点。

（二）困难性

由于医院面临的是患者这个复杂的群体，各种疾病常常又涉及患者隐私，再加上患者的态度与认知的影响，使得医院信息大多数难于获取，这就是医疗信息的困难性所在。

（三）不精确性

医疗信息往往不太精确，在判断和处理上也比较困难，需要医务人员有高超的技术和丰富的经验。另外，对患者的一些症状也难以客观地做出定量的评价。例如人体"不舒适"亦是一个模糊的判据，到什么程度才可定义为"不舒适"呢？疼痛是较常见的症状，究竟痛到什么程度可称之为轻度、中度或重度疼痛呢，亦没有客观的判断标准。

（四）分散性

医院信息的产生部门分散。例如，住院处、病房、辅诊检查科室、辅助治疗科室等均有大量的信息产生。分散性要求医院在信息管理过程中要注意各个部门信息的共享，保持信息的连续性和一致性。

第二节　医院信息系统

一、概述

医院信息系统（hospital information system，HIS），是覆盖医院所有业务全过程的信息管理系统，是电子学领域中的医学信息学（medical informatics）的重要分支。美国教授 Morris Collen 于 1988 年曾为 HIS 给出如下定义：利用电子计算机和通信设备，为医院所属各部门提供患者诊疗信息和行政管理信息的收集（collect）、存储（store）、处理（process）、查询（retrieve）和数据通信（communicate）的能力，并满足所有授权用户（authorized）的功能需求。

通俗地说，医院信息系统应由三部分组成。

1. 以管理为对象的医院管理信息系统（hospital management information system，HMIS） HMIS 的主要目标是支持医院的行政管理与事务处理业务，减轻事务处理人员的劳动强度，辅助医院管理，辅助高层领导决策，提高医院的工作效率，从而使医院能够以少的投入获得更好的社会效益与经济效益。例如，财务系统、人事系统、住院患者管理系统、药品库存管理系统等均属于 HMIS 的范围。

2. 以患者为核心的临床信息系统（clinical information system，CIS） CIS 的主要目标是支持医院医护人员的临床活动，收集和处理患者的临床医疗信息，丰富和积累临床医学知识，并提供临床咨询、辅助诊疗、辅助临床决策，提高医护人员的工作效率，为患者提供更多、更快、更好的服务。例如，医嘱处理系统、医生工作站室系统、实验室系统等均属于 CIS 范围。

3. 医院分析决策支持系统（online analytical processing，OLAP）及办公自动化系统（office automation system，OA） OLAP 及 OA 的重点在于数据分析，与联机事务处理（OLTP）相对应，包括下述内容：①综合查询、辅助决策系统，对存贮数据进行二次加工处理，产生管理报表，以丰富、方便、直观的形式提供给决策者。②数字图书馆及科研支持系统，提供各种图书、文献、数据库的查询，支持医学研究工作。③多媒体教学系统，建立宽带出口，以数字化多媒体的形式，支持临床教学、远程学术研讨、阅片会诊等业务。④Internet 应用及办公自动化，通过设立网络服务器，局域网整体接入 Internet 实现浏览查询、收发邮件、BBS 讨论、远程登录、公文会签流转、发布通知等功能。

在层次上医院信息系统则体现为医院前台的事务处理系统，后台的数据信息存储和处理系统以及服务于医院最高领导层的决策支持系统。

二、医院信息系统的特点

医院信息系统属于迄今世界上现存的企业级信息系统中最复杂的一类。这是由医院本身的目标、任务和性质决定的。它不仅要同其他 MIS 系统一样追踪伴随管理的人流、财流、物流所产生的管理信息，从而提高整个医院的运作效率，而且还应该支持以患者医疗信息记录为中心的整个医疗和科研活动。广义而言，医院信息系统是管理信息系统 MIS 在医院环境的具体应用。医院信息系统具有如下特点。

1. 是以数据库为核心、以网络为技术支撑环境、具有一定规模的计算机化系统 在医院信息系统内部，按一定原则可划分若干子系统（也可能在子系统之上加一层分系统），各系统之间互有接口，可有效地进行信息交换，真正实现信息资源共享。

2. 处理的对象既有结构化数据，也有半结构化或非结构化数据 有些数据会较多地受到人工干预和社会因素的影响，既有静态的，也有动态的。

3. 开发难度高，技术复杂，周期较长 在许多情况下，HIS 需要极其迅速的响应速度和联机事务处理能力。当一个急诊患者入院抢救时，迅速、及时、准确地获得他的既往病史和医疗记录的重要性是显而易见的。HIS 要迅速、准确地处理每天门诊高峰时患者的挂号、划价、交款、取药等。

同时，医疗信息多而又复杂的特点也使得医院信息系统在开发时表现出开发难度大、技术要求高。医院患者信息是以多种数据类型表达出来的，不仅需要文字，而且时常需要图形、图表、影像、声音等。信息的安全、保密性要求高。患者的医疗记录是一种拥有法律效力的文件，有关人事的、财务的乃至患者的医疗信息均有严格的保密性要求，数据量大。任何一个患者的医疗记录都是一部不断增长、图文并茂的文件，而一个大型综合性医院拥有上百万份患者的病案是常见的，这就使得医院信息系统在开发时必须考虑更多的因素。

4. 医疗信息处理标准的不确定性　　这是另一个突出的导致医院信息系统开发复杂化的问题。计算机专业人员在开发信息系统的过程中要花费极大精力去处理自己并不熟悉的领域的信息标准化问题，甚至要参与制定一些医院管理的模式与算法。医学知识表达的规范化，即如何把医学知识翻译成一种适合计算机进行处理的数据形式，是一个世界性的难题。

5. 信息共享的需求很高　　一个医生对医学知识（例如某新药的用法与用量、使用禁忌，某一种特殊病例的文献描述与结论等）、患者医疗记录的需求可能发生在他所进行的全部医、教、研活动中，也可能发生在任何地点。而一个住院患者的病案首页内容也可能被全院各有关临床科室、医技科室、行政管理部门（从门卫直至院长）所需要。因此，信息的共享性设计、信息传输的速度与安全性、网络的可靠性等也是 HIS 必须保证的。

三、医院信息系统的功能

建立医院信息系统的目的是提高医院决策的科学性和管理的有效性，从而提升医院管理效能。医院信息系统的建设在功能上要能够实现管理、办公网络化、自动化、无纸化，医疗影像数字化，实现真正的远程会诊，并结合医院业务的特点，同国际进行学术交流与合作。在实际的运行上医院信息系统应实现以下功能任务。

（一）支持联机事务处理

通常，信息流是伴随着各式各样窗口业务处理过程发生的，这些窗口业务处理可能是医院人、财、物的行政管理业务，也可能是有关门诊或急诊患者、住院患者的医疗事务。例如，人事处要处理医院职工工资的调整与变化；病房的医生要不断地为住院患者开医嘱；护士要不断地整理医嘱或各种摆药单、领药单、注射单、治疗单、化验检查单，并且执行和记录这些执行的过程；门诊药房的药剂师要为患者配药和发药；门诊收费处则要完成划价收费业务，在各种处方、化验、检查单上加盖已收费标记，同时要付给患者账单（报销单）等。所有这些繁杂、琐碎的业务活动过程中产生的大量信息，都应该得到 HIS 的支持，并能有效地加以处理。

1. 对于窗口业务人员来说，HIS 是帮助他们完成日常繁重窗口业务的工具。借助计算机系统，使得他们凌乱的工作变得有条理，解脱需要记忆大量信息的困难（例如药品的规格、价钱，药品编码和疾病的名称等信息）。

2. 对于整个医院信息系统来说，窗口事务处理的计算机系统同时又是完整的 HIS 数据收集端口。它们是 HIS 伸向信息发源地的触角、感受器。例如，办理患者入出转业务的系统必然要向住院处适时提供患者的入出转信息，同时也是住院患者动态统计的主要信息来源。所有这些数据都是上一层直至最高一层信息系统用以进行统计、分析等数据加工的基础资料。从数据采集的角度，HIS 要求窗口业务系统收集的信息是完整的、准确的、及时的和安全的。

（二）支持各科（处）室信息的汇总与分析

医院的中层科室担负着繁重的医疗和管理任务。例如，医务处负责全院医疗工作的计划、组织与实施，医疗过程动态的监督和控制，医疗质量的检查管理；人事处负责全院机构设置与调整、考勤考核、各级各类专业技术职务的评审；护理部负责全院护理工作的组织实施、全院护理质量的管理、护理人员的管理等。伴随着这些管理层工作的日趋科学化，中层科室会越来越多地依赖于对那些从基层收集来的基本数据进行汇总、统计与分析，用来评价他们所管理的基层部门与个人的工作情况，据此做出计划、督促执行、产生报告和做出决定。

计算机信息系统要支持中层科室的数据收集，综合、汇总、分析报告与存储的工作。科室级的信息系统要能够定期自动地从基层科室收集数据，按照需要，对数据进行各种加工处理，产生出能够支持中层科室管理工作的分类统计报表和报告。例如，统计室要收集来自住院处患者的 ADT 数据，来自收费处患者的收费数据，来自病案室有关对住院患者的诊断、手术等临床数据，定期产生住院患者的动态报告、床位使用情况报告和单病种分析报告。医务处则需从住院处、统计室、病房、手术室等不同部门收集有关信息，产生有关医疗动态、医疗质量控制的各种报表。

（三）支持医院最高领导层对管理信息的需求

医院的最高领导层要实现对全院的科学化管理，必须得到计算机信息系统的全面支持。经过中层科室加工分析的数据，不仅要产生出上交给高层领导的统计报表和报告，用以直接辅助医院最高领导层的决策，而且要通过计算机的信息系统把加工后的数据直接传递给最高领导层。HIS 的最高一层模块——医疗和财务信息的综合查询模块与辅助决策模块将接收并重新组织这些数据。

（四）支持教学、科研的信息需求

医疗技术、科研、教学是衡量一个医院综合实力的三大要素。作为医院不仅要承担医疗工作的重任，更要在科研、教学方面取得一定成绩，为医疗事业的发展作出必要的贡献。因此，医院信息系统要提供方便、快捷地获取医学前沿信息的接口，并能对相关信息进行整理和及时发布。同时，能够搭建网络交流与协作平台，便于医疗工作者通过网络开展教学、科研、远程诊疗与学术交流等工作。

第三节　医院信息管理

从结构上来看，医院信息管理一般可以分为 3 个层次，从低到高分别是数据处理层、信息加工层、决策层。数据处理层负责特定对象的信息采集和输机；信息加工层主要负责信息的整理、汇总、分析，并决定信息的流向，是信息系统的技术中心；决策层则根据所传输过来的信息做出相应决策，反馈至原对象。以下从医院信息管理的角度，分析医院存在的重要信息管理环节以及医院信息管理系统所包含的子系统，并讨论各系统是如何运转。

一、医院信息系统的功能框架

由于医院的大小不同，对医院信息系统的功能要求也存在较大差别。一般规模较大的医院各科室分工比较细，业务也很繁杂，这就要求医院信息系统功能比较完全，必须覆盖医院的主要管理职能和患者就诊的各个环节。

（一）医院信息系统的信息分类与信息结构

1. 医院信息系统的主要信息类别　大致可分为三大类：第一类是患者个体信息，它是信息系统的第一信息源和医院信息结构的基础，具体包括患者个体及家庭相关基本信息，如个体生理病理资料（如个体基本生理数据、既往病史、过敏药物等有关健康情况、较准确和完整的信息）、经济状况、社会地位、教育程度、工作环境和人格个性等非卫生因素资料，也包括患者就医时的言行及表情等。第二类是医疗业务服务信息，包括医患交流信息、医生对患者的临床诊疗用药信息、影像信息和实验检查信息、患者病案信息、相关医学统计信息、医学科研数据等。第三类是管理决策型信息，包括医疗政策与法规、公文信息，人事组织信息，财务信息，药品信息，设备和物资的购置、销售、使用、维修信息，医院规章制度，医院诊疗休息安排信息等。

2. 医院信息系统的信息结构

（1）患者个体信息结构　患者信息（图 14-3）由三个层次组成：①基础层：构成患者索引。②诊疗层：各种诊疗活动记录，如检查、检验、在科情况、诊断、医嘱、处方等信息。③高层：由以上两层产生的医疗信息和管理信息组成，直接为医院管理服务。

（2）患者流动信息结构　在院患者的信息流动过程从入院开始，在院期间的活动涉及多个系统之间的接口。当患者在住院处进行住院登记后，即成为在院患者；当患者经入科处理后，即成为在科患者；当患者从一个科转出，尚未到达转入科室时，该患者是在院患者而非在科患者。

（3）医疗费用信息结构　医疗费用信息结构主要指来源于患者就医过程所产生的费用数据，如住院费、门诊收费、预缴金等。

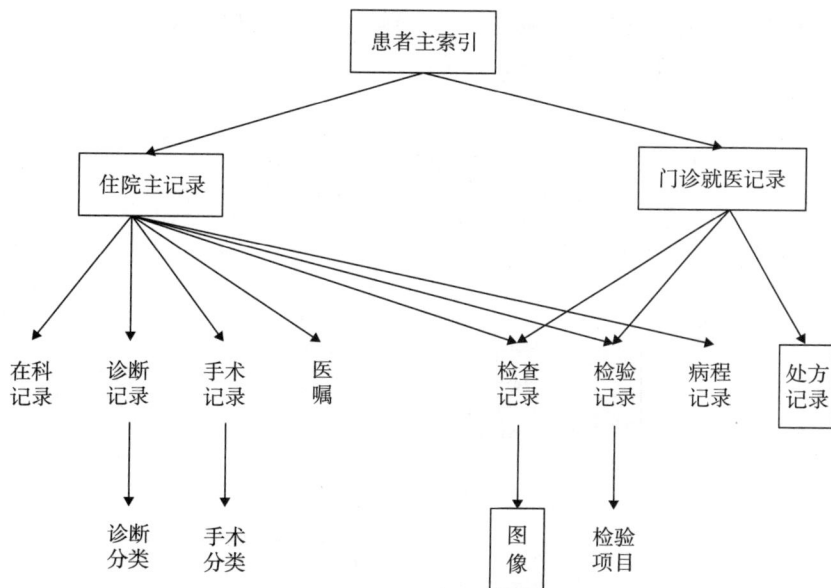

图 14 – 3 患者信息结构示意图

(二) 医院信息系统的主要功能与流程

根据医院的医疗功能、管理特点,以及医疗活动的复杂性特点等,医院信息系统应是一个开放式、集成化的系统。根据国外 HIS 的发展趋势,并结合国内 HIS 系统设计、开发和实施积累的经验,开放式、集成化的 HIS 总体功能结构见图 14 – 4。

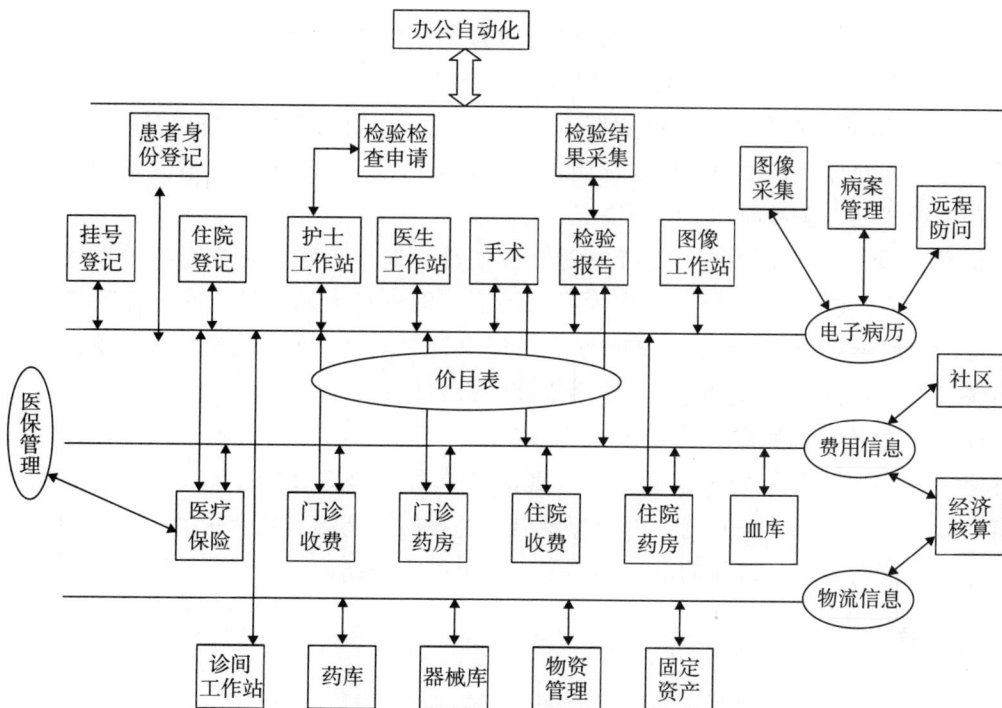

图 14 – 4 HIS 总体功能结构

门诊系统主要针对的是窗口服务，它必须解决门诊高峰期患者挂号、候诊、就诊、划价收费、取药等的速度问题（图14-5）。

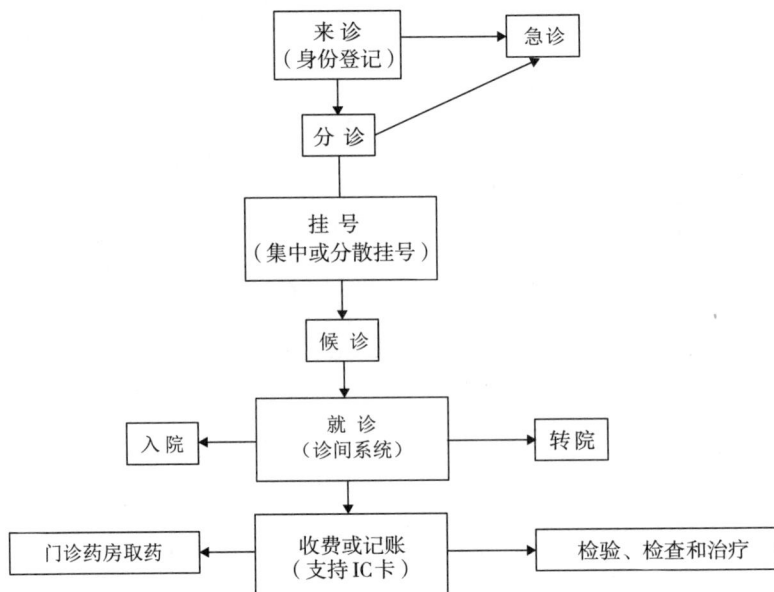

图 14-5 门诊流程图

1. 患者身份登记系统 为每个来医院就诊的患者建立账号，可使用门诊号、住院号或病案号作为患者标识号，实时对门诊患者在院内的就诊情况进行跟踪查询、统计汇总。

2. 门诊病历流通系统 主要依据门诊患者的主索引等来查询患者各次住院情况、诊断信息、手术信息、一般住院信息以及费用信息等。

3. 挂号与预约系统 该系统能够实现挂号出诊计划表管理，窗口挂号事务处理，挂号统计事务处理，患者预约挂号管理，并能对预约号和当日号的数量分别限制；能查询患者预约情况、患者预约卡使用情况。

4. 门急诊划价收费系统 支持先划价后收费或划价收费同时进行两种模式。患者可选择门诊号、ID码、医疗证号作为身份标识；能支持大病统筹、医疗保险等，并显示相应的实收金额和应收金额。该系统也可以直接对医生和医技科室传来的单据进行收费；统计处理各种满足医疗统计与费用统计的报表。

5. 门、急诊诊间医嘱处理系统 完成门、急诊应诊医生的医嘱录入工作，如支持IC卡收费，可马上进行划价记账，或者直接将单据传到门诊收费处，这样可大大减少患者的划价交费时间。查阅门、急诊患者以往的病历，调阅与患者相关的各种图像、各种报告单，同时可参考以往的电子病历模板，书写诊断结论。

二、住院管理系统

从患者入院开始，即可从网络中查询患者的基本信息，安排床位。医生在自己的工作站上书写病历，下达各种检验、检查和治疗医嘱，通过网络传输，使患者得到妥善处理。患者在做完了各种检验、检查后，结果会自动传送回相关工作站。有需要手术的患者，在医生工作站提出手术预约申请，手术室进行手术安排。医生还可在工作站前阅读各种检验、检查报告及影像图片。患者在医疗过程中，系统会自动记录相关的医疗费用，并由卫生经济管理部门进行审核、监控，增加了卫生经济管理的透明度，有效避免了欠费、逃费、漏费现象。以电子病历为核心的临床医疗管理，能够优化工作流程，提高诊治质量，实现一切以患者为中心的服务宗旨。

（一）住院预约与登记系统

当患者要住院时，建立患者住院申请信息或者直接进行住院登记，如果无空床，则进行住院预约。

（二）住院收费系统

住院患者的费用管理在不同的医院有不同的模式，应支持合同单位、大病统筹、医疗保险等多方面对住院患者费用管理的需求。应方便地将各类医院不同的住院患者记账方式计算机化，包括医嘱集中划价、手工划价集中录入、分散的医嘱划价等。可采用在发生费用所在地进行划价的分散计价模式（图 14-6）、自动与手工相结合的计价方式。在费用录入时，能够按不同的患者类别、处方类别、医嘱类别进行不同的计价管理。同时支持医疗社会保障制度的实行。

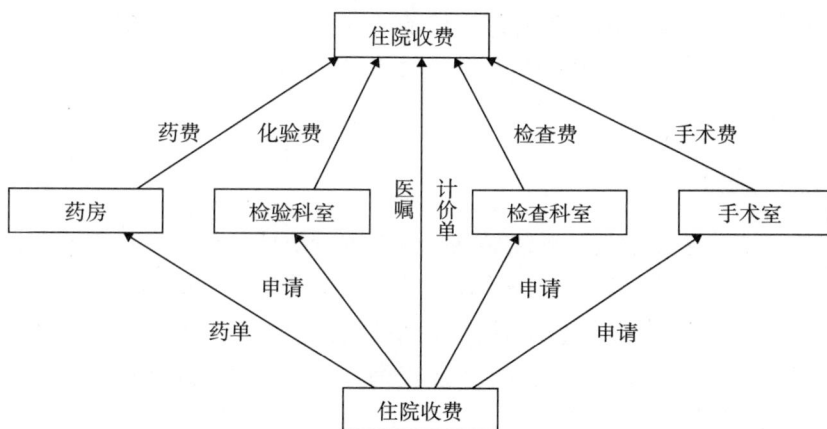

图 14-6 住院收费系统分散计价收费流程

（三）医生工作站系统

医生工作站的应用，可满足医生日常工作的各种需求，对患者住院期间的所有临床医疗信息通过计算机进行管理，是真正意义上的临床信息系统。通过医生工作站，可以将传统病案中的大部分内容电子化（图 14-7）。

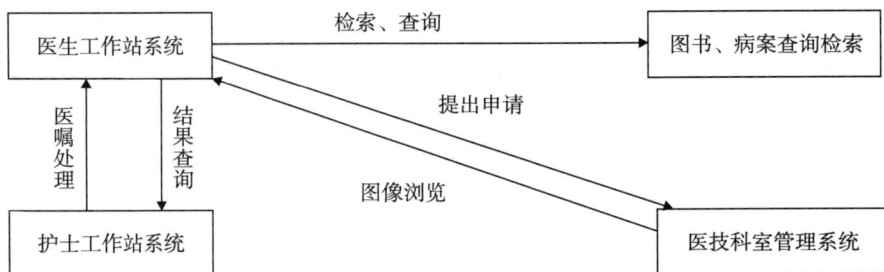

图 14 - 7 医生工作站系统工作流程

每个患者住一次院就建一份病历。病历包括病历首页、病程、检查单、检验单、医嘱和体温单等。患者在院期间，其病历由经治医生负责处理，建立病历，记录病程，开检验、检查单，下达医嘱和查阅等。医嘱可以是一条记录，也可以是一个医嘱套，医嘱套由单条医嘱或其他医嘱套组成。开医嘱的方式有两种：一种是重新书写，另一种是调用以前的模板医嘱。医生可以从医疗图像库中对患者的一幅或几幅图像进行调用，并对图像中的某个病灶进行注释、测量、反白等，修改后的图像被存储在电子病历和医疗图像库中，以供日后查询。

（四）护士工作站系统

护士工作站为临床服务的一个重要子系统，它是以护士的日常工作为对象，包括对病房入出转、医嘱的执行和处理、出院通知、查询、维护等功能，是采集住院患者信息及其费用信息的重要前端。对患者管理、诊治活动、药品使用、经费管理都集中体现在护士工作站系统的应用中，是整个软件设计中患者信息（电子病历）和费用信息两条主线的主要信息采集点。

（五）医务统计系统

医务统计系统是通过对其他系统提供的数据进行统计分析，以报表或直接查询的方式为医院的医务部门、院领导、各级管理机关和系统管理人员提供所需信息。具体包括门（急）诊信息统计，病房信息统计，医技科室信息统计，医生工作量统计，病种、术种信息统计，以及各种统计报表的综合查询，查询结果要能以 Excel、TEXT、SQL Syntax、DBF 等方式输出。

（六）手术室管理系统

手术室管理系统包括手术室的日常管理工作，如手术登记、手术排班、手术器械管理、费用登记、术后登记、查询统计等（图 14 - 8）。

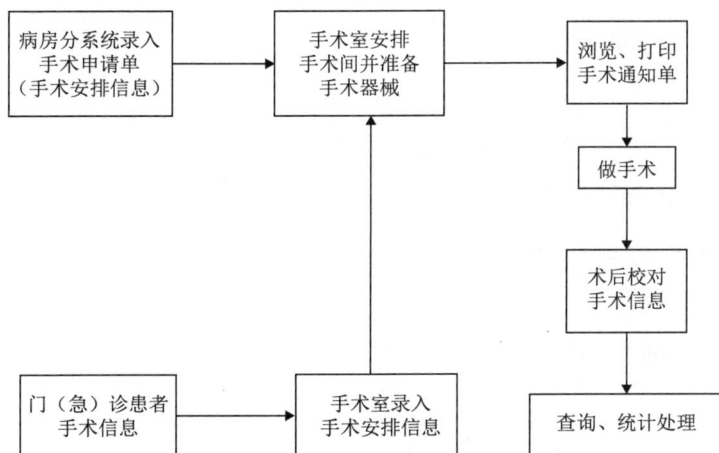

图 14 – 8   手术室工作流程

（七）血库管理系统

血库管理系统是对医院输血科的日常工作进行管理，包括献血管理、血液管理、患者用血管理及各种统计与查询等。

三、药品管理系统

药品管理是医院对分布于药库、各药房和制剂室等各个部门的西药、中成药、中草药、制剂和化学试剂等药品的物流和相应的财流进行管理。药品管理系统包括以下几个系统。

（一）药库管理系统

该系统需具有相当大的灵活性，能对系统的参数进行初始化设置，以满足西药库、中成药库、中草药库等不同的需求。药库管理系统的主要功能是对入库、出库、盈余、短缺、报损、退货、销售、调价、盘点单据的录入、查询、打印等；能同时对出厂价、进价、折扣后价和零售价四个价格进行处理；能自动编制进药计划，并可与 Internet 药品网上集中采购系统连接；对药品的编码、名称、规格、剂量、包装和各种属性有严格的规定，能对药品诸如使用期限、使用限量（不同年龄段的患者有不同的限量）、毒麻标志、收费标志（如免费、半费等折扣标志）、各种价格等属性进行维护。

（二）药房管理系统

药房作为医院的小库房，它具有药库系统的一般功能，所不同的是，它的服务对象主要是患者。该系统包括门诊西药房、门诊中成药房、门诊中草药房、住院药房等，从而满足不同的需求。住院药房系统要能对患者的药疗医嘱进行自动摆药，能处理患者处方的发药（可按患者或科室发药）和退药，能对各病房基数药、输液药分别进行管理。

（三）制剂室管理系统

对制剂材料的入库、出库、盈余、短缺、报损、退药、销售、调价、盘点单据进行录入、查询、打印；成品配方定义，成品药加工，成品药品的出库、销售、退货、退药；药品成本核算，各种账务报表打印。

四、行政后勤管理系统

（一）综合查询与辅助决策支持系统

对于规模较大的医院，HIS 的功能比较全面，几乎收录了医院所有的管理信息，借助该系统，医院高层领导就能对全院各方面情况进行全方位综合查询。如通过基本信息查询可得知各部门人员的基本情况、每名职工在院完成的工作量、职工历年各月出勤情况等；通过财务综合查询可逐层查询全院的医疗支出、药品支出、辅助费用、管理费用和其他支出情况等；查询住院患者全部医嘱信息、各次化验检查结果、各部门或全院门（急）诊信息、住院病房信息、医技科室信息等，并能进行数日、数月、数年同期数据比较分析。

（二）病案管理系统

病案管理系统围绕医院病案室的日常工作，完成病案首页编辑、查询统计、报表打印、追踪查询等，其中包括办理病案资料请借、借出、归还手续等。

（三）办公自动化系统

办公自动化系统提供完整的工作管理模型，高度增强行政办公的自动化与管理，并将实现医院内部办公的无纸化。

（四）物资管理系统

物资管理系统包括计划控制采购事务、入库事务、出库发放及调拨，退货、报损等处理，专购品事务处理，查询与统计等。

（五）固定资产管理系统

固定资产管理系统包括资产和附件的增购、资产管理、资产使用管理、资产维修管理、查询与统计等；资产折旧、维修费用分摊等自动处理；按年度、用途、资产现状及科室对资产占用的台数和金额进行分析，并可以各种图形方式表达统计结果。

（六）人事工资管理系统

人事工资管理系统主要有人员基本信息处理、科室信息处理、工资管理、查询统计、人事报表处理等，能自动生成各类人事工资报表等。

五、功能检查系统

（一）检验信息管理系统

检验信息管理系统可以优化检验科室的工作流程，无论是自动采集还是手工录入的化验结果，均可以被授权用户通过全院任何一台联网微机读取。化验结果是全系统实时共享的。病房医嘱系统及门急诊患者收费系统可在其日常录入业务中完成化验申请单的实时录入；能自动采集联机化验仪器的化验结果数据，或手工录入非联机检验设备的化验结果；能进行化验仪器的质量控制与分析报告及化验结果的查询，进行工作量的统计。

（二）检验预约与报告系统

检验预约与报告系统适合于医院各种检查科室，对检查申请登记排队，为医生书写报告提供工具，将报告作为患者信息的一部分归档，同时为收费提供费用信息，如进行检查预约、检查申请修改等。在检查科室，可直接对检查申请单进行录入并划价。对已做完检查的申请进行确认，并在计算机上书写检查报告，根据不同类型的检查，提供相应的由用户自行定义的报告书写模板。

六、医疗保险中介系统

众所周知，医疗保险改革是一个世界级的难题。国务院《关于建立城镇职工基本医疗保险制度的决定》中规定："城镇用人单位，包括企业（国有企业、集体企业、外商投资企业、私营企业等）、机关、事业单位、社会团体、民办非企业单位及其职工，都要参加基本医疗保险。"基本医疗保险基金分为统筹基金和个人账户基金。统筹基金就是共济、调剂使用的基金，个人账户基金是划入个人账户中的基金，个人账户基金归个人所有。基本医疗保险金的收缴，必须为每一个参保人建立一个个人医疗保险账户，并且每月及时按比例为每人划入医疗保险基金，记入利息。医疗保险费的支付每时每刻都在发生，该系统可以查找个人账户、个人医疗费用的缴纳、使用情况，计算个人自付的比例等。医疗保险的特点是人员情况复杂，基金流动性大。在医疗保险体系中，医院是整个医疗保险制度运行和管理的中心环节，也是医疗保险各种社会矛盾的聚焦点。医院作为医疗服务的载体，直接决定保障职工基本医疗的社会目标能否实现，从而关系到社会职工对医疗保险的满足度和接受度。同时，实施医改后，加大了患者对医院的选择度，一卡在手，任选医院，由此对定点医疗机构服务质量、内容、水平和费用价格有了较大程度的要求。因此，医院要制定相应的对策，使医院的各项管理主动适应医疗改革深入的要求，满足患者的需要。

第四节　医院信息系统的建立与管理

建立一套覆盖全医院的综合信息业务网络系统，应根据医院业务特点，特别是医院的具体情况、院区建筑物布局、业务处理量及工作站点的位置和数量，结合医院信息管理系统软件对网络和其他计算机硬件的要求，并适当考虑网络和计算机技术的发展，考虑医院信息管理系统软件的进一步开发和升级后对网络和其他计算机硬件的新的要求。

一、医院信息系统的建立

医院信息系统是基于当前医院管理状况而发展起来的，是医院管理模式的创新和提高。建立医院信息系统，必须与医院体制改革、机制转变相结合，要基于当前的管理而又高于当前的管理。建立医院信息系统是一项庞大的系统工程，涉及面广、内容复杂、学科领域多，必须严密组织、科学管理和精心操作。医院信息系统的建设应遵循下列步骤，逐步推进。

（一）制定总体规划

由于现代医院信息系统建设任务的复杂性，因此在医院信息系统开发之前进行良好的总体规划是最关键的一个步骤。盲目、无计划地开发信息系统可能会导致开发出来的产品不适用，造成人、财、物等资源的极大浪费。

计划开发医院信息系统的医院首先应组建一个专门小组进行总体规划。小组成员包括医院的各级管理者、系统分析和设计方面的专家、各主要职能部门的代表、计算机专家等。总体规划需考虑以下因素。

1. 明确本医院的定位和发展方向　例如社区医院和三级医院的医院信息系统无论从功能要求上还是规模结构上都是大不相同的，不同性质的医院对信息系统有不同的要求。

2. 明确本院的基本条件　如经济能力、人员素质、配套设施、组织结构、管理模式等。

3. 明确原有信息系统的基本状况　包括流程、缺陷、范围等。

4. 明确医院信息系统发展步骤　一般情况下，医院无法一次性完成一个完整的医院信息系统，因此必须确认各个部门、各个项目的优先顺序，明确哪些部门或项目易于发展信息系统、哪些部门或项目存在较大困难，必须明确本次建设所涵盖的范围。

5. 评价不同类型的信息系统构成方案　例如，是选择以各个部门为单位构建还是以各功能子模型方式构建，评价各自的优缺点，选择最合适本院的方案。

6. 评价不同信息系统开发方式　常见的开发方式有 3 种：①自主开发。优点是适用性好，修改、维护容易，开发费用低；缺点是开发周期比较长，可扩充性差。②联合开发。优点是针对性强、适用性好、技术有保证；缺点是周期太长。③直接购买商品软件。优点是周期短、风险小、运行稳定、技术有保证；缺点是适用性差，开发费用高，修改、维护依赖于开发商。

在发达国家和地区，大医院由于具有较复杂的功能和很多特殊要求，一般自主开发信息系统。中小规模医院则一般主要购买商品化软件。

（二）系统开发

医院信息系统建设的总体规划为具体开发工作指明了方向，接下来就是按照规划确定的总体方案和开发计划，进行具体的系统开发。按照软件工程要求，一般按以下步骤进行。

1. 系统分析　系统分析阶段的目标，就是按照总体规划中所定的开发项目，明确系统开发的目标和医院的需求，提出医院信息系统的逻辑方案。在整个系统开发过程中，系统分析主要回答"做什么"的问题，把要解决哪些问题、满足医院哪些需求等情况调查分析清楚，从逻辑上，或者说从信息处理的功能需求上提出系统的方案，即逻辑模型，为下一步进行物理方案设计提供依据。系统分析一般按照以下 4 个步骤进行。

（1）系统的初步调查　主要目标是从系统分析人员和医院管理人员的角度来观察新项目有无必要和可能进行开发。

（2）可行性研究　在大致明确系统规模、项目范围和目标后，对所提出系统的逻辑模型和各种可能方案从技术可行性、经济可行性、运行可行性等方面进行研究评价。

（3）原有系统详细调查　在可行性研究的基础上，进一步对原有信息系统进行全面深入的考察分析，明确其薄弱环节，找出要解决的问题。

（4）新系统逻辑方案的提出　这一阶段的主要目标是明确医院的信息需求，确定新系统的逻辑模型，完成系统说明书。

系统分析主要采用的工具包括数据流图、数据词典、结构化语言、决策树、决策表等。此外，一些非结构化方法，如系统流程图、组织结构图、业务流程图、功能分解图等也常用。

2. 系统设计　该阶段的主要任务是将系统分析阶段提出的反映医院信息需求的系统逻辑方案转换成系统说明书，然后转换成可以实施的基于计算机通信技术的物理方案，即回答"怎么做"的问题。开发人员应严格按照系统说明书的要求，综合考虑现有技术、医院实际需求、系统运行环境、信息技术的标准法规等进行设计。这一阶段大量工作是技术性的，但是成功的设计关键还在于对系统逻辑功能的重复理解和对用户各种需求深入、准确的理解和把握。这一阶段的主要工作包括下列内容。

（1）系统总体结构设计：包括系统总体布局方案的确定、软件系统总体结构的设计、硬件方案的选择和设计、数据存储的总体设计等。

（2）详细设计：包括代码设计、数据库设计、输出设计、输入设计、用户界面设计、处理过程设计等。

（3）系统实施进度与计划的制定。

（4）编写"系统设计说明书"。

常用的系统设计工具有结构化设计中的系统流程图、HIPO（分层和输入 - 处理 - 输出）技术、控制结构图等。

3. 系统实施　该实施阶段的主要任务是把前一阶段的技术设计转换成为物理实现，

主要包括编制程序、程序（或系统）测试、系统安装、编写操作手册与用户手册等。

（1）编制程序：用合适的程序设计语言，按系统设计说明书的要求把过程转换成能够在计算机系统上运行的程序源代码。程序设计人员必须充分理解系统说明书的要求，并熟练掌握、正确运用程序设计语言。

（2）系统测试：是医院信息系统开发中极为重要而又十分漫长的阶段，需要在系统正式运行前通过测试把问题找出来并加以纠正，以免造成重大损失。有统计显示，较大规模系统的开发，系统测试的工作量往往占整个工作量的40%～50%。系统测试一般按单元测试、组装测试、确认测试和系统测试四个步骤进行。其中，单元测试是测试每一个单独的程序模块或子程序的正确性；组装测试是测试多个模块联结起来的正确性；确认测试是测试软件是否符合医院用户的需求；系统测试是综合测试软硬件、用户以及系统实际运行环境和运行状况。

二、医院信息系统的管理

医院管理者必须了解医院信息系统管理的基本特点与规律，加强以下三个方面的管理。

（一）对信息资源的管理

对信息资源的管理主要有两种方式。

1. 集中管理　所有的信息资源都集中在信息资源管理部门，由该部门统一管理。集中控制比较易于管理，能有效地防止数据的流失、破坏等。集中管理的问题之一是用户难以经常接触新的数据和新的信息技术，对于信息资源的使用易产生陌生感。

2. 分散管理　信息资源分散在各处，由有关人员分别控制。这样有益于鼓励用户更好地使用信息资源，但给整体管理带来一定的困难。

此外，信息管理部门人员的职责和分工也十分重要，需根据医院的具体情况制定合适的工作职务及工作职责。

（二）安全管理

安全问题是信息管理中的一个重要方面。随着国际互联网（Internet）和企业内部网（Intranet）的普及，医院网络与外界相连，如何防范外界对信息系统的破坏已成为信息系统在建设和运行时必须考虑的重要问题之一，采取相应技术物段对数据备份，防止病毒破坏性的恶意攻击等成为医院信息系统的重要安全保护措施。

根据信息系统的特点，在安全管理上可从以下四个方面加强控制。

1. 分析控制对象，制订防护计划　系统设计和管理者要明了哪些是信息系统的重要资源；信息系统的哪些部分是易受攻击的；需要实施何种防护措施。

2. 建立组织机构　为保证系统资源的安全性，应当明确规定责任人。责任人要遵循安全规则，定期对系统进行检查，并提交安全检查报告。为保证信息系统与组织的目标一致，必须保证组织的领导人对信息系统的操作有相应的权限。

3. 制定严格的工作程序和规章制度 医院信息系统安全技术归根到底是由人来控制的，其控制对象也包括工作人员。对于特定信息，必须有严格的使用规定，应进行分工和职责设计。

4. 使用防范信息技术 信息的安全保护可直接使用防范信息技术来实现。目前主要使用"防火墙"软件或设备、安全传输层协议（secure socket layer，SSL）、安全超文本传输协议（secure hypertext transfer protocol，S – HTTP）、安全电子交易协议（secure electronic transaction，SET）、电子数字签名技术，以及用户口令密码等技术来控制外部对于系统内部网络信息系统的攻击和污染。建立完善的网络安全管理和监督制度是非常必要的措施。

（三）应用管理

医院信息系统的应用提高了医院管理效率，同时也带来了许多新的问题，需要不断完善各种规章制度，加强信息系统的应用开发和质量检测。

1. 建立信息管理组织 成立信息科，配备合适比例的工程技术人员，建设规模合适、工作条件优良的中心机房。

2. 建立健全网络系统管理制度 如维修制度、数据备份制度、服务器管理制度、工作站管理规则、人员培训制度、数据质量分析评价制度等。

3. 硬件环境管理 包括站点分布与布线的设计与管理，网络系统硬件建设，文档的建立，机房消防、防潮、防盗等安全措施的落实。

4. 流程设计的不断完善 信息管理者应对门诊、住院、药品等医疗及信息流程的设计与管理进行不断完善，以实现高效的管理目的。

5. 软件应用情况的监控 对医院各种信息系统的软件运行情况，包括信息的准确性、及时性、稳定性、完整性和有效性等要进行经常性的检查和测试，发现问题，及时提请供应商进行完善。同时还应在经验积累的基础上，勇于创新，不断推动医院信息管理新技术的发展。

三、医院信息系统的维护

医院信息系统是一个需要不断维护、修改、扩充、升级和更新的动态工程，有其一定的生命周期。生命周期的长短不仅与系统的设计、硬件的配置、软件的设计、系统维护、系统管理等内因有关，还与计算机技术、信息高速公路和标准化的发展等外部环境有关。要使现有的信息系统维持较长的生命周期，设计时就要考虑内外因素的影响，并在其生命周期中充分发挥其使用价值。医院信息系统建成后，仍要投入人力、物力进行日常维护。硬件发生故障要及时维修，否则会带来工作流程障碍，乃至整个系统瘫痪，造成巨大经济损失。软件也会出现各种不完善的问题，也需要及时加以研究和补救。如不能解决，就可能会出现用手工替代的现象。这样一来，医院信息系统的数据完整性就会受到破坏，计算机信息管理的效益也就无法体现。医院每年要划拨一定的经费用于计算机的硬件维护、更新和软件的升级改造。

【思考题】

1. 什么是医院信息管理和医院信息系统?
2. 医院信息系统的功能有哪些?
3. 医院信息系统由哪几部分组成?
4. 医院信息系统如何实施?

第十五章　医院医疗保险管理 ▷▷▷

【教学要求】
1. 掌握　医疗保险的基本概念。
2. 熟悉　医院与医疗保险的关系
3. 了解　医疗保险对医院管理的影响。

课程导入

医保基金收支平衡，基金保障能力稳健可持续

《2021年全国医疗保障事业发展统计公报》显示，2021年，全国基本医疗保险（含生育保险）基金总收入28727.58亿元，全国基本医疗保险（含生育保险）基金总支出24043.10亿元，全国基本医疗保险（含生育保险）基金当期结存4684.48亿元，累计结存36156.30亿元。2022年上半年医保基金运行情况显示，全国基本医疗保险（含生育保险）基金当期结存4169.63亿元。

2022年1~9月，全国基本医疗保险参保率稳定在95%。基本医疗保险基金（含生育保险）总收入21491.18亿元，同比增长5.5%。职工基本医疗保险基金（含生育保险）收入14690.95亿元。城乡居民基本医疗保险基金收入6800.22亿元。职工基本医疗保险基金（含生育保险）支出10726.97亿元，同比增长0.4%，其中生育保险待遇支出630.95亿元。

总体上看，全国医保基金收支平衡，略有结余，收支规模与经济发展水平相适应，基金保障能力稳健可持续。

[资料来源：国家医疗保障局，2022年1~9月基本医疗保险和生育保险运行情况. （2022-11-14）. http：//www.nhsa.gov.cn/art/2022/11/14/art_7_9782.html]

案例讨论

结合本相关数据和所学知识，分析基本医疗保险发挥了哪些社会保障功能？

1998年，国务院在总结镇江、九江等地医疗保险制度改革试点经验的基础上，决定在全国范围内建立城镇职工基本医疗保险制度。2002年10月颁布的《中共中央、国务院关于进一步加强农村卫生工作的决定》指出，应"逐步建立新型农村合作医疗制度"。从2003年起，各省、自治区、直辖市均选择2~3个县（市）先行试点，以便取得经验后逐步推开，2007年，国务院决定为中国城镇居民建立基本医疗保险制度，要求在有条件的省份选择两个或 3 个城市启动试点，2010 年在全国全面推开。2016 年 1 月，国务院印发《关于整合城乡居民基本医疗保险制度的意见》，要求建立统一的城乡居民基本医疗保险制度。医疗保险制度的逐步发展，对医院的经营管理产生了重要的影响，如医疗费用的支付与控制、医疗服务质量的评价、合理使用药品和医学检查等。

第一节　概述

一、医疗保险的含义

医疗保险根据保险的性质不同，可分为社会医疗保险和商业医疗保险，本章阐述仅限于社会医疗保险。

一般认为，医疗保险是指国家立法实施，以社会保险形式建立的，通过个人、用人单位和政府等多方筹资形成保险基金，为参保患者提供因疾病所需医疗费用资助的一种保险制度。

二、医疗保险的发展

（一）医疗保险的萌芽

从 17 世纪开始，欧洲一些国家开始出现医疗费用互助形式。工人们自发地筹集资金，为患病工友提供医疗费用资助。这是一种大家集资、互相帮助的自发性医疗互助形式。为了确保再生产所必需的劳动力，获取更大的利润，资本家也逐渐意识到健康投资的重要性，加上工人们自身的要求，产生了企业主为雇员负担一部分医疗费用的筹资方式。这种医疗费用筹集方式也得到了医生的支持：因为医生希望患者能支付医疗费用，确保自己的经济收入。这就形成了雇主、雇员和医生共同参与的医疗保险，有时候还会得到政府的支持，有的则形成由政府参与的官方或半官方组织。

（二）医疗保险制度的建立与发展

德国是世界上最早建立社会医疗保险制度的国家。1848 年德国革命后，一些主张进行医疗改革的人士提出，民众的健康直接影响社会的发展，因此，社会有责任保护社会成员的健康。1880 年前后，德国的医疗保险业逐步扩大到全体产业工人。1883 年，当时的德国首相俾斯麦颁布了《疾病保险法》，这是德国同时也是世界上第一部社会保险法。1884 年，德国政府颁布了《法定事故保险法》，1911 年颁布了《帝国保险法》和《雇员保险法》，将医疗保险扩展到普通居民。

（三）医疗保险制度的改革与发展

20 世纪 70 年代以来，各国的医疗保险制度都不同程度地面临一系列问题，表现为医疗保险费用的支出增长过快、医疗资源浪费严重和医疗服务质量低下等，20 世纪 80

年代以来，各国主要通过加强对医疗服务提供方的控制、加强对医疗保险需方的控制、增加税收和医疗保险费收入等措施，开始对医疗保险制度进行改革与调整。

三、我国的基本医疗保险制度

我国基本医疗保险制度原来由城镇职工基本医疗保险、城镇居民基本医疗保险与新型农村合作医疗三项制度构成。1998年《国务院关于建立城镇职工基本医疗保险制度的决定》（国发〔1998〕44号）颁布，标志着在全国范围内开始建立职工基本医疗保险制度。2003年与2007年，我国针对农村人口、城镇非就业人口分别建立了新型农村合作医疗、城镇居民基本医疗保险制度。2016年1月，国务院印发《关于整合城乡居民基本医疗保险制度的意见》，要求建立统一的城乡居民基本医疗保险制度。从管理机构来看，一直以来，城镇职工基本医疗保险和城镇居民基本医疗保险由人力资源和社会保障部管理，新型农村合作医疗则由国家卫生和计划生育委员会（现国家卫生健康委员会，下同）管理。三大医疗保险分散管理，在筹资、保障待遇与医保目录等方面各不相同，造成制度的不公平和管理效率低下。2018年3月，十三届全国人大一次会议表决通过了关于国务院机构改革方案的决定，组建中华人民共和国国家医疗保障局，作为国务院直属机构。国家医疗保障局贯彻落实党中央关于医疗保障工作的方针政策和决策部署，在履行职责过程中坚持和加强党对医疗保障工作的集中统一领导。为完善统一的城乡居民基本医疗保险制度和大病保险制度，不断提高医疗保障水平，确保医保资金合理使用、安全可控，国务院机构改革方案提出：将人力资源和社会保障部的城镇职工和城镇居民基本医疗保险、生育保险职责，国家卫生和计划生育委员会的新型农村合作医疗职责，国家发展和改革委员会的药品和医疗服务价格管理职责，民政部医疗救助职责整合到新成立的国家医疗保障局，这意味着医疗保险管理体制的重大调整。

第二节　医院与医疗保险的关系

医院是医疗保险体系中各方利益的交汇点，作为医疗服务的提供方，医院是保障医疗服务质量和安全、合理医疗并控制医疗费用的关键环节。

一、医疗保险的定点医院

（一）定点医院的含义

定点医疗机构是指通过统筹地区社会保障行政部门资格审定，并且经过基本医疗保险经办机构确定且与之签订有关协议，为统筹地区基本医疗保险参保人员提供医疗服务的医疗机构，包括医疗保险定点的医院、卫生院、门诊部、诊所等。其中各级各类医院是主要的医疗保险定点医疗机构，成为医疗保险定点医疗机构的医院称为医疗保险定点医院。

（二）定点医院的特点

医院在医疗保险中担负着提供基本医疗和控制费用的双重任务，实行医疗保险制度后，医院作为独立核算、定额补偿的经济运行主体，面临着许多新的挑战。医疗保险中的定点医院不同于其他医疗机构，具有以下特点。

1. 医疗保险机构与医保定点医院之间的费用结算方式对医院有较大影响。实行医疗保险改革后，保险方与医院之间所采用的结算方式与标准是建立医、患、保三方制约机制、保证保险基金平衡和参保人员的基本医疗，这是医疗保险管理与费用控制的关键。我国多数地区逐步探索出适应当地实际情况的总额控制下的复合式支付方式。但在刚性地做到了基金收支平衡的同时也一定程度地限制了医院工作的积极性，影响了医院的发展。因此完善费用结算办法，对医院进行合理补偿可以使医院和医疗保险管理部门成为既做到控制医疗费用，又能保证医疗服务质量的联合体。

2. 医保定点医院受卫生行政部门和医疗保险管理部门的双重监管，经营难度加大。医院除受到卫生行政部门的主管外，还受到医疗保险机构的监督。医疗保险制度要求医院的医疗行为更加规范，对基本医疗保险的保障病种、用药范围和诊疗项目都做了明确规定。更为重要的是医疗保险管理部门和定点医院没有任何隶属关系，所以在监管中可以做到严格、公正，对有不规范医疗行为的医院可以拒付医疗费或对其罚款，甚至取消定点医院的资格，因此对定点医院的不良行为具有震慑力。医院的医疗行为既不能超范围，也不能超标准；既要符合医疗保险的要求，又要满足患者的需要，使得医院的经营难度加大。

3. 医保定点医院需及时把握医疗服务的需求。医疗保险实施后，医院应该了解保险对卫生服务需要和需求的影响，在调查研究的基础上，确定人、财、物投资的重点，使医疗服务的提供和需求保持在均衡状态。基本医疗服务的范围也不是固定不变的，而是随着经济发展和人民生活水平及技术的进步而进行调整的。

4. 医保定点医院的服务对象较宽。由于取得了定点资格，医保定点医院可以为参保人及非参保人提供医疗服务。与此相反，非定点医院不能为参保人员提供医疗保险合同范围内的医疗服务，它们只能为非参保人员提供服务或为参保人员提供医疗保险合同范围外的医疗服务。

（三）定点医院应具备的条件

不同统筹地区对定点医院的管理规定不完全相同，一般来说，定点医院应具备以下基本条件。

1. 符合区域医疗机构设置规划

2. 符合医疗机构评审标准。

3. 遵守国家卫生法律法规和行政部门的规章制度，有健全和完善的医疗服务管理制度，近1年内无违法、违规经营行为。

4. 严格执行价格管理部门规定的医疗服务和药品的价格政策，并经价格管理部门监督检查合格。

5. 严格执行基本医疗保险制度的有关政策规定，接受社会保障部门的监督检查，认真履行与医疗保险经办机构的协议。

6. 建立健全与基本医疗保险相适应的内部管理制度，配有必要的专职管理人员，并建立与社会保障部门相配套的计算机管理系统。

（四）定点医院的申请审批

要成为医疗保险的定点医院，需经过以下程序。

1. 由愿意承担基本医疗保险定点服务的医院，向统筹地区社会保障行政部门提出书面申请，并提供审查所需的各项证明材料。

2. 社会保障行政部门根据医院的申请及提供的各项材料对医院的定点资格进行审查，审查合格的发给定点医院资格证书，并向社会公布。

3. 参保人员在获得定点资格的医院范围内，提出个人就医的定点医院选择意向，由所在单位汇总后，统一报统筹地区社会医疗保险经办机构。

4. 社会医疗保险经办机构根据参保人的选择意向统筹确定定点医院。

5. 社会医疗保险经办机构与定点医院签订包括服务人群、服务范围、服务内容、服务质量等内容的协议，明确双方的责任、权利和义务。

二、医疗保险系统

医疗保险系统是社会经济系统中的一个子系统。它是以维持医疗保险的正常运转和科学管理为目的的，主要由医疗保险组织机构、参保人群、医疗服务的提供者和有关政府部门构成，以规范医疗保险费用的筹集、医疗服务的提供、医疗费用的支付为功能的有机整体。

现代医疗保险系统中四个基本的构成要素密切关联、相辅相成，系统中各方关系表现在以下几个方面。

1. 医疗保险机构与被保险人的关系　医疗保险方与被保险人之间是一种医疗保险服务供给与消费的关系，两者的联系主要表现在保险费的收取、组织医疗服务、给付医疗费用等，影响这一关系的主要因素取决于被保险人的参保方式、保费高低、保险方的费用补偿方式等。

2. 被保险人与医院的关系　被保险人与医院的关系主要表现为提供服务、接受服务与支付服务费用等，影响两者联系的主要是被保险人选择服务的自由度、需要支付的服务费用和医院的服务水平。

3. 医疗保险机构与医院的关系　医疗保险机构作为付款人通过一定的支付形式向医院支付被保险人的医疗费用。为了达到控制费用、保证基金收支平衡的目的，需要采取一些措施来约束医院的行为。将医疗保险服务提供者和医院直接联系起来的是支付环节。支付环节也成为二者发生经济关系的纽带，它减弱了医疗服务系统中原有的医患双方之间直接的经济关系，使医疗保险提供方和医院之间的经济关系上升到主导地位。

4. 政府与医疗保险系统其他三方的关系　政府与医疗保险系统其他三方的关系主要表现为政府对医疗保险组织机构、参保人、医院的管理与控制。政府管理和控制医疗保险的政策方式及程度等是政府影响这一关系的主要手段。

实行社会医疗保险的目的正是为了保障参保人的基本医疗需求，同时通过第三方付费的方式，由医疗保险机构监控医院的行为，确保其合理用药、合理施治，并且将医药费控制在合理的范围内。政府需要明确各方的关系、责任和义务，规范各方的行为，这些将对社会医疗保险的运行起到重要的作用。

三、医院与医疗保险的相互依存关系

1. 医院可以凭借医疗保险获得稳定的患者群体　除急救抢救外，参保人员在非定点医院就医发生的费用，基本医疗保险基金不予支付，患者需要自己付费，因此定点医院往往是参保人员就诊的第一甚至是唯一选择。如此一来，成为医疗保险定点医院，医院就可以获得稳定的患者群体。

2. 医院可以凭借医疗保险获得具有较高支付能力的患者　医疗保险可以分担参保患者的医疗费用，能够减轻患者的疾病经济负担，这也就意味着同等收入的患者，参保患者能够承担更高的医疗费用支付水平，而且有医疗保险作为后盾，患者出现拖欠、逃避医疗费用等情况的可能性大大降低。因此，医疗保险可以为医院带来具有较高支付能力的患者群体。

3. 医疗保险能够促进医院提高医疗和管理质量　成为医疗保险定点医院应具备一定的条件，医院为了能够成为定点医院，需要守法经营、规范医疗。成为定点医院以后，医疗保险机构会对医院进行监督和约束，督促医院提高医疗质量，促进医院管理水平的提升。

4. 医院是医疗保险提供服务的关键　医院与医疗保险经办机构之间是一种保障合同关系，由于我国的医疗保险机构本身不提供医疗服务，需要通过医院为参保人员提供医疗服务，完成医疗保险的保障功能，因此对于医疗保险机构来说，医院是医疗保险机构对参保人员的保险合同得以履行的关键，意义十分重大。

四、医院与医疗保险的相互制约关系

医院与医疗保险之间还是一种相互制约关系。一方面成为定点医院以后，医院的运行和管理要受到医疗保险的制约，医疗保险机构确定医疗服务范围、监控医疗服务质量；另一方面，医院对医疗保险的作用也十分重要，医疗保险机构应当按照医保政策规定和合同要求，及时、足额支付医疗保险费用，医院的困难、诉求也是医疗保险机构制定政策时应当认真考虑的因素。

五、医院与医疗保险关系的关键环节

支付环节是联系医疗保险和定点医院的关键环节，也是双方关系的出发点和落脚点。不同的医疗保险支付方式，也反映了医院和医疗保险的不同博弈地位。

（一）按项目付费

按项目付费全称按服务项目付费，是指对医疗服务过程中所涉及的每一服务项目制订价格。参保人在享受医疗服务时逐一对服务项目付费或计费，医疗保险机构根据医院报送的、记录患者接受服务项目及各项收费标准的明细账目进行审查，然后依照规定比例偿付发生的医疗费用。它属于"后付制"类型。

（二）按人头付费

按人头付费是指医疗保险机构按合同规定的时间，根据医院服务的医疗保险对象的人数和每个人的偿付定额标准，预先偿付一笔固定的费用，在此期间医院提供合同规定的医疗服务均不再另行收费。其特点是医院的收入与服务人数呈正比，服务人数越多，医院的收入越高。

（三）按服务人次付费

按服务人次付费，又称平均定额付费，即制定每一门诊人次或者每一住院人次的费用偿付标准，医疗保险机构根据医院实际提供的服务人次，按照每一人次的费用偿付标准向医院偿付医疗费用。

（四）按床日付费

按床日付费，又称按住院床日标准付费，是指医疗保险机构根据测算先确定某一疾病每一住院床日的费用支付标准，在被保险人接受医院的服务后，由医疗保险机构按照先确定的床日支付标准，根据被保险人实际住院的总床日数支付医院费用。按床日付费主要适用于床日费用比较稳定的病种。

（五）按病种付费

按病种付费（diagnosis related groups，DRG），又称按疾病诊断分类定额预付制，即根据疾病分类法，将住院患者根据疾病诊断分为若干组，每组又根据疾病的轻重程度及有无并发症分为若干级，对每一组不同级分别制订价格标准，并按该价格向医院一次性偿付。

（六）总额预付

总额预付是由医院单方面，或者由医疗保险机构与医院协商确定每个医院年度偿付费用的总预算。年度总预算的确定，往往考虑医院规模、医院服务质量、服务地区人口密度及人群死亡率、医院是否是教学医院、医院设施与设备情况、医院上年度财政赤字或结余情况、通货膨胀等综合因素。医院预算总额一般每年协商一次。

综上所述，医疗保险费用的偿付方式多种多样，这些方式各有利弊，对医疗保险机构、医院及参保人的影响也各不相同。在医疗保险实践中，各国的医疗保险机构往往会根据各国的实际国情，采取混合支付的方式。

第三节　医院医疗保险管理制度

一、机构设置

（一）成立专门的医疗保险机构

在我国，医院医疗保险办公室（以下简称医保办）是医院中管理医疗保险的主要职能部门。医保办在传达医疗保险政策、建立院内医疗保险制度、落实医疗保险工作，监督检查涉保医疗行为、沟通协调各个相关科室等方面起着举足轻重的作用。

医保办的具体职责包括以下几方面。

1. 在分管副院长的领导下，负责医院医保工作。

2. 制订医院基本医疗保险管理计划，并组织实施。

3. 经常深入科室，监督检查全院各科室有关医保及合作医疗政策、制度的执行情况，发现问题及时予以纠正。

4. 负责医保患者的确认、住院明细审核及结算，与临床其他科室密切配合，以患者为中心，做好医疗保险各项工作。

5. 负责临床科室与财务、计算机室及结算处的协调工作。

6. 按照基本医疗保险规定向住院处提供患者住院押金，并监督使用情况。

7. 定期召开医疗保险工作会议，及时反馈临床及医技科室在用药检查及治疗、收费等方面存在的问题。

8. 及时准确地向医务人员介绍基本医疗保险相关政策，反馈医保信息，通报医保的有关注意事项和规范要求。

9. 深入了解参保人员的医疗服务需求，进行沟通，发现问题及时纠正。同时做好宣传工作，加强与基本医疗保险管理部门的关系维护，争取相关部门的支持。

10. 完成医院领导交办的其他医疗保险工作。

（二）设立导医服务台

医保定点医院应当在门诊大厅设立医保患者导医服务台，公布就诊和住院流程，为医保患者提供咨询服务，方便患者就医。

（三）设立医疗保险专用窗口

医保定点医院应当在门诊的挂号、收费、取药、住院登记及住院结算等处设立医疗保险的专用窗口，并设置明显标志，以方便医保患者。

（四）设立医疗保险政策宣传栏

医保定点医院应当在门诊大厅设立医疗保险政策宣传栏，并且随着医疗保险政策的调整及时更新宣传栏的内容，向参保患者宣传医保的政策、规定和制度，以便于参保人员了解和遵守。

二、人员配置

作为基本医疗保险的定点医院，应当有一位医院领导主管医疗保险工作，并且设立专门的医疗保险管理机构，配备专（兼）职人员：医保办主任、医保办干事等岗位，具体负责医疗保险工作。

三、运作流程

（一）门诊就医管理流程

在门诊就医过程中，医保患者除了在挂号、就诊、收费环节与自费患者有所区别外，其他环节无特殊差异。

1. 挂号　医保患者出示医疗保险卡和由医疗保险管理中心统一印制的医疗保险病历本，由持上岗证的医院操作人员核实并进行刷卡登记，并且根据计算机读取的卡内个人信息进行挂号。

2. 就诊　医保患者在门诊科室就诊时，需出示医疗保险卡及门诊挂号单，医生必须根据照片和挂号单对患者进行身份核实，然后才可开具处方及其他诊疗单，并在病历本上记录。

3. 收费　医保患者持医疗保险卡及医生开具的处方等，到指定的收费窗口，由持上岗证的医院操作人员进行刷卡收费，并开具医疗保险收费发票。门诊费用一般应由个人账户支付，账户内资金不足时由患者交付现金补足。

（二）住院就医管理流程

住院治疗是涉保医疗的主要形式，也是医院医疗保险管理的重要组成部分。在住院就医过程中，医保患者在入院登记、住院治疗、出院结算等方面与自费患者有区别。

1. 入院登记　医保患者出示医疗保险卡，由持上岗证的医院操作人员进行刷卡，并根据卡面上照片及计算机读取的卡内个人信息核实患者身份，进行住院登记。

2. 住院治疗　医保患者入院后，应当对其进行过程管理，对于不同的险种及付费方式应有专项的管理措施，对医保患者的转院、转诊等特殊情况，应根据具体情况采取适当的服务方式。

定点医院应根据基本医疗保险药品目录、诊疗项目目录、医疗服务设施目录和支付标准，为参保患者提供相应的医疗服务。

3. 出院结算　医保患者出示医疗保险卡，由持上岗证的医院操作人员进行刷卡，将患者住院期间所有的医疗费用输入电脑，并按照医疗保险管理中心要求的结算表和结算清单进行打印，结算表和结算清单经相关人员签字、盖章后方为有效。

第四节 医疗保险对医院管理的挑战

医疗保险制度进一步完善，给医院发展增添动力的同时也会给医院的管理带来挑战。

一、市场竞争加剧

随着医疗保险定点医院范围的扩大，患者在医保支持下的就医自由度会进一步提高，可以选择包括外资、民营医院在内的定点医院，这使医疗市场的竞争更加公开、公平和激烈，这将给已有的定点医院尤其是公立医院带来巨大的竞争压力。

二、监督控制增强

随着医疗保险制度的深入改革，处于医院－保险机构－患者三方关系核心地位的医院，将面临来自政府和社会各方的监督控制，主要是医疗保险管理机构和参保人员的监督。医疗保险管理机构作为行政管理部门，围绕合理检查、合理用药和合理收费等方面，对医院进行定期和不定期的监督检查，约束定点医院的经营行为，规范医师的服务行为；而参保人员，作为医疗服务的缴费群体，由于个人经济责任意识和自我权利意识的增强，对医疗服务价格和质量更加关注，对医院的制约力也会不断增强。

三、经营难度加大

随着支付方式的改革，医疗保险制度对医院的医疗费用实行总量控制，制定了较低的支付上限，特别是实行单病种限价收费，使医院的赢利空间受限。同时，医疗保险制度对保障病种、用药范围和诊疗项目、特殊检查治疗项目的给付范围、给付标准等都做了明确规定，对存在不规范医疗行为的医院，医疗保险机构可以拒付医疗费或对其进行罚款，甚至取消其定点医院资格。这些因素使医院无法完全根据自己的意愿引进新技术、新设备，提供价格较高的医疗和检查项目，经营难度越来越大。

四、医患矛盾更加复杂

医院在医疗保险体系的各方关系中处于"核心"地位。由于医疗保险政策的种种规定与限制，医院与患者之间除了以往的诊疗纠纷外，在医疗保险方面又出现了新的矛盾。如患者对医院的医疗保险管理行为不熟悉、不清楚、不理解，会对所承担的部分医疗费用产生怀疑，甚至拒付等。此外，由于医院是医疗服务的提供者，是医疗保险费用实时结算的场所，患者与医疗保险机构之间的矛盾也往往会在医院显现。

五、对信息系统的要求提高

医院信息系统不仅是加强医院管理、改善医院服务的重要手段，也是实施医疗保险制度的必要技术支撑。作为医疗保险定点医院，必须将医疗保险信息系统纳入医院管理信息系统。随着医疗保险政策的不断变化和参保人员范围的扩大，医疗相关工作对医院信息系统提出了更高的要求。

【思考题】

1. 什么是基本医疗保险制度？
2. 医疗保险关系表现在哪几个方面？
3. 医疗保险为医院管理带来哪些挑战？

第十六章　医院后勤管理 ▷▷▷▷

【教学要求】

1. 掌握　医院后勤管理的概念、特点、任务要求。
2. 熟悉　医院后勤物资管理；建筑环境管理；能源保障管理。
3. 了解　医院生活服务管理。

课程导入

医院后勤管理精细化

在公共建筑中，综合性医院的能耗一直都是最高的。医院如何节能，这个看上去很简单的问题却涉及医院后勤的精细化管理、医院建设甚至人文理念层面的诸多问题。医院后勤精细化管理需要解决以下问题。

问题一：医院内部信息系统容易出现孤岛现象。

由于医院的后勤信息系统往往是多平台、分阶段建立的，所以容易出现信息孤岛现象，无法集中化管理。另外，医院后勤工作社会化渐渐成为一种常见的做法，但是社会化的同时也意味着很难再建立统一的信息系统，这也是困扰医院后勤管理的一大难点。

问题二：后勤管理无法精细化，能耗症结不明。

如果医院后勤系统的信息化程度不高，或者管理理念跟不上，医院的能耗问题就很可能是一本"糊涂账"。医院管理者只知道能耗高，却不知道问题出在哪个环节。

问题三：医院设计不够人性化、智能化。

医院在最初的设计阶段就容易忽略医护人员的使用体验。医院的设计师往往不了解业务流程，容易在设计过程中出现一些问题。

问题四：员工文化水平跟不上信息化节奏。

在后勤管理中，信息化系统由于操作复杂，后勤员工操作能力跟不上信息化和智能化的发展节奏。

问题五：标准化程度不足，对人力依赖度太高。

医院在建设时各个系统是分开的，所以数据的统计很大程度上由技术人员自己操作。

（资料来源：不只关注能效　细数医院后勤管理 5 大痛点 . http：//www. cn – healthcare. com/article/20151210/content – 480346. html，2015 – 12 – 10. ）

案例讨论

针对以上五个痛点，提出医院后勤管理的完善策略。

医院后勤管理是医院物资、总务、设备、财务、基本建设工作的总称，包括衣、食、住、行、水、电、煤、气、冷、热等诸多方面。医院后勤管理工作主要分为财经管理与总务管理两部分。财经管理包括经济管理和财务管理。总务管理包括物资管理、基建房产管理、设备管理和生活服务管理等。总务管理是对医院从事医疗、护理工作的职工提供生活服务保障，其工作直接或间接地影响着医、教、研工作的质量。如何科学管理医院后勤部门，使之优质、高效、安全、经济地为其他各项工作提供后勤服务保障，是现代医院管理研究的一个重要课题。

第一节　概述

一、医院后勤管理的概念

医院后勤管理是医院总系统的一个支持保障分系统，是医院管理学的一门分支学科，是在自然科学与社会科学相互交叉、相互渗透、相互联系的基础上形成的一门新兴管理科学。医院后勤管理应用现代管理学的理论和方法，按照医院工作的客观规律，对医院物资、总务、设备、财务等后勤工作进行科学的管理。医院后勤保障工作是医院医疗、预防、教学、科研等各项活动取得成功的先决条件。医院现代化的程度越高，对后勤保障工作的依赖性就越强。为了适应现代化医院管理的要求，必须从"服务"理念出发，运用现代管理学的理念和方法，按照医院工作的客观规律进行科学管理，使医院的财力、物力资源得到合理使用，充分发挥出最佳的社会、经济效益，提高医疗服务的工作效率。

二、医院后勤工作的基本特点

（一）系统性

医院是一个系统性极强的整体，后勤工作是医院总系统中有机的组成部分，它必须始终以实现医院总目标作为自己的基本任务，并根据医院各个时期的阶段目标，提供物资条件保证，避免在管理工作中互相扯皮，为了局部利益而损害整体利益的现象。

（二）连续性

连续性又称不可间断性。医院后勤工作的连续性由医院诊疗工作的连续性所决定。由于医疗工作的时间性、应急性和不确定性，后勤服务必须保持连续不间断，否则就有可能危及患者的健康乃至生命。对医院的一些特殊部门，如抢救室、急诊科、手术室、监护室等尤其如此。为此，医院后勤工作必须从软硬件设施配置、人员配备、规章制度等方面加强管理，确保后勤各项工作连续不断。

（三）专业性

现代化医院要求后勤工作必须具有很强的专业性，不仅要有现代化的技术水平，还要有现代化的管理水平。要掌握医院后勤各种现代化设备的专业知识，并学会应用先进的管理手段和方法进行管理。

（四）社会性

长期以来，医院后勤工作采取的是"小而全"的模式，每个大医院基本上都有自己的一套后勤系统，形成了所谓"医院办社会"模式，后勤资源没有得到充分的利用和发挥，工作效率不高，后勤人员的积极性没有得到发挥。随着社会主义市场经济的发展，医疗市场之间的竞争越来越激烈，医院为了降低成本、提高效率，把后勤工作推上社会化乃是必由之路。"社会办医院"将充分发挥后勤资源的效益，提高后勤工作的效率。同时，随着医院后勤工作的技术性和专业性的不断加强和医院自身后勤工作人员素质和能力的限制，这项工作也应该由社会专业人员来管理，以确保医院后勤工作的安全、连续，保障现代化医院的运行。

（五）经济性

高效率的后勤工作有助于医院诊疗工作质量的提高，能直接或间接地为医院创造效益。而低效的后勤工作则会降低医院诊疗工作质量，增加医疗服务成本，从而降低效益。因此，在后勤管理工作中必须注意合理配置后勤资源，提高后勤设施的使用率，避免资源闲置或浪费；做好维修保养工作，延长后勤设施的使用年限和使用质量；重视节能工作，降低运行成本。

（六）安全性

医院后勤工作的安全性有两重含义：其一是自身安全，如用电安全、煤气安全、锅炉安全、消防安全等；其二是后勤工作的安全，这对于保障医疗安全也是非常重要的。因此，对于可能发生危险的后勤工作部门应严格管理，制订各项规章制度并组织落实。

三、医院后勤管理的任务和要求

（一）医院后勤管理的任务

医院后勤工作的中心任务是围绕医疗中心工作，对医院医、教、研工作等提供及时、安全、有效、全面的保障服务；改善医院职工和患者的工作和生活环境；强调科学管理，在保证医院工作的前提下，节约后勤资源，降低成本。

（二）医院后勤工作的基本要求

1. 提供完善的保障服务 医院后勤工作必须依据医院的工作计划和发展目标，尽一切可能保障医院工作计划的完成和发展目标的实现；坚持"三优先"原则。优先服务临床一线所需；优先供应急重患者抢救；优先解决医院发展中的保障问题。具体地讲，后勤工作必须充分发挥支持系统的功能，切实做好卫生材料、办公和生活用品、被服装具等物资的供应；做好供水、供电、供煤、供气和通风、保暖工作；搞好患者和职工膳食；净化、美化、绿化环境；维护医院安全；办好医院福利。

2. 主动及时服务 医院后勤工作应清楚认识到自身在医院工作中作为支持保障系统的地位，主动及时为诊疗和护理等工作提供服务保障，为临床一线排忧解难。应主动深入临床一线，及时发现问题，及时解决，防患于未然，不断改进工作方式方法。

3. 讲求成本－效益 医院后勤工作属于不断消耗资源而并不产生直接效益的部门。为此后勤部门要从医院整体角度着眼，尽一切努力开源节流，减少浪费，提高后勤资源的利用率，降低医院的服务成本。

4. 建立科学的管理制度 医院后勤工作内容纷繁复杂，既具有应急性和偶然性，也应坚持常规性和制度化。要制订各项规章制度，遵守岗位责任制；坚持预防为主的观念，尽量减少后勤设施差错的发生；逐步加强医院后勤工作制度化、规范化、科学化的管理。

四、医院后勤的管理体制

医院后勤的管理体制，根据医院所处环境、规模以及领导力量的不同，体现出不同的组织形式。我国现行的医院后勤管理体制主要有以下几种。

1. 后勤处统一管理 这种管理体制属于垂直的直线管理体制，通常是在医院设后勤处，由院长直接领导，后勤处下设总务科、财务科等，总务科下设采购、洗衣房、锅炉房、技工组、电工组、车辆管理组、伙食管理组等部门，各部门分别负责相关领域的后勤保障工作。财务科负责后期财务管理。这种管理体制高度集中，具有指挥统一、信息传递快等特点，但对管理者要求较高。

2. 后勤专业化 这种体制是将后勤组织按专业分开，实行专业化管理，一般分为总务、物资供应、设备器材、基建、生活管理等。专业化体制便于加强后勤部门的经济责任制，有利于提高后勤服务的专业技术水平。但要避免分工过细增加人员编制。

3. 后勤服务社会化 凡能脱离医院单独经营的后勤服务项目均可实行企业化经营，或由独立的医院服务公司承包，与医院签订服务合同，实行专业化供给服务，如被服洗涤、环境绿化、设备维修等。

对后勤服务社会化体制，必须加强管理。除加强对不宜实行社会化承包的服务项目管理外，还必须加强对服务合同的监督管理。

医院后勤部门，不论实行何种管理体制，均需由院长或副院长直接领导，要教育职工勤俭办院，艰苦奋斗，做好后勤服务工作。

五、后勤人员的编制

合理确定医院后勤人员编制的目的，是为了保证临床医、教、研、防等各项任务的完成，满足患者对医疗服务和生活服务的要求，保证医院工作的顺利开展。后勤人员编制的基本要求是：编制要正确合理，配备要比例适当，组织管理要科学严密。确定医院后勤人员编制，应遵循以下原则。

1. 功能需要原则　满足医院医、教、研、防等功能的需要。

2. 能级对应原则　工作人员的能力、资历、思想品质应与其担负的职级相称。

3. 合理比例原则　后勤部门与医院其他部门之间，后勤部门内部各职类、工种、职级之间，相互制约和依赖，客观上要求有合理的比例关系。

4. 经济效能原则　用最适当的人力、严密的管理、标准化的程序、有效的人力选择和应用，取得最佳的经济效能。

5. 动态发展原则　按动态发展不断调整后勤人员编制。

后勤人员的编制，根据 1978 年卫生部发布的《综合医院组织编制原则试行草案》规定，按表 16 – 1 编制。

表 16 – 1　综合医院编制表

适用范围 （床）	计算基数 （床）	床位与工作 人员之比	工作人员 总数（人）	卫生技术 人员数（人）	行政工勤 人员数（人）
80 ~ 150	100	1：1.30 ~ 1：1.40	130 ~ 140	91 ~ 93	39 ~ 42
150 ~ 250	200	1：1.30 ~ 1：1.40	260 ~ 280	182 ~ 196	78 ~ 84
251 ~ 350	300	1：1.30 ~ 1：1.50	420 ~ 450	298 ~ 320	122 ~ 130
351 ~ 450	400	1：1.40 ~ 1：1.50	560 ~ 600	403 ~ 432	157 ~ 168
451 以上	500	1：1.60 ~ 1：1.70	800 ~ 850	567 ~ 612	224 ~ 238

行政管理和后勤人员占总编制的 28% ~ 30%，其中后勤人员占总编制的 20% 左右。患者厨工按每人承担 25 ~ 30 床计算；配餐员按每人承担 40 ~ 50 床计算；病房卫生员按每人承担 20 ~ 30 床计算；洗衣工按每人承担 25 ~ 40 床计算；其他工勤人员以及医院附属机构（如托儿所、幼儿园、理发室等），可根据实际需要或按有关部门的规定标准，另行编制。

第二节　医院后勤物资管理

医院后勤物资管理是指对医院所需要的物资进行采购、供应、保管、分配、维修而进行的各项组织工作，包括组织领导、人员培训、采购运输、验收入库、保管发放、统计核算、合理作用、综合利用等。

一、医院后勤物资的采购、保管和供应

（一）医院后勤物资供应计划的编制

物资供应计划是指物资申请计划和物资采购计划两类。凡国家计划分配的物资和社

会集团购买力控制的物资，都要编制申请计划，经上级有关部门批准，方可购买。编制物资供应计划时应注意以下几点。

1. 深入医院各科室调查研究，及时掌握他们所需物资的品种、规格、数量，所需的时间、用途，还要参考以往医院物资供应和物资消耗的情况，并借鉴其他医院的经验，编制科学的物资供应计划。

2. 了解市场货源供应情况，正确选择物资品种。要立足于国内，就近购置。选择物资品种时，要保证满足医疗、预防、教学、科研及维修要求的技术条件，采用货源充足、低价格、标准化的物资。购置高、精、尖的仪器设备，要反复论证、货比三家，再制定供应计划。

3. 提出计划后，要经财务部门审核，不能超出财务预算。

4. 做好所需物资目录的编制和修订。对所需物资目录应列明物资的种类、编号、名称规格、型号，技术标准、计量单位、计划价格，可代用的物资名称和型号等。

（二）医院后勤物资的采购

物资的采购是执行落实物资供应计划的实际步骤，采购必须注意以下几点。

1. 严格执行供应计划　供应计划制订后，采购人员要认真执行。如因货源等问题需变动供应计划时，要请医院物资管理部门和财务部门审核批准，避免盲目采购。

2. 各方协作，按计划采购　为保证医疗、预防、教学、科研任务的顺利完成，采购人员要与使用部门和保管人员协作好。使用部门要把所需的物资及早向保管人员提出申请；保管人员要经常查库，了解库存，及时提出采购计划；采购人员要根据市场情况，对货源进行调查，及时按计划采购。对货源不足和规格、型号奇缺的物品，可适当增加存量。

3. 采购时严把质量关　在采购中要了解产品的性能、质量和用途，同时要对各厂家的产品规格、型号、性能、价格进行比较之后，才能安排采购。

（三）医院后勤物资的仓库管理

物资仓库管理是整个医院物资管理的重要环节，主要包括物资入库的检查验收，库存物资的保管、维护保养，出库发放，记账核算统计，盘点，定时清仓查库等。仓库管理的基本要求有以下几点。

1. 物资入库做好验收。仓库管理人员要详细核对到货物资的名称、规格、数量、质量，有不符合要求时，应做好记录，并请送货人签章证明，以便及时汇报并与供货单位联系赔偿、退货、换货事宜。

2. 妥善保管库存物资，做到专人专库，货位固定，账、卡、物相符，定期盘点。

3. 要建立严格的仓库管理规章制度，做到账目清楚，账物相符，资料齐全，及时为有关部门提供信息，为医院制定科学的物资定额管理提供可靠的依据。

4. 搞好库内物资的保养维护，要经常检查库内物资，随时掌握库内物资质与量的变化，发现有变质、损坏、受潮等方面的问题应及时采取有效措施，对已接近失效的物资，在物资卡上应有特殊标记，并通知有关科室尽量快用，对积压物资应写出报告，以便及时处理，注意保持库内外环境清洁。

5. 要有健全的出库手续，请领部门要有请领计划或按消耗定额定期发放。

（四）医院后勤物资的发放管理

物资发放需注意以下几点。

1. 坚持为医疗、教学、科研、预防一线服务，实行下送制度　对于卫生材料、办公用品等有消耗定额的物资或者科室临时急用物资，要根据实际需要，实行预约送货和随要随送。

2. 厉行节约，防止浪费　对于一些常用的或更换较频繁的物资，如医患被服等，实行限额发放，建立科室小仓库，由专人管理，定期换补。对于零星物资，分包拆零，用多少发多少。有的物资可以以旧代新，先旧后新，先期发放有保管期使用的物资，以免过期失效。

3. 建立严格的物品领发手续　职能科室要建立领物单，仓库物资一律不得外借，因公借用，要有审批手续。

4. 做好物资的回收工作　对工作任务完成后的剩余物资、因改变工作计划不需要已领的物资、错发的物资、尚有利用价值的废旧物资都可办理退货。对退货的物资，要认真进行验收，办理入库手续。

二、医院家具和被服装具的管理

（一）医院家具管理

医院家具可分为通用家具和科研专用家具两大类。医院的家具属固定资产类，应由专人负责，并建立固定资产账。会计有总账，物资管理人员和各使用科室分别建卡片账，全部家具要分类编号。木制的订号码，铁制的打钢印，卡片上记录编号、购置时间、维修记录、保管人、科室负责人签字等项，家具管理人员和单位保管人员要定期清查，如有账物不符情况需追究原因。

各科室、各部门需用家具时，要提出申请，经主管院长批准后，由后勤部门承办，使用家具要有专人管理，如有破损要及时提出维修，并查明破损原因，按有关制度进行处理。医院设有固定的家具维修人员，维修人员要定期到使用单位检查，有破损时应及时维修，对非正常损坏提出指导意见，破损严重的家具要填维修记录并签名，需报废的要经主管院长批准，方可报废。

（二）被服装具管理

医院的被服装具大体可分四类：一是患者使用的被服装具；二是工作人员使用的被服装具；三是治疗使用的被服装具；四是办公使用的被服装具。医院对各类被服装具一般采取定额管理、实耗实销的方法。管理的基本原则是满足医疗工作的需要和患者生活的需要，符合卫生学要求，厉行节约。医院被服装具换洗要注意以下几点。

1. 医院员工服装既是职业标志，也是防护服装，因此既要求端庄、整洁，又要注意隔离消毒，防止交叉感染。医院工作人员的服装力求做到冬季每周至少换洗1次，夏季每周至少换洗两次；特殊情况如污染后随时换洗。

2. 患者用的被服装具要每周更换1~2次。有污染时随时更新、消毒，外科手术后患者要更换清洁衣服，以防感染。

3. 分类洗涤，主要是指患者与工作人员的衣服要分开洗涤。各不同科室的被服要分类收集、洗涤。传染科的被服、一些严重污染的被服等应分开收集、运送、消毒处理后，再单独洗涤。

4. 被服洗涤晾晒干后，要进行平整熨烫，然后再按科室分类严格分开叠放。

三、医院洗衣房的管理

医院洗衣房承担着全院被服装具的洗涤、平整、修补、缝纫、取送、清毒、保管等任务，其作业程序大致可分为收集、分类、洗涤、脱水、烘干、压烫、折叠、储存、分送等八个步骤。管理中注意以下几点。

1. 用量控制　①对全院衣物的使用有总的估计和预测，以确定洗衣房的作业量。②控制用量时，为了确定遗失或破损的责任，需以颜色代表各使用单位，以便于分类。③洗衣房为了明确每日用量控制情况，应加强统计工作。如每月处理成本总额，每一住院患者每天平均耗用成本，现有设备使用百分率等，以作为管理的重要参考资料。

2. 质量管理　被服装具由收集到分送的全过程，要严格按照感染控制原则进行。工作人员服装被服等，要与患者的分开洗涤，医院患者的污衣和净衣等也要分开收集、运输、清洗和消毒。洗衣房主管人员要经常深入病房、手术室、门诊等使用单位，了解被服装具的使用情况，征求对衣物洗涤供应的意见，以改进洗衣作业。

3. 制度管理　洗衣房要建立健全各项规章制度，如物品添补和采购制度；被服装具的取送、洗涤、消毒、保管制度；设备的维修保养制度；处理成本分析与控制等。

第三节　医院的建筑与环境管理

一、医院建筑的管理

医院建筑是指适合于医院医疗活动有关的房屋设备。广义的医院建筑泛指医院内所有的建筑，包括医疗、教学、科研、行政后勤的建筑和宿舍等。狭义的医院建筑是指含有医院特征的医疗、教学、科研和医疗辅助部门的建筑。合理的医院建筑不仅能最大限度地发挥医院功能，提高工作效率，还有助于提高医疗质量，保证医疗安全。因此，应根据医院特点、功能和卫生学要求，研究医院建筑，使医院建筑尽可能地达到布局合理、设计合理、使用合理，从而发挥建筑的最大效能，满足医院工作的需要，提高医疗服务质量。

医院在进行总体布局时，要考虑以下问题。

（一）医院基地选择

医院所处的位置和环境，对方便患者就诊、住院和提高医疗效果甚为重要。因此，应引起领导和设计工作者的足够重视。在选择医院基地时，一般应注意以下几点。

1. 基地的选择必须紧密结合城市规划进行。应根据当地的人口密度、服务途径及原有的医疗系统分布情况统筹考虑，关键的是方便患者就医。一般不宜设在边缘地带。

2. 能有整洁、安静的环境，避免环境污染，最好能与自然景色相结合。上海的金山医院面临海滨，环境幽美，空气新鲜，加之人工绿化，给人以宁静、舒适的感觉。

3. 基地要有足够和较完整的面积，以便统筹安排建筑物、道路和绿化，并要考虑医院发展的余地。

4. 交通比较方便，基地最好能有一面临近次要干道。

5. 基地的地形、地质水文条件要适应于工程建设。

6. 尽可能争取利用原有的市政工程设施。

（二）建筑功能分区

在进行总体布置时一定要保证功能分区明确，要使医疗用房、服务用房和生活用房分开，以免造成交叉感染和管理上的不便。对于医疗用房部分亦应使门诊、辅助医疗、病房三个部分之间既有明确的功能分区，又便于相互间的联系。

（三）建筑形式

医院建筑的总平面布置一般有以下几种形式。

1. 分立式　将医疗和服务用房全部分栋修建。这样布置环境安静，便于绿化，适合分期修建，但是由于建筑物过于分散，联系非常不便，同时占地过大，公用工程的投资比较高，现代化医院很少采用这种形式。

2. 集中式　是将门诊部、辅助医疗用房和病房集中建成一栋（超过10个病床的传病房除外）。这种形式可以大大节约用地和投资，方便医疗，便于发挥现代化医疗设备的作用。但这种形式各部门之间干扰很厉害。

3. 混合式　分栋建设又相互连接，这种形式兼有前两种形式的某些优点，又可以部分避免前两种形式的缺点，因此近年来应用的比较多。

（四）合理的安排出入口及组织交通路线

一般综合医院的出入口可分为住院、门诊、工作人员、家属探望、物品供应、尸体出入口等。从使用的角度看，各种交通路线的出入口应当分得越清楚越好。但是从管理的角度来看，出入口不宜设得过多。在省地市医院中可考虑设以下几个出入口。

1. 门诊、急诊、住院、家属探望、工作人员上下班用的主要出入口。

2. 防传染患者出入口。

3. 供应出入口。

4. 尸体出入口。

（五）建筑物方位与建筑间距

1. 建筑物的方位　在医院的总平面布置中必须保证病房有好的朝向，为此最好采用北入口，这样便于在病房同侧留出安静的绿化地带。

2. 建筑物的间距　在确定建筑物的间距时，通常应考虑以下几点。

（1）应符合卫生采光要求。在具体设计中考虑节约用地，建筑的间距不宜过大。在太阳光射入方向有建筑物时，其间距应达到该建筑物檐口高度减去 1 米的 2.5 倍左右方能保证冬季时间阳光不受遮挡而射入室内。

（2）考虑隔离防护要求。①传染病房和非传染病房的建筑物之间要保持 10m 左右的距离。②病房与办公服务用房的建筑物之间要保持 30m 左右的距离。

（3）满足安全防火的要求。

（4）在满足上述要求的前提下，尽可能节约用地。

此外，总平面布置还要把环境绿化作为总体设计的重要组成部分加以考虑。

二、医院环境的管理

医院环境管理是现代医院管理的重要内容。搞好医院环境管理，不仅能够为患者营造一个安静、舒适的治疗休息环境，促进患者身心健康，而且可以减少院内交叉感染，消除医院"三废"对周围环境的污染。

（一）污水处理

1. 污水处理的分类　医院污水处理，就工艺流程来说可分一级处理和二级处理。

一级处理，又称污水物理处理，是通过简单的沉淀、过滤或适当的曝气，以去除污水中的悬浮物，调整 pH 值及减轻污水的腐化程度的工艺过程。处理可由筛选、重力沉淀和浮选等方法串联组成，以除去污水中大部分粒径在 $100\mu m$ 以上的颗粒物质。筛滤可除去较大物质；重力沉淀可除去无机颗粒和相对密度 >1 的有凝聚性的有机颗粒；浮选可除去相对密度 <1 的颗粒物、油类等。

二级处理，又称生化处理，是指经一级处理后污水中剩余的可以生物分解的有机物处理过程。它是利用好气性微生物群自身的新陈代谢过程，使污水中的有机物质分解、氧化为无机物质，从而使污水得到治理。

（二）医院噪声管理

所谓噪声，是指与环境不协调的声音，使人们感到吵闹或不需要的声音。一般来讲，35~40 分贝是患者较理想的声级范围。超出 50 分贝，即可引起患者烦躁及其他心理生理变化。

医院噪声主要来自院外和院内两个方面，包括工业噪声、交通噪声、高音喇叭声、厨房和锅炉房的鼓风声、医疗器械起动的马达声、厕所和洗漱间的冲刷声、各种搬运车辆的车轴转动声，以及在诊疗过程中产生的噪声，如说话、走路、物品撞击、患者的呻吟声等。

针对这些医院噪声可采取如下管理措施。

1. 院址的选择要远离车站、码头、机场、工厂等噪声源。医院病房区及休养区禁止重型卡车、拖拉机驶入，医院与外界要有一定的防护带、绿化带或围墙。

2. 医院中易产生噪声的部门，如汽车场、洗衣房、铁木工室等要远离病区。进入病区的车辆要滑润无声，走廊、厕所的门要用弹簧合页，病室的门及桌椅腿要加胶垫、脸盆、便器等最好用塑料的。

3. 控制噪声的传播和反射。有条件的医院可采用各种吸声、消声、隔声、隔振等设备和装置。

4. 制定各种防止噪声的制度和措施。如医务人员要自觉做到"说话轻、走路轻、放物轻、操作轻"，上班时不穿硬底鞋，防止各种医源性噪声。要做好护理和生活服务，减少陪住率，加强对探视人员的管理，危重患者抢救要在单独病室内进行等。

（三）医院的绿化与美化

医院环境的绿化与美化，不仅能为患者创造幽美、清新、舒适的环境，有助于患者早日康复，而且能够减少和防止空气污染，预防院内感染的发生。医院的绿化美化需遵循以下原则。

1. 要有足够的绿化面积。医院的绿化用地应占医院用地总面积的 60%～65%，院内一切空地要尽量栽树、种花、铺盖草坪。

2. 绿化要布局合理。绿化的同时要美化，如树木可成片、成行或列成不同的几何图形，有目的地间种，高低搭配适当，草坪假山、花园藕塘、喷泉绿篱、山水亭台相映成趣。

3. 要有一支绿化美化专业队伍。由他们按照绿化美化规划去组织实施，加强日常管理。医院要建有一定面积的花房和培植用地，以便供应医院绿化美化所需的幼树、花卉。

4. 建立绿化管理规章制度。从严管理，防止树木和花草的损坏和丢失，要加强宣传教育，提倡人人爱护一草一木的好风尚。

第四节　医院能源保障管理

医院能源包括水、电、气、煤等。科学、高效地提供和利用能源，既是医院服务质量的保障，也是提升医院后勤保障质量的重要内容。

一、供用电管理

安全可靠的供电是医院正常工作的必备条件，加强医院供用电管理，是医院后勤管理中至关重要的一环。医院后勤管理者必须具备供用电管理的专业技术知识，必须熟悉供用电法规和运行操作规程，必须掌握医院各种用电设备的性能和供电要求。做到安全、经济、合理用电，让电力更好地为医疗、教学、科研、后勤服务。

（一）医院供用电管理的基本要求

在医院供用电管理中要把安全用电贯穿始终。基本要求如下。

1. 必须保证连续供电。根据医疗、教学、科研、后勤工作需要，医院必须保证每天24小时连续供电。医院为一级负荷供电单位，用电量大，应有两路进线并有备用电源，以确保供电安全可靠。

2. 确保诊疗设备用电要求。必须确保重要诊疗设备（如X光机、CT、B超、脑电图机等）对电源电压的要求，确保摄片、影像和曲线显示的清晰度。医院突然停电和电源电压波动太大，会影响各种仪器设备的性能，因此，对一些用电量大和用电质量要求高的大型设备，最好设置专用线路和专用变压器，务求电源、电压稳定。

3. 准确估计医院总负荷，合理确定变压器总容量。应根据医院的规模和设备的拥有状况，计算出用电的负荷量，配置相应的变压器。

4. 把安全用电放在首位。对全院职工要经常进行安全用电的宣传教育，建立安全用电制度，经常检查各部门用电安全。从患者安全考虑，对一些常用直接接触患者的诊断治疗设备，应安装漏电自动保护装置。

5. 照明用电、医疗仪器用电、动力用电（电热）应分开。

6. 建立安全用电和节电管理制度。

（二）用电设备配备与照明度标准

1. 医院变压器配备依据 医院变压器是医院最重要的供电设备，其配备参考标准见表16-3。

表16-3 医院变压器配备参考标准

床位数（张）	变压器电功率（KVA）	台数（台）
300	320	1
500	560	1
600	620	1
700	760	1
1000	860	2

2. 照明用电照明度参考标准 医院要保证照明用电，根据不同部门，提供相应的照明标准（表16-4）。

表 16 - 4 医院人工照明参考标准

部门	一般照明（lx）	工作面综合照明（lx）
手术室	100	2000 ~ 3000
各科诊室、治疗室	100	500
实验室	100	500
病房	25	–
眼科病房	10	–
医护办公室	75	200
盥洗室	20	–
走廊、楼梯	15 ~ 20	–
食堂、休息室	75 ~ 100	–
药房、化验室	50 ~ 75	300
图书馆	50	100
仓库	20	

二、供热管理

医院供热主要是指通过锅炉产生热量，经供热管道输送到使用部门，主要用于食堂、洗衣间、开水间、供应室、消毒、烘干、冬季采暖、蒸馏水等。

（一）供热设备管理

医院锅炉吨位的配备可根据医疗、生活等每小时最大用热量来进行计算，一般以每床 10 ~ 15kg/h 为标准，即 100 张床可配 1.5 ~ 2 吨，北方寒冷地区可适当提高吨位数（表 16 - 5）。锅炉的配套设备包括鼓风机、引风机、电动给水泵、蒸汽给水泵、自动炉排电动机等，还要配备水质处理的离子交换器、消烟除尘落灰器、消音装置、余热水利用装置、分汽缸、输汽管道、散热装置和散热排管等设备。医院必须有自己的锅炉间，并有经过专业培训、取得正式司炉工上岗证的专门技术人员，实行 24 小时值班制度，保证热量供应。

表 16 - 5 医院锅炉配备参考标准

床位数（张）	汽吨位（t）	配备数（台）
100	1	2（其中备用 0.5T 1 台）
200 ~ 300	2	2（备用 1 台）
300 ~ 500	4	1
	2	1（备用）
600 ~ 700	4	2
	2	1（备用）
800 ~ 1000	4	3（备用 1 台）

（二）采暖要求

患者对气温变化的适应能力差，在接受诊治过程中常需要脱衣裸身，因此需要通过供热，保持一定的室温，以预防各种并发症的发生。各科室对室温的要求见表16-6。

表16-6　医院主要科室冬季室温参考标准

科室名称	室内温度（℃）	相互间温度
患者病房、一般病房	18～20	
儿科、妇产病房	20～22	各种病房
手术房、产房、婴儿室	22～25	保持相对温度
新生儿病房	24～26	在55%～65% 之间
办公室、急诊室	16～18	

三、制冷与空调管理

合适的室温、温度和气流速度，对于增进治疗效果和恢复患者健康关系很大，对于有恒温、恒湿要求的精密仪器的正常运行，也是一个重要因素。

（一）供冷设备管理

医院的供冷可以分为集中式供冷和分散式供冷两种形式。

1. 集中式供冷　配有压缩冷凝机组、蒸发器、冷却塔、输送管道、风机盘管、散热器、鼓风机等系统设备。配备冷气机的制热功率大小，按使用面积计算。集中式供冷一般按每平方米100Kcal/h计算出需配何种热功率的冷气机。集中式供冷适用于使用频繁而且时间又长的部门，如手术室、婴儿室、产房、监护病房等。

集中式供冷一般选用冷水机组，医院可根据需要配备2～3台或多台。制冷剂一般选用氟利昂制冷，它无毒、无臭、不着火，与空气混合不发生爆炸，安全度高，适宜于医院应用。

2. 分散式供冷　一般选用窗式空调或立柜式空调，空调机热功率大小的选择，一般按每平方米150Kcal计算。分散式供冷适用于部门分散、使用时间短或次数少的部门，可以按需开启或关闭，有利于节约能源。

（二）制冷与空调设备管理要求

1. 要有专人负责。医院应配备具有专业知识的技工负责操作、维修和管理，确保安全运行。

2. 要制定操作规程，如机器的启动、停止等均须严格按照操作规程。

3. 要重视日常检查和维护保养，在机械运转过程中注意各种表压、水气、润滑、温度以及各种声响，电动机的电压、电流是否正常，冷却水的进入、排出温度、压力，以及鼓风机轴承是否有灰尘、油腻等，要加强日常检查，做好维护保养工作。

第五节　医院生活服务管理

为患者和职工提供优良的生活服务，是医院后勤工作的重要任务，是对医疗、预防、教学、科研工作的重要支持和保证。医院食堂、医院收发室是主要的生活和服务部门。

一、食堂管理

（一）医院食堂管理的主要任务

医院食堂管理的主要任务是：努力提高食堂工作的效益，保证职工的身体健康，为职工提供生活上的各种方便，解除职工的后顾之忧，组织合理的营养膳食，密切配合临床治疗，促使患者早日恢复健康。

（二）医院食堂的组织形式

目前各医院尚无统一模式。一般来说，大致有两种组织形式：一种是患者食堂、职工食堂统属总务科领导；另一种是有些大型医院，职工食堂及患者食堂分设两个科级组织，职工食堂归总务科，患者食堂属营养科。

（三）医院食堂管理的要求

医院食堂可分为医院职工食堂和营养食堂两类，其中职工食堂的管理主要应注意以下几点。

1. 加强财会管理　要建立健全财会制度。通过会计核算和监督来反映采购、制作、销售等情况。监督膳食管理制度的执行，维护财经纪律管理，保护食堂的财产。

2. 实行民主管理　要按月公布账目，接受群众监督和有关部门检查。要本着全心全意为职工服务的宗旨，调剂好职工生活，以解除职工在生活上的后顾之忧。应保证因手术、抢救患者等任务而晚下班或下不了班的职工能及时吃上热饭菜。

3. 加强成本核算管理　账目要准确清楚，做到日记、日核、月结；从仓库领取原料应有计划有手续，按定量标准做好饭菜出售；做好出入库、领取及售出的原始记录，月终核查，分类存档备查；所有饭菜都要保质、保量、保卫生。

4. 加强采购制度管理　采购各种食品，要严把质量关，不买腐烂变质的食品，所购物品必须有合法的手续和发货单据，交保管员过磅、验证，签字报销；注意安全，防盗、防毒、防丢失。

5. 加强仓库管理　仓库重地闲人免进；各类物品存放整齐，粮食要离地、离墙，食品要生熟分开；出入库物品要履行记账手续，遇有变质食品或单据与实物不符等情况要及时报告。要做好防尘、防鼠、防霉、防毒、防盗等工作。

6. 严格食品卫生管理 要严格执行食品卫生"五四制"。

（1）由原料到成品实行"四不制"，即采购员不买腐烂变质的原料、保管员不收腐烂变质的原料、厨师不用腐烂变质的原料、炊事员不出售腐烂变质的食品。

（2）食品存放实行"四隔离"，即生熟隔离，成品与半成品隔离，食物与杂物、药物隔离，食品与天然冰隔离。

（3）餐具实行"四过关"，即一洗、二刷、三冲、四消毒。

（4）环境卫生采取"四定"：定人、定物、定时间、定质量。划片分工，包干负责。

（5）个人卫生做到"四勤"：勤洗手剪指甲、勤洗澡理发、勤洗衣服晒被褥、勤换工作服。

（四）医院营养食堂的管理

1. 积极配合营养治疗。所谓营养治疗，就是根据诊治疾病的需要，合理调配食物中所含营养素以及采用科学的烹调方法，使其在诊疗过程中起到辅助作用。营养治疗要与一般护理、药物以及外科手术治疗相配合；要使患者了解治疗的目的，遵守饮食制度，积极配合营养治疗；治疗饮食的配制，应经常变换花样和烹调方法。

2. 加强配餐制度的管理。膳食种类要齐全，如普通饭、半流质、流质、产科饭及各种治疗膳食和试验膳食。制定各种膳食的食谱，并应考虑到营养价值、治疗原则、花样调剂、成本价格、季节性及患者的饮食习惯等。开饭前，要对治疗膳食进行检查，对少油、无盐、少渣胃病饭，糖尿病饭等须用特备的食具，标签上注明病房及床号，以免发错。

3. 加强营养宣传和业务培训。要对患者进行营养宣传，提高他们的营养知识水平。

4. 成本核算、采购管理、仓库管理、消毒及食品卫生管理等，均参照医院职工食堂的管理办法。

二、收发室管理

医院收发室是医院不可缺少的组成部分，是全院通讯联络、收集医学科研情报和信息反馈的枢纽。其主要任务是负责对报纸、杂志、图书的征订、登记和分发，对信函、汇单、电报等及时收发。医院收发室管理要注意以下几点。

1. 加强收发室的设施管理 医院收发室一般设两间房，套房最好，内间设一分发台或长条桌，外间设一分发橱，分发橱设若干小橱格并加锁，橱格的大小可根据报纸、杂志的数量而定，收取单位为科室、班组。小橱格的钥匙分别由收发员和领取单位保存。收发室门可设小黑板一块和邮寄箱、信盒。

2. 加强收发工作程序和分渠道管理 收发人员将每天来院的报纸、图书、杂志、信函等与邮递员进行核对并登记，然后及时根据各科、班组征订数量分发。分发完毕并校对无误后，将其按号放外间分发室橱的橱格中，挂号信、汇单、电报、急密件等另本登记，通知本人到收发室签字领取。

3. 加强收发室的制度管理　收发室要建立严格的工作制度，及时、准确地做好报纸、杂志的征订、收发及信函、电报、汇单的收发工作，做好登记，防止丢失和破损。不准私拆公函和他人信件，也不得将报纸、杂志拿回家中或转借他人。电报、急密件要迅速、准确送交个人手中，不允许捎转，做好保密工作。

【思考题】

1. 医院后勤管理是指什么？
2. 医院后勤工作的基本特点是什么？
3. 医院环境管理主要包括哪些工作？

第十七章　医疗安全管理 ▷▷▷

【教学要求】

1. 掌握　医疗差错的概念、分类、原因及预防。
2. 熟悉　医疗意外；并发症；医疗失误；医疗事故的概念、原因及其预防。
3. 了解　医疗纠纷的概念、原因及其处理。

课程导入

互联网环境下的医疗安全

西安电子科技大学学生魏则西因身患滑膜肉瘤去世。在求医过程中，他通过某搜索引擎找到排名前列的某医院，接受其"生物免疫疗法"治疗，耗资 20 多万元却治疗未果，最终延误了其他治疗时机而不幸去世。

因这一事件，三部门联合调查组进驻该搜索引擎。对此事件及互联网企业依法经营事项进行调查并依法处理，对该公司提出整改要求："立即全面清理整顿医疗类等事关人民群众生命健康安全的商业推广服务。即日起，对医疗、药品、保健品等相关商业推广活动，进行全面清理整顿，对违规信息一经发现立即下线，对未获得主管部门批准资质的医疗机构不得进行商业推广。"

上网查病不是不可以，它完全可行。但不能过于依赖网络。一旦发现自己患病，可以上网了解疾病信息，但更重要的是，要抓紧时机去正规医院治疗，确保医疗安全。

（资料来源：上网查病要冷静对待 . http：//www. sohu. com/a/73526827_ 119737，2016－05－05.）

案例讨论

结合本案例，论述在"互联网＋"背景下如何提高医疗安全。

医院是救死扶伤、治病救人的神圣殿堂，医生就是从事这一工作的白衣战士。作为医院和医务人员，患者第一、服务第一、质量第一、安全第一，是坚定不可动摇的原则。只有这样，才能确保患者的安危，才能让患者放心、家属放心、社会放心、国家放心。疾病是复杂的，患者是复杂的，受医学科学技术发展水平的限制，目前还有不少疾病不能早期诊断，还有许多疾病缺乏根治办法，这些医务人员可以奋发努力去提高。患者到医院治疗，如果由于医务人员的不负责任、疏忽大意而造成差错、事故，会给患者带来不应有的痛苦，甚至丧失生命从而引起纠纷。因此，医务人员应该采取积极的预防措施，力求避免。医院、科室要经常强调医疗安全管理，医务人员要时刻注意患者安全，这关系着千家万户的悲欢离合，关系着医药卫生事业的兴旺发达。

第一节　概述

由于医疗安全关系着患者的健康与患者家庭的幸福，关系到医院和社会的发展，因此医疗安全备受国家、社会以及医院的重视。

一、医疗安全管理的概念

患者在医疗过程中，凡是因医疗系统的低能状态或医疗管理过失等原因而给患者造成允许范围以外的心理、机体结构或功能上的障碍、缺陷或死亡，均属医疗不安全。

医疗安全或不安全是相对的，不同时期、不同的主客观条件有不同的标准，在评价医疗安全与不安全时，不能超越当时所允许的范围和限度，在制订医疗安全标准时，应以时代所允许的范围与限度为依据。如限于当时的医疗技术水平和客观条件，发生难以预料的意外或难以避免的后遗症时，不能认为是医疗不安全。

二、保障医疗安全的意义

保障医疗安全对于推动医疗卫生事业发展、促进人类健康、构建和谐社会以及促进医院效益等均具有十分重要的意义。

1. 医疗安全是医疗活动的本质要求　患者到医院就诊，是希望通过接受医疗服务，消除疾病、恢复健康，这是患者就诊的目的。患者到医院就诊，首要的条件就是医疗安全。医院的功能，就是救死扶伤，防病治病。医务人员的职责，就是利用医疗技术为患者解除病痛，驱除疾病，恢复患者的健康，挽救患者的生命。在医疗活动中，医务人员不仅要提高医疗技术，而且还要不断地提高医疗质量，与相关部门通力合作，避免医疗差错，保证患者的就医安全。医务人员如果出现医疗事故，不仅没有满足患者的基本要求，而且与医学的功能和医务人员的职责要求也是背道而驰的。

2. 医疗安全影响医院的社会信誉　医院的社会信誉是医院的无形资产，在市场经济条件下，医院社会信誉的作用十分重要，它直接影响到医院的建设和发展。医院一旦发生医疗事故，特别是重大医疗事故，传播到社会上以后，就会给医院带来极为恶劣的影响，损害医院的形象，大大削弱医院在医疗市场上的竞争力。有的医院为提高医院的形象，提高医院的知名度，花了很多的人力、物力和资金，做了许多的工作，但是一次医疗事故，在社会上造成了不良影响，会使此前的努力功亏一篑。医院不得不花更多的人力、物力和资金，消除不良影响对医院形象造成的损害，重新塑造医院的形象。

3. 医疗安全关系到社会的安定　医疗安全不仅仅与医院和医务人员有关，而且与全社会密切相关。随着普法工作的深入，人民群众的法律水平不断提高，特别是医疗事故处理及消费者权益保护等法律、法规的普及，激发了患者及其亲属维护自己权利的要求。一旦患者或其亲属认为医院及其医务人员的医疗行为对其权利有所损害，就会提出异议，从而引发医疗纠纷，轻者导致医院不安宁，重者激化矛盾造成治安案件。在医务人员执业环境欠佳的情况下，如果发生了医疗差错或者医疗事故，就有可能成为社会不安定因素。

4. 医疗安全影响医务人员的身心健康 由于医患关系日趋紧张，医疗纠纷导致的医院和医务人员的合法权益得不到保障的事件增多。医疗事故发生以后，医务人员的精神压力极大，思想负担很重，从而影响了正常的工作和学习。有的医疗事故发生以后，患者一方激化矛盾，辱骂甚至殴打伤害医务人员，严重影响了医务人员的身心健康。

5. 医疗安全影响医院的经济效益 医院发生医疗事故，患者及家属往往会提出经济赔偿，从而给医院造成经济损失。在医院发生的医疗纠纷中，患者大多有经济赔偿的要求。中华医院管理学会曾经调查了 326 所医疗纠纷的索赔情况。在 1 年中，患者医疗纠纷要求的赔偿金额约 6000 万元，平均每所医院约 21 万元。按照全国近两万所医院计算，全国一年医疗纠纷的索赔金额高达 42 亿，这个数字占全国县以上医院医疗收入的 9%。在人民法院审理的医疗纠纷案件中，有一起医疗纠纷案件患方索赔的最高金额达到 1100 万元，人民法院判决医院承担的一起医疗纠纷案件的赔偿金额高达 290 万元。可见，医疗安全对医院经济方面有着巨大影响，直接关系到医院的收入和经济效益。

第二节 医疗差错

医疗差错是引起医疗纠纷的重要因素。加强管理是防止医疗差错发生、提高医疗安全的重要手段。

一、医疗差错的概念

所谓医疗差错，是指在诊疗和护理过程中，医务人员确有过失，但未造成患者死亡、残疾、功能障碍的医疗行为。例如，某医生为一位胸腔积液的患者施行胸腔闭式引流术，术前未认真检查器械，结果术中将金属吸引器抽口掉入患者胸腔。后开胸取出抽口，患者恢复良好。

二、医疗差错的分类

医疗差错，根据所造成的后果不同，又分为一般医疗差错和严重医疗差错。

（一）一般医疗差错

一般医疗差错是指在诊疗和护理工作中，医务人员虽然发生了诊疗和护理过失，但尚未给患者身体健康造成损害，无任何不良后果。例如，某护士在晨间治疗时，因急于下班，误将甲床的 80 万单位水剂青霉素误给乙床无此医嘱的患者注射，而将乙床的 8 万单位庆大霉素误给甲床患者注射，造成交叉治疗的错误，用药后护士发现有错，便紧急报告医师，立即进行抢救准备，经观察，恰遇患者乙对青霉素过敏反应阴性，未造成任何不良影响。这种药物交叉注射，往往是由于护理人员工作粗心大意、责任心不强所致。

（二）严重医疗差错

严重医疗差错是指在诊疗和护理工作中，因医务人员过失，给患者的身体健康造成了一定损害，但尚未造成患者死亡、残疾、组织器官损伤以及功能障碍的不良后果，如增加痛苦、延长治疗时间、扩大经济支出、遗留手术瘢痕、出现不适症状、产生轻度并发症或后遗症等。例如，某患者因鼻道堵塞感并头痛而到医院门诊检查。接诊医生为其检查鼻道，将蘸有药液（误为1%麻黄素）的棉片分别塞入双侧鼻孔内。两分钟后患者说疼痛，随即取出棉片进行核对，才发现误将2%硝酸银棉片塞入，导致双侧下鼻甲及鼻中隔黏膜坏死，患者住院治疗18天后才得以痊愈。另外，在诊疗过程中，确因技术水平不高或技术设备不足，发生误诊，延误治疗时间，给治疗造成一定的影响，但未酿成不良后果者；或出现医疗方面的过失，但被及时发现，及时处理，虽未造成后果，也属于严重医疗差错。例如，在妇产科接产工作中，确因患者的病情复杂或伴有严重的并发症，医务人员确因技术水平所限和临床经验不足，对子宫破裂的先兆未发现，因而发生了子宫破裂，经及时抢救，患者恢复良好，虽未造成严重后果，但仍属严重医疗差错。

三、导致医疗差错的原因

1. 缺乏完善有效的监控手段 医疗过程是一个极其复杂、需要多科室、多专业医务人员共同协作完成的过程。任何一个环节出现问题都会影响其结果，导致医疗差错、事故的发生。目前，各医院都采取了适应自身特点的医疗过程实施监控手段，具体体现在规章制度以及诊疗程序的完善与落实中，但仍有某些环节缺乏有效监控。

2. 个别医护人员自身素质差 医护人员的主要任务是为患者服务，个别人员责任心不强，工作马虎，导致医疗差错、事故的发生。

3. 医疗技术水平不高 这是导致医疗差错、事故发生的原因之一，对此需加强安全教育，提高医护人员的技术水平，减少和杜绝医疗差错、事故的发生。

四、医疗差错的预防

（一）加强医疗质量培养

1. 加强基本素质和基本技能训练 严把毕业生接收和新人进入关；利用各种教育、活动等加强医护人员的基本素质培养；加强对在职、在岗医务人员进行医学教育；加强三级检诊、三级查房工作。

2. 完善、落实各项规章制度 不断完善各项规章制度；采用多种方式督促、检查各项规章制度的落实情况，特别要认真贯彻"三查七对"制度；建立健全各级质量管理组织。

（二）运用各种手段，加强质量管理

1. 落实各级人员的岗位责任制。

2. 制定各有关科室的工作质量及考核标准，按标准评价、考核实际工作。

3. 对进修、轮转、实习医生和研究生实行上岗前集中或单独培训，重点考核；上岗后实行带教医师负责制。

4. 实行岗位练兵，对在岗人员定期进行考核。

5. 实行住院医师学分制，即坚持从医疗工作质量、实际工作水平、外语程度、教学能力、科研成果等多方面培养、考核和评价住院医师，住院医师只有修满学分，才能晋升技术职称。

第三节　医疗意外与并发症

医疗意外虽然不是医疗事故，但对医院的影响却十分大，加强医疗意外的管理是建立和谐医患关系、创造良好医疗环境的重要环节。

一、医疗意外的概念

医疗意外是指在诊疗和护理过程中，由于无法抗拒的原因，导致患者出现难以预料和防范的不良后果。医疗意外的发生，并不是医务人员的医疗过失所致，而是患者自身体质变化和特殊病种结合在一起突然发生的。这种意外的发生，不是医务人员本身和现代医学科学技术所能预见和避免的。对此，医务人员不负有责任。

二、医疗意外与医疗事故的区分

在医疗实践中，必须严格区分医疗意外与医疗事故的界限。二者区别的关键在于医务人员主观上有无过失。如果造成患者死亡、残疾或功能障碍，是由于医务人员责任心不强、疏忽大意或过于自信等主观原因所致，则属于医疗事故；如果发生患者死亡、残疾或功能障碍等不良后果，是由于医务人员难以预料或难以防范的原因造成的，则不属于医疗事故，而是医疗意外。此外还必须注意划清医疗意外与医疗事故中疏忽大意的过失的界限。二者的相似点是，医务人员对不良后果的发生没有预见；二者的区别点是，医疗意外是医务人员对不良后果的发生难以预料，而疏忽大意的过失是医务人员对不良后果的发生应当预见而没有预见。

三、医疗意外的原因

在医疗实践中，医疗意外的表现形式和形成的原因多种多样，可以发生在许多诊疗和护理的环节上。

1. 因患者的特异体质，在诊疗和护理工作中，虽然医务人员严格执行技术操作规程，但仍发生了不良后果；或因发生对药物的严重过敏反应，虽经积极抢救仍不能避免死亡等。

2. 某些小儿科疾病，常可出现无法预测的病情变化，突然恶化，最后导致死亡。如肺结核或支气管扩张的患儿易发生咯血后引起吸入性窒息死亡。心脏病患儿易发生心搏骤停、脑及心脏血管栓塞，以及其他不明原因的婴幼儿猝死综合征等。

3. 在某些内科疾病的诊断、治疗措施中，常伴有不同程度的危险性。如心脏插管、心脏的电转复、心脏的电起搏等，可以引起心律失常、心搏骤停、心力衰竭、静脉栓塞、感染等；在临床使用抗心力衰竭及抗心律失常药物时，也可以引起新的心律失常发生。

4. 临床上各种内窥镜的检查，如食管镜、气管镜、纵隔镜的检查，各种体表、体内的穿刺技术等，虽按正确技术操作进行，操作合理，也难免发生不良后果。

5. 还有一些医疗意外是由于患者原因引起的。如有的患者康复心切，在接受经治医师的治疗措施之外，还背着医护人员接受他人的治疗或自作主张私自在药店买药使用，因而导致同类药品使用量过大，发生药物中毒反应及药物配伍禁忌等不良后果；有的患者不遵守医院规章制度、不遵医嘱，如严重肾炎患者不执行忌盐饮食，胃肠道手术后恢复期不节食、暴饮暴食，以致造成不良后果等。

四、并发症

（一）并发症的概念

并发症是指在诊疗和护理过程中，患者发生了现代科学技术能够预见但却不能避免和防范的不良后果，而这种不良后果的发生与医务人员是否存在医疗过失无直接的因果关系。换言之，是指诊疗和护理过程中，由于一种疾病并发另一种疾病，而后一种疾病的发生是医务人员难以预料和防范的，因此不属医疗事故。

（二）并发症举例

1. 外科常见并发症

（1）确系患者手术部位的组织器官有严重的组织粘连、脏器的先天性畸形、解剖学上的变异、组织层次的严重不清等，手术中无法识别正常的组织及器官，造成损伤，引起不良后果者。

（2）凡因胸、腹腔的损伤、手术治疗或感染引起的脏器粘连。

2. 麻醉科常见并发症

（1）硬膜外麻醉按技术操作规章进行，注射药物后出现全脊椎麻醉者。

（2）局麻时因患者精神紧张，发生晕针、虚脱、惊厥、癔病发作、高血压脑病等反应时。

（3）全身麻醉后，导致恶性高热、特发高血压、精神异常等；肌肉松弛剂敏感，导致长时间无呼吸等。

3. 小儿科常见并发症　小儿外科腹部手术因组织薄弱，手术后发生肠瘘，虽经及时处理后，仍造成死亡或致残等。

4. 妇产科常见并发症　助产中，由于产妇配合不佳，或因会阴条件差，如外阴发育不良、炎症、水肿、肿瘤等，或因急于抢救胎儿，或因难产，发生会阴Ⅱ度撕裂伤需常规修补，或发生耻骨联合分离。先天性畸形患者，解剖关系异常，手术中造成脏器损伤后，及时处理，无不良后果者。

第四节　诊疗失误

误诊是一种医疗过失，后果可轻可重，轻者延误治疗，重者导致患者残疾或死亡。值得注意的是，诊断错误并不一定都是误诊，由于疾病往往发病复杂，在典型症状和体征还没出现时，医生常常难以确诊，但并不能说明之前的不明诊断或错误诊断是误诊。

一、诊疗失误的概念

诊疗失误简称误诊。误诊是医生在规定的环境中诊病时，对病情做出错误的判断，而施以无效或错误的治疗，导致病情延误或恶化，造成不良后果者（失去救治时机、致残或死亡）。该定义包括：①诊病的主体是医生，而不是患者。②诊病是在规定的环境下进行的。③必须是已施以错误的治疗者。④必须是造成不良后果者。

需要说明的是，所谓规定的环境，是指时间、地点和条件而言。因为任何一种社会实践活动，都离不开时间、地点和条件。医生诊病也是一种实践活动，自然不能例外。举例来说，20世纪五六十年代与八九十年代的误诊情况显然不能同日而语。病程也属于时间的范畴，疾病发展至某一阶段显然较疾病初起时容易诊断。地点和条件更决定着疾病诊治水平，也是误诊率差别的主要原因，故在分析和讨论某病的误诊情况时，不能抛开所处的环境。

二、诊疗失误范围的界定

从误诊的定义可引申出以下几种属于误诊的情况：①由于对病情判断的错误，导致治疗上的失误，造成不良后果的。②诊断不及时或延误，丧失治疗时机，造成不良后果的。③甲病诊断为乙病。④主要疾病诊断为次要疾病，原发病诊断为继发病，以致延误主病或原发病治疗的。

以下情况不属于误诊：①疾病之初起，只显露某些表象，尚未显露该病的本质或尚未确定诊断时，而做的一些对症治疗。②只针对某病的一个临床表现进行治疗时，如针对红斑狼疮病程中出现的贫血进行治疗。③具有类似或同一症状的疾病，对其中之一进行治疗时，如腹内疝诊断为肠梗阻而行剖腹探查。④两种需在微观结构上甚至需在分子水平上始能做出鉴别诊断的疾病。⑤疑难病或新病之初始。

三、诊疗失误的分类与原因

（一）诊疗失误的分类

诊疗失误可以给患者带来不应有的损害，甚至造成极其严重的后果，因而属于医疗过失。诊疗失误有责任性诊疗失误和技术性诊疗失误两类。

1. 责任性诊疗失误　是指医务人员对工作不负责任，马虎从事，导致诊疗部位错误、治疗操作失误等人为因素造成的治疗失误。责任性诊疗失误通过医生的主观努力是完全可以避免的，给患者造成的损害是根本不应有的，属于性质恶劣的医疗行为。常见的责任性诊疗失误有采集病史草率，不全面进行查体，不重视患者或家属提供的情况；忽视其他医疗单位或其他科的资料，不重视陪送医务人员的意见，不认真分析病因，放弃关键性的检查项目；盲目自信，不听取他人意见，甚至不执行上级医师的指示；对疑难问题不及时请示或会诊，擅自鲁莽行事等。

2. 技术性诊疗失误　是因医生专业技术水平低下造成的。个别医务人员不注意提高自己的业务能力，对于某些疾病，基于医生应该达到的专业水平，依据当时的临床表现和检查结果，如果应该确诊而没有确诊或错诊，则属于误诊。

诊断过失还包括病理诊断的错误，有时也表现为错抄病理报告单。虽是医师的一时疏忽，但常给患者造成难以挽回的损失和后果。病理诊断过失，在肿瘤疾病的诊断上较多。

（二）诊疗失误的原因

发生诊疗失误的原因有主客观两方面：主观方面的因素包括临床经验不足、学术水平不高及工作责任心不强。认定是否误诊，首先要看工作责任心。客观方面的因素包括患者就诊时间较晚、症状表现不典型、为罕见病、医院条件设备不足等。

四、诊疗失误的对策

（一）加强宗旨教育

医疗卫生部门不同于企业，在改革的大潮中，只能适应市场经济的发展，加强医德医风建设，使广大医务人员尽职尽责，树立全心全意为人民服务的思想，自觉塑造白衣天使形象。

（二）健全规章制度

如首诊医师负责制、各种会诊制度、三级医师检诊制度、三级医师查房制度、青年医师 24 小时值班制度、"三查七对"制度等。加强学科带头人培养，教育广大医务人员充分认识严格执行各种制度是提高医疗质量的保证。

（三）搞好卫生资源配置

卫生资源包括人、财、物、信息等。在配置卫生资源时，要充分考虑沿海发达地区和西部边远山区、城市医院和农村乡级医院存在差异；在卫生机构设置上，要充分考虑布局是否合理；在人才培养上，要对农村、边远山区给予适当的政策性倾斜。

（四）加强青年医师的再培养、再教育、再提高

随着疾病谱的变化、人口老龄化的到来、致病因素呈现多元化，青年医师在校学习的一些医学科学知识已经不能适应形势的发展。各级医院必须面对现实，把培养 21 世纪的学科带头人摆在首位，丰富青年医师的现代科学知识，提高其综合素质。

（五）加强管理，提高科学管理水平

管理是一门科学，管理可以出质量、出效益。一个医院误诊率的高低反映了医院管理水平的优劣。医院管理者要加强医院建设，提高科学管理水平，发挥医院的整体功能，全体动员、层层把关，使广大医务工作者树立全心全意为患者服务的思想，把误诊率降到最低。

第五节　医疗纠纷

医疗纠纷不仅对医患权益和社会和谐构成危害，而且也对医院的生态环境和医学的发展带来不利影响，如何妥善解决医疗纠纷，采取有效措施化解医患冲突，降低医患双方损害，缓和医患矛盾，成为社会关注的热点问题。

一、医疗纠纷的概念

医疗纠纷，有广义与狭义之分，狭义的概念通常是指医患双方对医疗后果及其原因认识不一致而发生医患纠葛，并向卫生行政部门或司法机关提出追究责任或赔偿损失的纠纷案件。从广义上讲，凡是患者或家属对诊疗和护理过程不满意，认为医务人员在诊疗和护理过程中有失误，对患者造成不良后果、伤残或死亡，以及诊疗过程中，加重了患者痛苦等情况，要求卫生行政部门或司法机关追究责任或赔偿损失的事件，在未表明事实真相之前，统称为医疗纠纷。

医疗纠纷是个比较广泛的概念，可以包含医院医务人员与患者及家属或单位之间发生的所有矛盾纠葛。从概念上讲，纠纷与医疗事故、差错有关系，但又不等同于医疗事故和差错。单纯的医疗纠纷可有以下几种情况：①在医疗过程中，可能确实存在医疗问题，医疗过程中医务人员有过失，包括服务态度、责任心、技术问题或者已经构成了事故差错。②可能没有医疗问题，既不是差错，也不是事故，而是因患者及家属期望值过高而未达到所导致的纠纷。③出现了某些治疗目的以外的并发症或意外。④有其他医疗之外的问题，如人际关系等。⑤双方存在认识上的误差和分歧。⑥经济因素，患者想借机转嫁医院或者希望通过纠纷而减免医疗费用。⑦其他权益问题，如侵犯肖像权、名誉权等。

二、医疗纠纷的分类

根据医务人员在诊疗和护理过程中有无过失，可把医疗纠纷分为两大类，即有过失

的医疗纠纷和无过失的医疗纠纷。

1. 有过失的医疗纠纷　是指患者的死亡或伤残等不良后果的发生是由于医务人员的诊疗和护理过失所致，但患者及家属与医疗单位对这种不良后果的性质、程度以及处理结果等存在不同的看法而引起的纠纷。

2. 无过失的医疗纠纷　是指虽然在诊疗和护理过程中发生了患者死亡或伤残的不良后果，但这种不良后果的发生并非医务人员的过失所致，而患者或家属却认为医务人员有过失，属于医疗事故，以致发生纠纷。例如，某甲在住院期间，因其患不治之症，而丧失了生活的信心，于某夜凌晨两点乘人不备跳楼身亡。对这一事故，某甲家属认为，医务人员有照料和看护好某甲的义务，某甲跳楼自杀是医务人员没有尽到职责，因此，某甲的死亡应属于医疗事故，医院应承担责任。医院方面认为，某甲虽然死于住院期间，但并非医务人员过失所致。某甲属于理智正常的人，因其对生活失去信心，在深更半夜跳楼自杀，这是医务人员没有预见也不可能预见和防范的意外情况。因此，某甲的死亡不属于医疗事故，医院对此不应承担任何责任。这种纠纷，就是无过失的医疗纠纷。

三、医疗纠纷的特点

医疗纠纷的本质特点是医患双方对医疗后果的认定存在分歧，而分歧的焦点又在于不良后果产生的原因。医疗纠纷具备以下特点。

1. 主体为医患双方　医疗纠纷是产生于医患之间的纠纷，其他人不能成为医疗纠纷的主体。

2. 客体为患者的人身权，主要是生命权或健康权　一般医疗纠纷都是以患方认为自己的生命权或健康权受到了侵害为基础的。无论哪一类医疗纠纷，后果都是显而易见的，对此医患多无异议。纠纷争端的焦点往往在于不良后果产生的原因。由于人体结构复杂，且存在个体差异，疾病的发展也变化多端，就目前的医学科学水平，有些不良后果是疾病发展的结果，医护人员竭尽全力也难以避免。

3. 存在于诊疗和护理过程中　医疗纠纷必须是针对诊疗和护理所产生的不良后果而提出，除此之外的医患纠纷不属于医疗纠纷。

在新形势下，医疗纠纷表现出一些新现象：医疗纠纷的数量增多，以诉讼方式解决纠纷的数量增加，患者要求赔偿的数额越来越高。

四、医疗纠纷产生的原因

（一）医务人员方面

1. 医德医风差　①医护人员态度不好或语言不当。②医护人员未遵守医院制度，忽视患者的心理变化出现的不良后果而造成。③患者或家属在诉说病情时，有的医生表现为漫不经心，态度不认真。④医护人员对患者缺乏同情心，有的作风拖拉。⑤出具假诊断书和不实的假条，或因第三者挑拨引起。

2. 工作失职 个别医护人员玩忽职守，或疏忽大意，如用错药、打错针、输错血、开错刀，或在手术后体腔内遗留纱布及其他异物等。

3. 技术原因 有些疾病早期症状不明显、不典型，医生诊断时疏忽；或者对某些罕见疾病缺乏认知，以致误诊；或对某些疾病的严重性认识不足，未预见病情会发生变化而导致患者突然死亡。

（二）意外情况

有些医疗情况不仅难以预料而且难以控制。例如，药物注射、诊断性检查或麻醉过程中，有的患者突然出现呼吸骤停而死亡。

（三）患者方面

1. 不配合医护人员诊治，有的不按医嘱服药、不接受医生的合理治疗措施等。

2. 缺乏医学知识，对疾病可能产生的并发症、后遗症；对手术或操作可能出现的并发症；对施行某些抢救措施可能发生的某些不良后果，以及对医疗过程中可能会发生的医疗意外等不理解。

3. 个别患者或家属为了达到某种目的而取闹，甚至打人毁物、拒绝抬走尸体等。

（四）其他原因

如社会方面的原因导致的非医疗纠纷，多见于工伤事故、交通事故及伤害案件的转嫁。

五、医疗纠纷的处理

医患双方发生医疗纠纷时，可以通过一定的程序进行处理。通常处理医疗纠纷的方式有协商解决、申请行政调解和通过诉讼途径解决3种。

通常医疗纠纷处理的程序为：①出现医疗纠纷，经科内调解不成的，告知患方到投诉接待办反映情况。投诉接待办耐心听取患方意见，详细记录纠纷经过。②事实经过明确，医方行为未违反医院规章制度及诊疗常规的，相关人员予以解释，事实经过不清及医患双方存在争议的，向相关科室发放医疗纠纷调查表。③相关科室必须认真调查分析，将结果反馈给投诉接待办。④投诉接待办将调查结果上报，经院专家委员会讨论分析。⑤投诉接待办组织相关专业人员答复患方疑问，将院方讨论结果及处理意见告知患方。⑥经调解达成协议的，签署调解协议书。调解不成的通过市调解中心或法律途径予以解决。

六、医疗纠纷的预防

（一）加强社会主义医德教育

对广大医护人员进行社会主义医德教育，使其树立社会主义医德观，以预防医疗纠纷的发生。要求广大医护人员建立职业道德荣辱感，文明行医，精心诊治。以卫生系统规定的"六德"（即医心慈、医术精、医纪严、医志坚、医风正、医表端）、"三风"（敬、静、净）为标准，经常性开展改善服务态度，提高医疗质量的比、学、赶、帮活动，树立正气，抑制歪风，防止医疗纠纷的发生。

医德教育不仅限于医护人员，还应包括各级各类不同层次的医学生；对于从事医疗辅助性工作的人员，如后勤、财会、管理等部门的工作人员也要进行医德教育。

（二）加强法制观念教育，严格执行规章制度

要使广大医务人员认识到在医疗和护理等工作中要严格按照有关规章制度办事，各尽其职，严格把关，把医疗事故纠纷消灭在萌芽状态。要使医务人员认识到违反规章制度的行为可能导致的法律后果。

对广大患者及家属进行法制教育和医学常识宣教，使他们知晓在医疗过程中患者享有的权利和应履行的义务，积极配合医务人员的医疗工作，自觉遵守医疗单位的规章制度，维护医疗单位正常的医疗秩序。

（三）加强领导，防范医疗纠纷的发生

医疗机构需加强领导，对医务人员、患者及家属进行法制教育，以防范医疗纠纷的发生。

第六节　医疗事故

医疗行业是高技术、高风险的行业，医疗事故很难避免。1987 年 6 月国务院发布了《医疗事故处理办法》，为医疗事故的界定、处理提供了依据。2002 年 9 月 1 日实施的《医疗事故处理条例》对原有的管理办法进行了修订。

一、医疗事故的概念

医疗事故是指在医疗过程中，因医务人员的责任和技术上的原因，造成患者死亡、残疾、组织器官损伤、功能障碍等不良后果。构成医疗事故须具备的条件：①必须有严重的损害结果，如直接造成患者死亡和损害等。②必须有违反医疗卫生法规、诊疗和护理常规的行为。③过失行为与损害结果之间必须有因果关系。④必须主观上有诊疗和护理过失，如医务人员应当预见其行为可能会产生不良后果，却因疏忽大意没有预见，或已经预见而轻信能够避免，或因玩忽职守、渎职造成严重不良后果。

二、医疗事故的分级与分类

（一）医疗事故的分级

《医疗事故处理条例》对医疗事故的分级做了具体规定。根据对患者人身造成的损

害程度，医疗事故可分为以下四级。

一级医疗事故：造成患者死亡、重度残疾的。

二级医疗事故：造成患者中度残疾、器官组织损伤，导致严重功能障碍的。

三级医疗事故：造成患者轻度残疾、器官组织损伤，导致一般功能障碍的。

四级医疗事故：造成患者明显人身损害的其他后果。

（二）医疗事故的分类

《医疗事故处理办法》根据事故的性质将其分为责任事故和技术事故两大类。医疗责任事故是指在诊疗和护理工作中，由于医务人员违反规章制度或诊疗和护理常规，造成患者死亡、残疾、组织器官损伤导致功能障碍的行为。医疗技术事故是指在诊疗和护理工作中，由于医务人员的技术过失，造成患者死亡、残疾或功能障碍的行为。

三、医疗事故的原因

（一）人的因素

规章制度不健全，职责划分不明确，部门之间、个人之间对工作互相推诿、扯皮，造成医疗事故。思想重视程度低，不按技术操作规程工作，违章操作是造成医疗事故的主要原因。

在精神方面，如医护人员情绪过度兴奋或压抑时，都会造成注意力难以集中，自身控制失常，导致差错和事故发生。医务人员医疗技术水平低下、经验不足、技术能力差、缺乏协调能力者易发生事故。另外有功能性缺陷或传染性疾病者，如色盲等，在特殊岗位上也容易造成医疗事故。明知业务水平低，不足以处理疑难或危重患者，但为了逞能好胜，未向上级医师请示即擅自行动而致严重后果者，应列为责任事故。

（二）机器设备因素

检查、诊疗设备在设计、制造、安装过程中存在重大缺陷和隐患，会造成医疗事故，如我国不久前发生的高压氧舱着火特大事故，就是空调电火花引起的。设备超负荷、超龄运行，没有定期校验、维修、保养也是事故发生的原因之一。如有些老式生化分析仪开机两小时后会发生零点漂移，造成测试结果失真，严重者可能导致医疗事故。设备无必要的安全保护装置，如漏电等都可能是造成医疗事故的原因。

（三）物料因素

物料包括药品、医疗器械、医疗卫生材料等。药品制剂质量性能不符合要求、卫生材料和器械品种规格不配套或不合标准、消毒不完全或二次污染都会造成医疗事故；医疗物资供应不足，品种不全，有时也会威胁患者安全甚至导致患者死亡。

（四）环境因素

噪声、粉尘、烟雾、潮湿、缺氧、照明不足、放射源、交变磁场以及高低温环境会使人体自身调节发生障碍，出现倦困乏力，严重时会损伤身体，危重患者、新生儿及老人的反应更加强烈。医院内昆虫、虱子、蟑螂、苍蝇、老鼠等均可引起院内感染，甚至造成医疗事故。

（五）时间因素

节假日前后、刚上班或临近下班，人们安全意识松懈，是事故多发期。如遇临时性突击工作，往往准备不充分，且时间紧、任务重，可能会放松安全防范要求，忙中出乱、乱中出错，从而酿成医疗事故。人体生物节律也可能影响到事故的发生。

四、医疗事故的处理

（一）医疗事故的处理程序

参照医疗纠纷的处理程序。

（二）医疗事故的鉴定

对医疗事故的鉴定结果，是事故处理最直接同时也是最重要的依据。《医疗事故处理条例》（以下简称新《条例》）更注重鉴定程序的公正性，对鉴定主体和鉴定程序有较为详细的规定，力图体现程序公正。原有《医疗事故处理办法》中有 5 条关于鉴定的规定，但新《条例》中有关鉴定的规定则达到 12 条，且多数条文里都有多达六七项的详细规定。

1. 新《条例》将鉴定主体由卫生行政部门设置的医疗事故技术鉴定委员会转为医学会。医学会作为我国医学界的最高学术团体，具有中立性和学术性的特点，由它来负责医疗事故鉴定，不仅可以克服以往医疗机构的自我鉴定弊端，还可以发挥医学会会员众多、技术权威的优势，有助于提高事故鉴定的权威性和公正性。新《条例》还特别规定，涉及患者死因、伤残等级鉴定的，应当有法医参加。这一规定无疑为重大医疗事故的鉴定提供了更为可靠的保障。

2. 《医疗事故处理条例》和《医疗事故技术鉴定暂行办法》对鉴定中可能涉及公正问题的程序做了明确规定。①建立鉴定专家库，鉴定成员从专家库中随机抽取，专家库的成员不受地域限制。②鉴定委员会的组成人员应该是单数，实行合议制，这样能有效防止个别"权威专家"的一言堂。③对原有"办法"的鉴定成员回避制度作了更完备的明确规定，增加了"与医疗事故争议当事人有其他关系，可能影响公正鉴定的"应当回避的规定。

（三）医疗事故的处理

1. 对责任人的处理 医疗机构发生医疗事故的，由卫生行政部门根据医疗事故等级和情节，给予警告；情节严重的，责令限期停业整顿直至由原发证部门吊销执业许可证，对负有责任的医务人员依照《刑法》关于医疗事故罪的规定，依法追究刑事责任；

尚不够刑事处罚的，依法给予行政处分或者纪律处分。

对发生医疗事故的有关医务人员，除依照前款处罚外，卫生行政部门并可以责令暂停6个月以上1年以下执业活动；情节严重的，吊销其执业证书。

《刑法》关于医疗事故罪的规定要求"医务人员由于严重不负责任，造成就诊人死亡或者严重损害就诊人身体健康的，处3年以下有期徒刑或者拘役"。

2. 赔偿的费用 新的《医疗事故处理办法》规定，医疗事故的赔偿可以由医患双方协商解决，也可申请卫生行政部门调解处理，还可以通过民事诉讼途径解决。

新的《医疗事故处理办法》规定"医疗事故赔偿，应当考虑下列因素，确定具体赔偿数额：①医疗事故等级。②医疗过失行为在医疗事故损害后果中的责任程度。③医疗事故损害后果与患者原有疾病状况之间的关系"。

《医疗事故处理办法》提出了医疗事故赔偿的项目和标准。

（1）医疗费 按照医疗事故对患者造成的人身损害进行治疗所发生的医疗费用计算，凭据支付，但不包括原发病医疗费用。结案后确实需要继续治疗的，按照基本医疗费用支付。

（2）误工费 患者有固定收入的，按照本人因误工减少的固定收入计算，对收入高于医疗事故发生地上1年度职工年平均工资3倍以上的，按照3倍计算；无固定收入的，按照医疗事故发生地上1年度职工年平均工资计算。

（3）住院伙食补助费 按照医疗事故发生地国家机关一般工作人员的出差伙食补助标准计算。

（4）陪护费 患者住院期间需要专人陪护的，按照医疗事故发生地上1年度职工年平均工资计算。

（5）残疾生活补助费 根据伤残等级，按照医疗事故发生地居民年平均生活费计算，自定残之月起最长赔偿30年；但60周岁以上的，不超过15年；70周岁以上的，不超过5年。

（6）残疾用具费 因残疾需要配置补偿功能器具的，凭医疗机构证明，按照普及型器具的费用计算。

（7）丧葬费 按照医疗事故发生地规定的丧葬费补助标准计算。

（8）被扶养人生活费 以死者生前或者残疾者丧失劳动能力前实际扶养且没有劳动能力的人为限，按照其户籍所在地或者居所地居民最低生活保障标准计算。对不满16周岁的，抚养到16周岁。对年满16周岁但无劳动能力的，扶养20年；但60周岁以上的，不超过15年；70周岁以上的，不超过5年。

（9）交通费 按照患者实际必需的交通费用计算，凭据支付。

（10）住宿费 按照医疗事故发生地国家机关一般工作人员的出差住宿补助标准计算，凭据支付。

（11）精神损害抚慰金 按照医疗事故发生地居民年平均生活费计算。造成患者死亡的，赔偿年限最长不超过6年；造成患者残疾的，赔偿年限最长不超过3年。

五、医疗事故的预防

要预防医疗事故，就要从产生医疗事故的原因抓起，这样才能杜绝责任事故，把技术事故减少到最低，以确保人民的生命与健康。

（一）提高医务人员素质

医疗事故发生与有些医务人员素质不高有重要关系，要预防医疗事故首先要提高医务人员的思想素质和业务素质。要加强对医务人员的思想品德教育和继续教育，增强为患者服务的意识，增强工作责任心，认真履行职责，自觉贯彻医疗技术操作常规，牢固树立安全第一的思想；要加强医务人员团结协作的精神；要加强严谨细致、一丝不苟、实事求是的科学精神培养；掌握为患者服务的过硬本领，使技术精益求精，从而有效减少医疗事故的发生。

（二）建立健全规章制度和法制

《医疗事故处理办法》《全国医院工作条例》和《全国医院工作制度》，规定了医疗单位各职能部门及医务人员的职责和具体操作规程，对此医护人员要严格执行。各医疗单位也要建立健全以岗位责任制为中心的规章制度，使医疗工作有法可依，有章可循，医护人员各司其职，各尽其责，把医疗事故消灭在萌芽状态。

（三）加强各级管理

各级领导都有管理的责任，医院要有严格的管理标准，要进行严格的考核、考评。医护人员的工作成绩要与晋职、晋级、年终评比挂钩；将安全作为一项重要内容。如果发生医疗事故或严重医疗问题，将取消科室评先进的资格。

（四）确保仪器、药品、物品质量

要确保医疗仪器、药品、物品的质量，及时、准确供应，杜绝因质量问题供应不上，影响患者的诊断、抢救和治疗。要经常加强检查，及时解决存在的问题，确保医疗工作的正常运转。

（五）加强对患者及家属进行宣教

要取得患者及家属的密切配合，把病情告诉患者及亲属，以取得理解、支持和配合；做特殊检查、治疗、手术等要先给患者及家属讲清楚，使他们能积极配合。对患者及家属不愿做检查、治疗和手术，医生要坚决不做，避免由此带来的问题。医护人员要做好患者及家属的思想工作，取得患者及家属的配合。

【思考题】

1. 医疗差错是如何分类的？
2. 如何区分医疗意外与医疗事故。

3. 什么是并发症?

4. 简述诊疗失误的分类及原因。

5. 简述医疗纠纷产生的原因。

6. 医疗事故是如何分级的?

第十八章　医院管理法治建设 ▷▷▷▷

【教学要求】

1. 掌握　医院法治建设的概念；医院法治的主要模式。
2. 熟悉　中国特色现代医院管理制度的建设和发展；医院的党建工作。
3. 了解　我国医院法治化的发展历程。

课程导入

北京多家医院开展法治医院建设试点

全面依法治国的内在要求决定了医院必须加强法治建设，这既是实施健康中国战略的重要支撑，也是医院高质量发展的重要保障。北京市卫生健康委为了进一步拓展医院法治建设的内涵和外延，在前些年持续加强医院法治建设的基础上，提出开展法治医院建设，开启北京市法治医院建设的试点工作。

北京市卫生健康委综合考虑属地医疗机构的级别、类型、隶属关系、办医性质、医院法治机构和人员情况等因素，确定在航空总医院、北京协和医院、北京积水潭医院、北京大学国际医院、北京清华长庚医院、北京世纪坛医院、北京市普仁医院、北京同仁堂中医医院等8家医院开展法治医院建设试点工作，试点期为1年。

2022年9月下旬，市卫生健康委组织开展了北京市医疗机构法治建设情况基线调查，问卷调查全面覆盖了属地一、二、三级医疗机构600家，完成调查问卷4万余份，涵盖了医护、药剂师、行政管理人员等，为全面了解全市医疗机构法治建设整体情况，有针对性地推进法治医院建设试点工作奠定了重要基础。

10月，市卫生健康委组织召开了北京市法治医院建设试点工作线上研讨会，市卫生健康委、市医管中心、各区卫生健康委法治工作分管领导和法治工作部门负责同志及各试点医院主要领导、分管领导及法治工作负责同志线上参会，国家卫生健康委法规司领导和相关专家给予线上指导。会上，通报了北京市医疗机构法治建设情况基线调查初步统计分析结果，针对医院法治建设中的重点难点问题，法治医院建设试点工作方向、重点、先行先试的着力点等问题进行了深入充分研讨，专家和国家卫生健康委法规司领导给予了悉心指导。国家卫生健康委法规司龚向光副司长对北京市明确提出法治医院概念，率先开展法治医院建设试点工作给予了充分肯定，强调法治建设是推动医院高质量发展的重要内生动力，建议在试点工作中进一步丰富拓展法治医院的内涵，让医疗机构法治工作"活"起来，探索法治融入医院管理运行全过程的有效路径，建立完善的考核评价机制，创造法治医院建设的"北京经验"。

［资料来源：北京普法．北京协和等 8 家医院开展法治医院建设试点．2022 – 10 – 12. https：//wei-bo. com/beijingpufa（2022 – 10 – 12）］．

案例 讨论

通过本案例，思考医院法治建设如何促进医院管理质量提升。

第一节　概述

"法治"即依法治理，是与传统意义上"人治"相对应的理念，是指政府运用法律法规治理国家和社会。"法治"理念下的治理要坚持依法治国、依法执政、依法办事，坚持法治国家、法治政府、法治社会的一体化建设。法治建设是医院必须面对的时代课题。

一、医院法治建设的概念

医院治理纳入法治轨道，既是依法治国的内在要求，也是一体化推进法治国家、法治政府、法治社会建设的重要内容。依法管理医院是"健康中国""法治中国"两大战略互动互联的交合点、衔接处，法治医院（hospital ruled by law）理应成为现代化医院管理的方式和目标。

医院法治建设包括两个大的方面：一个是宏观层面上，国家要完善医疗卫生法律制度，为医院规范运营提供根本指导遵循，医院、患者、社会在交流互动中遵守法律规定；另一个是微观层面上，医院建立完善的内部体制机制，科学设置工作部门、机构，设立工作岗位，设定相应的职责、权利、义务。由此可见，医院法治建设是指依法建设医院，即国家建立健全医疗卫生法律制度，医院以相关法律法规为指导，建立完善的内部体制机制，依法、依规进行管理和经营。

二、医院法治建设的必要性

法治建设具有提升医疗卫生行业管理能力、推动医院内外部改革、建立现代医院管理制度、提高医疗服务质量等重要意义。新时代，我国开展医院法治建设十分必要。

（一）依法治国的必然要求

我国《宪法》规定，要实行依法治国，建设社会主义法治国家。在依法治国的背景下，"法治"已经成为现代医院管理的基本前提和构成要素。公民的基本医疗卫生权利需要法律制度来保障实现。中共中央、国务院颁布的《法治政府建设实施纲要（2015—2020 年）》指出，到 2020 年基本建成法治政府。《国家卫生计生委关于全面加强卫生计生法治建设的指导意见》强调，2020 年左右形成卫生法律规范体系，实现卫生治理体系与治理能力基本现代化。党的十九届四中全会通过的《中共中央关于坚持和完善中国特色社会主义制度、推进国家治理体系和治理能力现代化若干重大问题的决定》要求，强化人民健康水平的制度保障，加快医院管理制度改革。

（二）深化医药卫生体制改革的重要体现

深化医药卫生体制改革，推进国家治理体系、治理能力现代化，必然要求进行医院法治建设。国家卫健委办公厅 2019 年下发的《关于进一步加强医疗卫生事业单位法治建设的通知（试行）》明确要求，把法治建设融入医疗卫生事业单位管理运行全过程。2020 年 6 月 1 日开始施行的《基本医疗卫生与健康促进法》明确提出，国家建立权责清晰、管理科学、治理完善、运行高效、监督有力的现代医院管理制度，进一步确立了公立医院的"公益性"和"法治化"，把公立医院法治建设与深化医药卫生体制改革、推进国家治理体系和治理能力现代化相结合，把法治全方位融入公立医院管理运行的全过程，公立医院实现从"人治"到"法制"再到"法治"的根本性转变。作为法治社会建设的组成部分，公立医院法治化建设既要体现法治的基本精神和原则，又要具有医疗卫生行业自身的明显特点。作为我国医疗卫生服务体系的主体，公立医院承担着诸多法定的、政府指定的公共卫生任务。《基本医疗卫生与健康促进法》强调我国公立医院必须坚持"公益性"。法治建设是深化医药卫生体制改革和确保公立医院为公众提供基本医疗卫生服务，防止其转向非公益性的重要保障与体现。

（三）医疗服务供给需要依法规范

在医疗服务和日常管理过程中，医院要以法律法规制度为根本遵循，按照宪法法律法规的要求制定完善的医院内部管理制度，并严格依法依规执行。医疗服务作为医院管理的重中之重，必须严格以法律法规为依据，确保医疗行为合法合规、合情合理。医疗服务供给方的垄断性和主导性导致需求方处于弱势不利地位；医疗服务信息不对称易导致需求方在购买医疗服务时出现一定程度的风险。法治管理和监督有助于规范医疗服务供给方的行为、保障医疗服务需求方的利益和权利；实现公立医院医疗服务的公益性，为人民群众提供更优质的医疗服务。

第二节 医院法治建设的模式与实践

医院管理法治化是时代潮流，法治管理是医院管理不可或缺的重要手段。本节对世界主要的医院法治模式和国内外有代表性的公立医院法治建设的一些经验做法进行介绍。不同国家的文化背景、社会制度、经济条件等多方面存在差异，在学习借鉴过程中，要坚持批判性思维，不能盲目照抄照搬、简单模仿。

一、国外医院的法治模式

目前，国际上医院运作方式和所采取的模式主要有 3 种：一是以政府为主导的英国模式；二是以市场为主导的美国模式；三是政府引导、多元参与的德国、新加坡模式。

（一）英国模式：政府主导

作为世界上最早开展卫生服务、最早宣布是福利国家的英国，其医疗体系比较完善，也相对科学合理，发挥着保障英国民众身体健康的重要作用。英国作为成熟的市场经济国家，市场机制较为完善，政府原则上对经济活动不进行干预，其社会保障体系比较健全。1948 年实行的全国卫生服务制度（national health system，NHS），提供面向全体国民的广泛医疗服务，并承担全部或大部分医疗费用。1948 年颁布的《国家卫生服务法》规定，所有医疗机构为国有，医务人员为国家工作人员。1964 年通过的《卫生保健法》明确了英国居民都可以享受国家医院提供的免费医疗。英国医院主要类型包括志愿医院、市政医院、私人医疗机构 3 种，国家都不参与经营管理，所有医院都由市场调节。医院院长大多是管理专业或法学、经济学专业毕业通过培训的专职管理人员，负责领导指挥，下设的医务、财务、人事、护理等部门的主任须有管理硕士学位或通过管理专业修学后才能担任。

英国医院法治建设的关键在于处理好"政府""市场"之间的关系。英国医院法治建设较好地实现了以政府责任维护公平，以市场竞争提高效率。这种模式需要政府对医疗卫生的财政支出较高，较好地实现了医疗资源公平分配。但是，因患者无须付费或自付的比例低，易导致对医疗服务的需求过度、医疗资源使用效率低等问题。

（二）美国模式：市场主导

美国医疗体制是"双轨"制：私有为主，公共为辅。医疗卫生服务是高度商品化的，私人机构、个体医生在医疗卫生服务中承担着主要责任，政府只对特殊群体辅以补助和社会医疗保险。医疗保障至今未能覆盖全体国民。1954 年修正的《国内收入法》明确规定，雇主为雇员支付的医疗保险费、意外保险费属于免税范围。1965 年通过的《社会保障法》修正案规定，年满 65 岁及以上老人的医疗费用由联邦政府筹资承担；联邦政府和州政府联合筹资实施"医疗补助"，支付有资格得到政府帮助的穷人的医疗费用。1972 年通过的《社会保障法》修正案，医疗照顾扩大到老年残疾和肾病患者。2010 年，奥巴马政府通过了包含扩大覆盖面、控制医疗费用等内容的新医改法案。该法案让已参保人得到更稳定的优质医疗服务；通过建立的交易市场，让无保人群在付得起的范围内选择保险项目；对无力为雇员参保小企业实行减税，对低收入者、老年人政府继续实施"双 M"计划。2017 年，特朗普担任总统首日签署的第一道行政命令就冻结了奥巴马的医改计划，要求联邦各政府提供法律允许范围内更灵活的医疗法案。奥巴马医改在相当大程度上帮助了低收入人群，但要求所有人都必须投保，否则将面临罚款；要求保险公司提供的系列健康福利带来了更高费用；针对保险公司等相关企业的加税等在美国也引起了争议。美国医院的法治建设历程一直充满各种各样争议，医疗法案始终难以达成共识。无论哪届政府推出的法案都会引发一系列争议。有学者指出，这主要归因于美国内在的文化价值、历次法案推出时的经济政治环境，其中最突出的三个方面是国民价值观冲突、特殊利益争夺、医疗体制复杂。

美国的公立医院实行法律顾问制度。公立医院承担社会救助义务，聘请院外律师事务所的专职律师，建立医院内部法律顾问部门（法律事务部）。该部门负责人是医院管理人员，直接参与医院重大决策的制定和实施，为各项工作提供法律帮助和指导，依托法律审批程序和内部网络系统，工作效率较高。

（三）德国、新加坡：政府引导、多方参与

1. 德国 与英国全民福利、美国市场主导都不同，德国、新加坡现行的医疗模式是同时强调政府、社会与市场多元主体作用的中间模式。它们用相对合理的社会支出，比较好地处理了医疗的公平和效率问题。

德国实行的"社会市场经济模式"不同于一般意义上的市场经济，包括市场经济、社会福利和国家政策干预。德国的社会保障事业非常发达，几乎涵盖了社会成员的生、老、病、残、死、疗养和教育等各环节、各方面。早在 19 世纪末德国就相继通过《社会保险法》《工伤保险法》《养老、残疾、死亡保险法》等一系列法律。德国的医疗保险包括法定医疗保险、自愿医疗保险两大类。法定医疗保险对象占社会成员绝大多数，为工人、农民、中低收入职员、领取法定养老保险金者、失业者、大学生、残疾人等。政府官员和年薪较高的职员自愿选择加入的医疗保险是自愿医疗保险。医院管理是以社会医疗保险制度为基础，以市场需求为导向，政府对医院实行宏观管理。德国有公立医院、私立非营利性医院和私立营利性医院等三种类型医院。医院分为社区服务医院、跨社区服务医院、中心医院、特级医院等四个层级。医院设行政院长、医疗院长和护理院长，不设职能科室，三种院长在秘书的协助下各司其职。公立医院内部管理结构主要是"两级三头"模式。"两级"是纵向上实行院科两级管理形式，"三头"是横向上分为行政、医疗、护理三个方面。医院院长负责全院的整体管理，医疗院长和护理院长分别由资深医疗专家、护理专家担任，行政院长主要由具有经济学或法律方面的专业人士担任，体现了现代医院管理的专业性。

德国医院管理相关法律非常具体完善，涉及管理各方面，使得政府对医院的监管有法可依，实现了政府对医院有效监管。德国医院法治建设的成效体现在相关的法律法规体系比较完善，执法管制能力非常强。德国一直不断调整、更新现有法律法规，完善医院监管的法律法规体系。在法律法规制订完善过程中，政府广泛听取医院利益攸关方的意见建议，明确监管执法机构的职责权限，提高管制医院的执法透明度。

2. 新加坡 新加坡是政府宏观调控下的市场经济模式。政府高度重视社会保障，实行公积金制度，实现老有所养、居者有其屋，尽可能缩小贫富差距。实施保健储蓄、医疗保险、医疗福利基金等三项措施的医疗保障制度，政府设立医疗福利基金帮助贫困户。医院包括国家津贴医院、私立医院两类。政府制定公立医院的收费标准，严控医疗需求导向；私立医院提供高水平医疗护理服务、酒店式舒适休养环境和餐饮服务。为了改善公立医院管理不如私立医院的现状，1985 年开始，新加坡政府实行医院重组和企业管理模式，即医院所有权（国家所有）与经营权（私人有限公司）分离模式，有效地提高了服务水平和效率，且有效控制了医院服务费用开支。1993 年发表的《大众化

医药保健白皮书》提出，为人民提供基本有效、大众化医疗配套措施，让人民享有现代化、良好的基本医药保健服务。

新加坡公立医院的所有权与经营权分离。公立医院在公司法上是非营利性私法人，以非营利性和国家控股的方式保障公立医院的公共目的性。新加坡医疗系统主要由基础医疗单位、各种综合性医院和专科医院组成。在"指导性竞争"政策下，公立医院实行董事会领导下的院长负责制，政府全资组建公立医院的同时保障医院管理自主权，实现所有权与经营权完全分离。

除了以上介绍的医院法治模式外，日本模式、法国模式、俄罗斯模式以及这些国家医院的法治建设经验也有很多值得我们借鉴和学习的地方。

二、我国医院的法治建设

（一）香港、台湾地区

在医院法治建设上，香港有公立和私立两套医疗系统，前者享受政府补贴。香港公立医院大部分是政府拨款，与政府的关系是管办分开、对政府负责。实行医院联网，确保在同一个地区内患者能够获取优质持续的医疗服务。特区政府对于医疗领域的投入较高，医院不依赖通过向患者收费来弥补开支，因此，患者能享受到低价的优质服务。

与香港特区不同，台湾地区医疗机构虽然也分为公立、私立，但医疗服务市场是以私立为主。在医院法治建设方面，台湾持续实施医疗卫生服务体系规划，优化了资源配置，实施"医疗网计划"，发挥不同层次医疗机构的作用，为全体居民提供公平可及的医疗服务；发挥医疗医保医药的"三医联动"协同作用，规范医院行为，发挥医保和医疗服务监管的协同作用；建立科学有效的医疗质量管理评价体系，实行"第三方"监管，委托民间机构评估；完善医保支付制度，建立分级诊疗制度。

（二）内地

2005 年，上海、无锡、苏州、北京海淀区等地推行管办分离改革，成立了上海申康医院管理中心、无锡市医院管理中心、苏州市医院管理中心、北京市海淀区公共服务委员会等独立的医院管理机构。这些机构负责管理所属单位国有资产的运营使用，负责所属单位人、财、物的管理。2013 年，深圳市启动医疗卫生机构管办分离改革，成立了深圳市医管中心，负责管理市属 11 家医疗卫生机构人、财、物；组建的深圳市公立医院管理中心理事会是深圳市医管中心的决策监督机构。2014 年，试点公立医院去行政化改革，取消医院行政级别，实行全员合同制管理。

国内一些地区在医院法治建设上进行了有益尝试和探索，取得了一定的成效，为我国公立医院法治建设积累了经验，但也存在不少问题：如医院管理模式尚未适应现代医学模式的转变；领导体制上存在政医不分；人事制度、人才培养和流动等方面尚未建立有效机制；尚未理顺医院性质、收费标准与国家主渠道之间的矛盾；行业风气、职业道德建设等方面存在不足；医疗管理法律尚不完善，依法治院的差距较大。

第三节　我国医院法治建设的历史演进

我国卫生立法经历了从建国初期的恢复立法到改革开放后的迅速发展的演进过程。我国现有的医疗卫生法律法规涉及医疗、药品食品、精神卫生、公共卫生等诸多领域，包括与卫生相关的行政法规及与之相关的地方性法规和部门规章。

一、医疗卫生制度的形成期（1949—1979 年）

这一时期医疗卫生体制基本框架为四大卫生工作方针；三级医疗保健网；合作医疗、劳保医疗和公费医疗保障制度。

中华人民共和国成立后，1950 年第一届全国卫生工作会议确定了"面向工农兵、预防为主、团结中西医"的卫生工作方针。1952 年第二届全国卫生工作会议增加了"卫生工作与群众运动相结合"，形成中华人民共和国成立初期卫生工作的"四大方针"。这一时期是公共筹资、公共服务、公共管理三位一体的医疗卫生体制。1951 年卫生部在《农村卫生基层组织工作具体实施办法（草案）》中提出了卫生保健的基本服务内容。在财力不足、既缺医少药医疗卫生服务又供不应求的情况下，政府策略是大力发展公立医疗机构并允许私立医疗机构存在和发展。1951 年，政务院发布了《卫生部关于调整医药卫生事业中公私关系的决定》的规定，对一切公立、私立、合作性质和公私合办的医疗机构，要在为人民服务的共同原则下，实行分工合作，使公私医疗卫生机构各尽其力，各得其所。政务院发布的《医院诊所管理暂行条例》规定，私立医院诊所开业要领取执业执照。1954 年，《第三届全国卫生行政会议决议》提出，要防止排斥和歧视城市私营医疗机构现象，明确了私营医疗机构的地位，将私营医院与诊所定性为社会福利事业，有力促进了私营医疗机构的发展。随着国家对农业、手工业和资本主义工商业实行社会主义改造，允许个体医生开设联合诊所，走集体化道路，由此医疗机构所有制结构逐渐发生变化，原有的私立、个体医疗机构被改造为全民所有制或集体所有制。后来又经过几番改变，我国医疗卫生机构的所有制结构逐渐趋于单一化，形成了由公立医疗机构占绝对主导地位的局面。1980 年，国务院批转卫生部《关于允许个体医生开业行医问题的请示报告》规定，中医、针灸、正骨、推拿、按摩、镶牙等技术是国家和集体医疗机构中较为薄弱的部分，开业医生可以出诊，到那看病手续简便，随到随看。此外，开业医生要承担卫生宣传防疫和妇幼保健等方面的任务。1957 年，卫生部在《关于加强基层卫生组织领导的指示》中明确，基层卫生组织是社会主义性质的卫生福利机构，主要担负医疗预防、卫生防疫、妇幼卫生和卫生宣传教育等工作。中华人民共和国成立后，经过 20 年左右的时间，政府把医疗卫生事业视为社会福利事业，制定了一系列政策法规，并通过统一规划组织和大力投入，按行政隶属关系，在城乡分别建立了三级医疗服务机构。1965 年，毛泽东同志要求"把医疗卫生工作的重点放到农村去"。农村通过短期速成培养了一大批"赤脚医生"，为农民提供初级卫生保健服务。1978 年，全国合作医疗覆盖率达到 90% 以上，农民健康状况得到很大改善，"合作医疗"被列入当年通过的《中华人民共和国宪法》。1979 年，卫生部、农业部、财政部等部委联合下发的《农村合作医疗章程（试行草案）》对合作医疗制度进行了具体规范，建立了城镇行政事业单位职工公费医疗保障制度和企业职工劳保医疗保障制度，职工子女按不同幅度享受其父母的医疗保障制度，这些制度基本覆盖了城镇所有职工及其子女。至此，城乡全民医疗保险制度初步建立。

在医院监管方面，国家依据相关法律法规，对公立医院的经济活动进行经济管制和社会管制。政府通过加强对公立医院基本医疗服务费用的监控，达到基本医疗服务以免费或低价的形式提供给人民群众的目标要求。公立医院因为缺乏竞争机制，导致医务人员积极性不高。为了调动医护人员的积极性，促进公平发展，保证医院的有序运行，国家建立健全了竞争、制约机制，对公立医院实行依法监督。

二、医疗卫生制度的转型期（1979—2003 年）

党的十一届三中全会拉开了中国改革开放的大幕。与经济体制改革相适应，我国进行了第一次和第二次医药卫生体制改革，两次改革的大背景都是我国由计划经济向市场经济转型。第一次医药卫生体制改革主要是把经济部门的改革思路引入卫生领域；第二次医药卫生体制改革的主导思想是以市场为导向，以 1997 年《中共中央 国务院关于卫生改革与发展的决定》为标志。

1. 第一次医药卫生体制改革（1979—1992 年）的主要政策 1979 年，卫生部联合相关部委发布了《关于加强医院经济管理试点工作的通知》，对医院实行定任务、定床位、定编制、定业务技术指标、定经济补助和完成任务奖励的"五定一奖"，试行"定额补助、经济核算、考核奖惩"。1980 年，国务院批准了卫生部《关于允许个体开业行医问题的请示报告》，个体开业行医被纳入政府管理体系，为多种所有制形式医疗服务机构并存奠定了基础，国家开始以经济管理的方式对医院进行管理。这一时期，由于政府投入不足，医院"自主经营，自负盈亏"，因而不得不通过营利性行为进行弥补。针对医疗卫生经费投入严重不足、供需不平衡、医疗收费标准过低、政策限制过严、卫生事业发展缓慢等情况，1985 年，国务院批转卫生部《关于卫生工作改革若干政策问题的报告》，提出"放宽政策，简政放权，多方集资，开阔发展卫生事业的路子"，鼓励非国有卫生机构办医，扩大全民所有制卫生机构自主权，医疗行业形成了多种办医模式并存、共同发展的格局。

1981 年，国务院批转的卫生部《关于解决医院赔本问题的报告的通知》提出，医院对享受公费医疗和劳保医疗的职工和城镇居民、农民实行两种不同的收费标准。1989 年国务院批转的卫生部等三部二局《关于扩大医疗卫生服务有关问题的意见》，明确指出了医改的市场化方向，提出了积极推行医疗机构各种形式的承包责任制、允许有条件的单位和医疗卫生人员从事有偿业余服务等市场化的具体措施。

2. 第二次医药卫生体制改革（1992—2003 年）的主要政策 这一时期，我国初步建立了社会主义市场经济体制，进行了适应社会主义市场经济环境的医药卫生体制探索。1992 年国务院下发的《关于深化卫生医疗体制改革的几点意见》，明确了公共卫生事权上的属地分级负责原则，进一步扩大医疗卫生单位包括劳动人事安排权、业务建设决策权、经营开发管理权、工资奖金分配权在内的自主权，继续推行各种形式责权利相结合的目标管理责任制，鼓励公平竞争，打破平均主义分配方式。这些举措对调动医疗机构和医务人员积极性、扩展医疗服务、提高医疗效率、缓解"看病难"等问题起到了一定的作用，但也导致诱导医疗需求，只重视服务数量、经济效益，忽视服务质量和社会效益，乱收费、大处方、重复检查等乱象，医患关系日益紧张，医药费用快速上涨。1997 年，中共中央　国务院《关于卫生改革与发展的决定》明确提出，卫生工作实行分级负责、分级管理。各级地方政府对本地区卫生工作全面负责。政府承担提供公共卫生和基本医疗方面的筹资与管理责任，医疗服务与药品价格逐渐放开。按照卫生服务性质不同，实行有区别的定价原则，基本医疗服务按照扣除财政经常性补助的成本定价，非基本医疗服务按照略高于成本定价，供自愿选择的特需服务价格放宽。不同级别的医疗机构收费标准适当拉开，引导患者合理分流。扩大公立医院运营自主权，建立健全医院内部激励机制、约束机制。国家制定并实施不同的财税、价格政策，对非营利性医疗机构和营利性医疗机构实行分类管理。1998 年，国务院出台的《关于建立城镇职工基本医疗保险制度的决定》，改革了原有的城镇医疗保障制度，在城镇职工中全面推行基本社会医疗保险制度。2000 年，国家八个部委出台的关于城镇医药卫生体制改革的一系列文件，明确了各类医院在财、税、价等方面的不同管理政策，提出分类管理医疗机构，转变公立医院运行机制，建立合适的医疗机构补偿机制，控制过快增长的医药费用。

总的来说，这一时期医疗卫生制度的主要特点是强调效率优先；合作医疗、公费、劳保等公共筹资逐步解体；价格机制开始形成；社会保险制度建立，多方筹资，个人主导。

三、医疗卫生制度的重构期（2003 年至今）

（一）2003 ~2009年的医疗卫生政策

第三次深化医药卫生体制改革的背景是政府卫生投入减少，"看病难、看病贵"、医疗卫生领域逐利行为日趋严重，党和国家决定进一步完善社会主义市场经济体制。2003 年，党的第十六届三中全会通过了《中共中央关于完善社会主义市场经济体制若干问题的决定》。2005 年，国务院办公厅转发民政部、卫生部、劳动保障部、财政部《关于建立城市医疗救助制度试点工作的意见》，提出用两年时间进行试点，再用 2 ~ 3 年时间在全国建立城市医疗救助制度。2006 年，《国务院关于发展城市社区卫生服务的指导意见》提出，将发展城市社区卫生服务作为构建新型城市卫生服务体系的基础和有效解决城市居民"看病难、看病贵"问题的重要举措。

2002 年《中共中央　国务院关于进一步加强农村卫生工作的决定》指出，到 2010 年，在农村基本建立以大病统筹为主的新型合作医疗制度与医疗救助制度，使农民人人享有初级卫生保健；医疗救助对象主要是农村五保户和贫困农民家庭；对农村贫困家庭实行医疗救助、实施以大病补偿为主，对贫困家庭参加合作医疗给予资金补助。2003年，国务院转发卫生部、财政部、农业部《关于建立新型农村合作医疗制度的意见》，决定建立由政府组织引导支持、农民自愿参加、个人集体政府多方筹资、以大病统筹为主的农民医疗互助共济制度。相对于原来的农村合作医疗制度，此制度被称为新型农村合作医疗制度（简称"新农合"）。有学者称，"新农合"是农村医疗保险制度的颠覆性创举。2007年，国务院发布《关于开展城镇居民基本医疗保险试点的指导意见》，决定开展城镇居民基本医疗保险试点，探索完善城镇居民基本医疗保险政策体系，形成合理的筹资机制、健全的管理体制和规范的运行机制，逐步建立以大病统筹为主的城镇居民基本医疗保险制度。至此，我国的医疗卫生制度新框架初步形成。

这一时期，医疗卫生制度主要针对医疗服务体系的合理分工，在公立医疗机构的补偿机制、治理机制、管理体制、运行机制、监管机制、多元筹资制度和全民医疗保障体系、医疗卫生机构补助方式范围、药品供给体系等方面进行了改革与重构。医疗卫生制度框架是：突出医疗服务公益性；规范公共财政投入；构建包括城镇居民医疗保险、新型合作医疗、医疗救助在内的全民医疗保障；重构基本药物制度；多方筹资，注重公平。

（二）2009年新医改以来的医疗卫生政策

2009年发布的《中共中央 国务院关于深化医药卫生体制改革的意见》（以下简称《意见》）指出，坚持公共医疗卫生的公益性质，坚持预防为主、以农村为重点、中西医并重的方针，实行政事分开、管办分开、医药分开、营利性和非营利性分开，强化政府责任和投入；全面加强公共卫生服务体系建设，把基本医疗卫生制度作为公共产品向全民提供，以"看病难、看病贵"为问题导向，以"保基本、强基层、建机制"为基本原则，努力实现"人人享有基本医疗卫生服务"的目标。

自新医改以来，党和政府在制度设计与政策实施中更加凸显了"立党为公、执政为民"的执政理念。"实现好、维护好、发展好最广大人民的根本利益"的政治意志在医疗卫生领域得到了很好的贯彻实施。《意见》提出要建设公共卫生服务体系、医疗服务体系、医疗保障体系、药品供应保障体系协调发展、"四位一体"的基本医疗卫生制度；到2020年，基本建立覆盖城乡居民的基本医疗卫生制度。目前，全面医疗保障体系持续健全，药品供应保障体系逐步完善，应对突发公共卫生事件的能力有效提升。

1. 公共卫生服务 基本公共卫生服务是一种社会效益回报周期长、效益显现慢、评价复杂、政府主导的服务，具有纯公共产品的特性，包括疾病预防控制、健康教育、妇幼保健、精神卫生、应急救治、采供血、卫生监督和计划生育等。政府制定基本公共卫生制度，旨在建立健全公共卫生服务网络，完善公共卫生服务功能，提高公共卫生服务和突发公共卫生事件应急处置能力与水平，逐步实现城乡基本公共卫生服务均等化。

2003年，我国暴发的"非典"（SARS）疫情暴露了我国公共卫生体系应对突发性公共卫生事件能力的欠缺和卫生事业明显滞后于经济社会发展水平的状况。2003年，国务院发布《突发公共卫生事件应急条例》。2011年对其进行修订。2004年，《中华人民共和国传染病防治法》修订；2013 年，进行修正。2007 年《中华人民共和国突发事件应对法》出台。

2019 年年底暴发的波及全球的新型冠状病毒肺炎（以下简称新冠肺炎）疫情，推动了我国的公共卫生法律制度建设，为彻底战胜疫情，针对今后可能还会遇到的公共卫生事件国家做出顶层设计和制度安排。2020 年 2 月，十三届全国人大常委会第十六次会议通过的《关于全面禁止非法野生动物交易、革除滥食野生动物陋习、切实保障人民群众生命健康安全的决定》，在原有法律禁止食用的野生动物的基础上，进一步扩大了禁止食用野生动物的范围。2020 年 10 月，国家卫生健康委员会（以下简称卫健委）发布《传染病防治法》（修订草案征求意见稿），新增新型冠状病毒和人感染 H7N9 禽流感两种乙类传染病。我国公共卫生法律体系在新冠肺炎疫情防控中暴露出法律法规之间衔接不畅、《传染病防治法》《突发事件应对法》等法律法规的相关条款存在短板甚至互相矛盾等问题，国家立法机关及时修订完善，补齐短板。在中国共产党的坚强领导下，我国在抗击新冠肺炎疫情的斗争中取得了令世界瞩目的成绩，为人类最终战胜新冠肺炎疫情提供了中国方案和中国智慧。

2021 年通过的《中华人民共和国国民经济和社会发展第十四个五年规划和 2035 年远景目标纲要》（简称《"十四五"规划》）指出，构建强大的公共卫生体系，建立稳定的公共卫生事业投入机制，改善疾控基础条件，强化基层公共卫生体系；落实医疗机构公共卫生责任，创新医防协同机制；完善突发公共卫生事件监测预警处置机制，加强实验室检测网络建设，健全医疗救治、科技支撑、物资保障体系，提高应对突发公共卫生事件的能力。

2. 基本医疗服务　基本医疗服务是指政府举办的医疗机构、单位向社会公众提供的基本医疗卫生服务。我国基本医疗服务提供体系按照城乡可分为城市基本医疗服务提供体系和农村基本医疗服务提供体系两部分，按照医疗机构级别和功能划分，可分为基层医疗机构和大型公立医院。本节按第一种方式划分。

（1）城市基本医疗服务提供体系主要包括公立医院和社区卫生服务机构。①医院是治病防病、保障人民健康的社会主义卫生事业单位。城市公立医院是由政府投资举办，以城市居民为主要服务对象，不以营利为目的，向城市居民提供安全、有效、方便、价廉的医疗卫生服务的医疗机构。公立医院代表国家和政府履行增进公众健康福祉的公共服务职能，公益性是其最根本的属性。《"十四五"规划》指出，"公立医院要遵循公益性质和社会效益原则"。在分级诊疗还不成熟、基层医疗服务提供体系尚不健全的形势下，城市公立医院既要解决患者的大病、重病、疑难杂症，还承担着为公众提供基本医疗卫生服务的重任。这是我国"看病贵、看病难"问题突出显现在公立医院的重要原因。②城市社区卫生服务机构是城市基层医疗机构的基础和主体，包括社区卫生服务中心和社区卫生服务站。城市社区卫生服务机构以城市居民为对象，以社区为范围，以家庭为单位，为居民提供预防、医疗、保健、康复、健康教育、计划生育等"六位一体"的综合性服务，承担城市居民"健康守门人"职责。新医改以来，国家加大对社区卫生服务机构的专项投入，推动了社区卫生服务机构逐步转变功能定位和服务模式，发挥其"健康守门人"作用。

（2）县综合医院、乡镇卫生院、村卫生室构成了农村基本医疗服务提供体系。①县综合医院是县域内医疗服务中心，是全县医疗机构的龙头，除了承担为本县居民提供卫生医疗服务以外，还肩负着乡、村两级医疗机构业务指导的职责。新医改后，按照"保基本、强基层、建机制"的原则，县综合医院在政府加大对其投入的情况下，持续不断得到发展和完善。②乡镇卫生院是连接县综合医院与村卫生室的枢纽，主要承担为农村居民提供基本医疗卫生服务的职责。新医改后，政府安排专项资金用于乡镇卫生院建设，提高了为农村居民提供基本医疗卫生服务的能力和水平。③村卫生室承担着农村医疗卫生的网络兜底责任。村卫生室最接近农村居民，了解掌握他们的身体健康状况，能够为他们提供便捷、有效、低廉的基本医疗卫生服务，为他们的基本健康权利提供基础保障。

3. 基本医疗保险　新医改首次提出"整合城乡医保"，要求有效整合城乡医保资源并逐步实现城乡医保统一管理，建立城乡一体化的基本医疗保险制度。2010年，十一届全国人大常委会第十七次会议通过了《中华人民共和国社会保险法》，以法律的形式确立了覆盖我国城乡全体居民的社保体系，构建了城乡医保制度整合的基本法律框架，指出城市医保和农村医保共同构成城乡医疗保险制度体系，规定由社会保险部门进行统一管理。2012年，党的十八大报告指出，整合城乡基本医疗保险制度是我国社会保障制度改革重点任务之一，必须以"增强公平性、适应流动性、保证可持续性"为重点，全面整合统一覆盖城乡居民的医疗保障体系。2012年，《"十二五"期间深化医药卫生体制改革规划暨实施方案》和《社会保障"十二五"规划纲要》要求加快统一城乡医保管理体制，全面整合城乡医保制度。2013年，党的十八届三中全会强调，要将农村医疗保险制度纳入城镇医保制度体系，形成更公平更可持续的医疗保障制度。2016年，《关于整合城乡居民基本医疗保险制度的意见》出台。《"健康中国2030"规划纲要》将城乡医保纳入健康战略规划，要求加快整合城乡居民基本医保制度和经办管理，完善全民医保制度体系。《"十三五"深化医药卫生体制改革规划》《"十三五"人力资源和社会保障发展规划》指出，加快整合城乡医保管理体制和经办运行机制，全面推动城乡医保制度深度整合。2018年成立的国家医疗保障局统管全国医疗保障事务及相关工作，负责对城乡医保进行统一管理，标志着整合城乡医保制度全面进入新阶段。国家医疗保障局整合了新农合、城镇职工医保、城镇居民医保、生育保险、医疗服务、药品价格、医疗救助等多部门、各方面的管理职责，集中统一监管全国医疗保障事务。

2020年发布的《关于深化医疗保障制度改革的意见》明确提出两个阶段目标任务，并从包括完善待遇保障机制、建立高效医保支付机制、优化医疗保障公共管理服务等在内的7个方面系统阐明了深化改革的具体目标任务和行动纲领。

《"十四五"规划》指出，健全覆盖全民、统筹城乡、公平统一、可持续的多层次社会保障体系；健全全民医保制度。2021年9月15日，国务院常务会议审议通过《"十四五"全民医疗保障规划》，部署健全多层次医保制度体系，分类优化医保帮扶政策；建立基本医疗体系、基本医保制度相互适应的机制；推进医保与医药协同改革；提升医保经办服务水平；加强医保基金监管。

4. 基本药物　基本药物制度是国家关于基本药物目录制定、生产、供应、销售、价格、使用、支付报销、质量监管、监测评价等多个环节的制度安排和有效管理。2009年，中共中央、国务院《关于建立国家基本药物制度的实施意见》最早提出要构建基本药物供应保障体系，把"初步建立国家基本药物制度"作为医药卫生体制改革重点工作之一。卫生部等9部门下发了《关于建立国家基本药物制度的实施办法（暂行）》《国家基本药物目录管理办法（暂行）》《国家基本药物制度目录（2009年版基层部分）》等文件，全面实施基本药物制度。这些制度的出台标志着我国基本药物生产、流通、供应、使用、监管体系开始建立。基本药物制度保证了基本药物足量供应与合理使用，保障了人民群众基本用药权益，有利于转变以药补医机制，促进药品生产流通企业的资源优化整合，实现人人享有基本医疗卫生服务，维护人民健康，减轻群众负担，体现社会公平，推动医疗卫生事业发展。我国基本药物制度框架由国家基本药物目录遴选调整管理、基本药物生产与供应、基本药物价格及零差率销售、基本药物优先与合理使用、基本药物的医保报销政策、基本药物的安全质量监管和保障体系、基本药物制度绩效评估等7个方面构成。2010年，国务院办公厅《关于印发建立和规范政府办基层医疗卫生机构基本药物采购机制的指导意见》的宗旨是改善基本药物制度实施效果与群众受益程度。同年，国务院办公厅颁发了《关于建立健全基层医疗卫生机构补偿机制的意见》，我国基本药物制度迅速发展并逐渐完善。2013年，国务院办公厅《关于巩固完善基本药物制度和基层运行新机制的意见》提出，进一步巩固国家基本药物制度，深化基层医疗卫生机构管理体制、补偿机制、药品供应、人事分配等改革。2015年，国务院办公厅《关于完善公立医院药品及采购工作的指导意见》（国办发〔2015〕7号）指出，药品集中采购要有利于破除以药补医机制，加快公立医院改革；有利于降低药品虚高价格，减轻人民群众用药负担等。

党的十九大报告提出，健全全民医疗保障体系、改革药品供应保障制度是我国深化医药卫生体制改革的重要目标。基本药物制度是药品供应体系的"网底"，起着促进药品合理使用、保障药品供应、减轻患者负担等积极作用。2018年，国务院办公厅《关于完善国家基本药物制度的意见》强调，坚持以人民健康为中心，从基本药物制度的遴选、生产、流通、使用、支付、监测等环节完善政策，明确了动态调整优化目录、切实保障生产供应、全面配备优先使用、降低群众药费负担、提升质量安全水平等五个方面的主要举措。国家卫健委、国家中医药管理局《关于印发国家基本药物目录（2018年版）的通知》中，药品总品种数量由原来的520种增加到685种。新版目录覆盖面更广，药品既满足了临床需求，又为不同患者提供了多种用药选择，更好地满足了群众需要。

2019年，第十三届全国人大常委会第十二次会议修订的《中华人民共和国药品管理法》和第十三届全国人大常委会第十五次会议通过的《中华人民共和国基本医疗卫生与健康促进法》均有关于"基本药物制度"的规定。《中华人民共和国药品管理法》第九十三条规定，国家实行基本药物制度，遴选适当数量的基本药物品种，加强组织生产和储备，提供基本药物供给能力，满足疾病防治基本用药需求。《中华人民共和国基本医疗卫生与健康促进法》第五十九条还规定，国家公布基本药物目录，根据药品临床应用实践、药品标准变化、药品新上市情况等，对基本药物目录进行动态调整；基本药物按照规定优先纳入基本医疗保险药品目录；国家提高基本药物的供给能力，强化基本药物质量监管，确保基本药物公平可及、合理使用。

实施国家基本药物制度务必依照安全、稳定、有效的原则，充分考虑人民群众实际利益需求，制定科学的药物目录并不断完善，为药物安全提供有力保障，能真正为百姓带来便利。有效实施基本药物制度可以保障患者用药安全，充分利用医疗资源；控制基本药物的价格，有效解决百姓"看病贵"问题。

第四节 中国特色现代医院管理制度

2016 年，全国卫生与健康大会上首次提出要着力推进"现代医院管理制度"建设，强调要加快建立现代医院管理制度，处理好医院与政府的关系，实行政事分开、管办分开，推动医院管理模式、运行方式转变。2017 年，国务院办公厅印发《关于建立现代医院管理制度的指导意见》（以下简称《指导意见》）就建立现代医院管理制度做了系统安排。党的十九大进一步提出"健全现代医院管理制度"。

一、概述

建立健全现代医院管理制度是医院法治建设的目标和重要组成部分，实现治理能力现代化是建设法治医院的必然要求。

（一）发展历程

20 世纪末，陆续有学者对我国建立现代医院管理制度的相关问题进行理论探讨和研究，为其进入到政策话语体系奠定了基础。现代医院管理制度在我国经历了从概念提出到内涵逐渐丰富、从医院改革措施到宏观制度的演进过程，大致可分为三个阶段。

第一阶段为 2011～2015 年。"现代医院管理制度"首次出现在政府文件中是 2011 年，国务院办公厅《关于印发医药卫生体制五项重点改革 2011 年度主要工作安排的通知》提出，探索建立高效公立医院管理体制，形成规范化公立医院法人治理结构，积极推进现代医院管理制度。2012 年，国务院印发的《"十二五"期间深化医药卫生体制改革规划暨实施方案的通知》、国务院办公厅印发的《关于县级公立医院综合改革试点意见的通知》分别以"建立现代医院管理制度""加快建立现代医院管理制度"部署公立医院改革。

第二阶段为 2015～2017 年。这一时期，现代医院管理制度成为基本医疗卫生制度五大支柱之一。2016 年首次提出要着力推进"现代医院管理制度"建设。同年，国务院印发的《"十三五"深化医药卫生体制改革规划的通知》对现代医院管理制度进行了细致规划。

第三阶段为 2017 年至今。国家逐渐明确了现代医院管理制度的内涵及主要架构。2017 年《指导意见》的出台，基本确立了建立现代医院管理制度的政策框架。

（二）概念内涵

现代医院管理制度是"医院在新型的公共治理框架下形成政府、所有者代表与医院之间责任和权利关系的一系列制度安排"，主要解决三个层面问题：①宏观层面外部治理，即政府怎样管理医院，为医院管理创造条件、环境。②中观层面法人治理，即实现政府治理与医院内部治理相互结合的有效形式问题。③医院的微观治理，即医院的自我管理问题。

《指导意见》指出，到 2020 年"基本建立权责清晰、管理科学、治理完善、运行高效、监督有力的现代医院管理制度"。《指导意见》提出从三个方面推进现代医院管理制度建设：完善医院管理制度、建立健全医院治理体系、加强医院党的建设。《指导意见》提出，要进一步推动公立医院法治建设工作，促进公立医院改革持续深入，加快符合中国政治、经济、社会、文化等具体国情的中国特色现代医院管理制度的建立健全。中国特色现代医院管理制度是指以构建合理就医格局为目标，对政府与医院的权责边界、医院法人治理结构和运行目标、医院的内部运行机制等内容进行规范系统化兼具中国特色与国际规则的制度设计安排。

建设中国特色现代医院管理制度包括三个方面。①政府外部治理。首先，落实政府的举办职责，建立健全医院治理体系的前提是明确政府对公立医院的举办责任；其次，政府对医院实施监管，政府监管是公立医院治理体系建设的保障；再次，建立医院法人治理制度，经营管理自主权是现代医院管理制度的核心。②医院内部管理。医院章程是医院的总纲、准则，统领医院运行发展，依据相关法律法规和特定程序制定审批，一旦生效必须严格遵守执行；完善医院内部管理制度，科学合理的制度是医院实施规范化管理和可持续发展的前提基础；建立健全医院的决策机制，实行党委领导下的院长负责、专家治院和民主管理制度；加强文化建设是公立医院管理、运行的重要保证，繁荣兴盛的医院文化能够促进医院的健康发展。③医院党的建设（详见本章第五节医院党建工作）。

二、政府外部治理

政府外部治理，主要是指医院外部管理制度，是明确政府与公立医院的关系，通过建立健全公立医院治理体系，实施对医院的综合有效治理。现代医院外部管理制度主要是划定政府与医院的权责边界，包括现代医院产权制度、医院院长职业化制度、现代医院监管制度、现代医院补偿制度、现代医疗保障制度和医疗费用支付方式与医疗服务价格制度等。明确政府举办公立医院的职能。政府举办公立医院，实行管办分开，探索公立医院多种有效实现形式，综合履行政府办医职责。明确政府监管公立医院的职能。政府建立综合监管制度，强化卫生行政部门的医疗服务监管职责，发挥医保调控引导、监督制约医疗服务行为和费用的作用。落实公立医院内部机构设置、人事管理、干部聘任、人员招聘、绩效考核、薪酬分配、年度预算执行等经营管理的自主权。加大社会监督，强化行业自律，建立第三方评估机制。外部治理关键在于理顺治理关系，明确政府与医院、社会与医院以及医院与各利益攸关方的关系，建立健全医院治理体系；核心是界定作为法人实体的公立医院权责。

三、医院内部管理

医院内部管理，主要是指医院内部管理制度，是指医院内部利益主体间的权责边界，包括医院法人治理制度、医院人事分配制度、医院财务管理制度、医疗质量安全管理制度和医院信息管理制度等。

科学合理的管理制度既是落实法人治理的必要条件，也是医院进行科学规范和精细化管理的保障。要完善医疗质量、人力资源、信息管理、资产财务等管理制度，实行民主管理；要完善科学决策机制，加强医院文化建设。要坚持党的领导，加强党的建设。要优化医院内部管理制度，激发内生动力，进一步提高运行效率，为百姓提供质优价廉的服务，实现医院的可持续发展。

四、中国特色现代医院管理制度的构建

建设中国特色现代医院管理制度，必须基于我国具体国情和政治制度，建立发展均衡、管理有效的医疗服务体系，以满足人民群众日益增长的健康需要。要坚持公立医院公益性质，鼓励引导社会资本进入并激发医疗市场活力与动力。具体表现为：创新医院管理体制；落实医院法人治理制度；加大医院经营自主权；建立现代财务制度；提高医务人员的薪酬待遇；坚持以患者为中心的服务导向，建立现代医院医疗质量与安全管理制度。构建中国特色现代医院管理制度主要从以下几个方面进行。

（一）完善外部治理制度

建设现代医院外部管理制度具体包括：建立现代医院产权制度、医院院长职业化制度，完善现代医院补偿机制，调整医疗服务价格，健全医疗保障制度，加强行政部门宏观调控和监管职能等。

政府作为出资者，拥有公立医院产权，享有选择管理者、决定医院基本制度、资产受益等权利，卫生行政部门代表政府履行监管职责；作为独立法人，医院院长具有自主经营权和决策权，院长职业化制度明确了院长的权限职责，有助于推进医院院长职业化。

在改革完善公立医院补偿机制方面，把医院全成本作为政府补偿基础和依据，逐步消化公立医院一些历史债务，加大财政补偿力度，建立起价格、财政、医保联动机制。在患者负担合理的情况下，调整医疗收费结构，理顺医疗服务价格体系，提高体现医务人员劳务价值服务项目的收费价格并与医保支付衔接；合理界定各个主体在医疗保障体制中的权利责任，以基本医疗保障为主体，以商业健康保险及其他多种形式医疗保险为补充，拓宽筹资渠道，提高筹资水平、保障水平；强化行政部门调控监管职责，完善现代医院监管制度，发挥社会监督公立医院的作用，保证监管科学连续动态。建立健全现

代医院评审制度，保证评审的权威公正公平。

（二）健全内部管理制度

《指导意见》提出了完善医院内部管理、建立健全医院治理体系、加强医院党的建设等三个方面的战略目标。

医院章程是医院依法自主办院、实施管理、履行公益性的基本纲领与行为准则，对保障公益性、提高管理水平、改进医疗质量具有重要意义。医院章程是建立各项规章制度的基础，既规定了医院性质、办院宗旨、功能定位、发展方向，又明确了医院的管理架构、责任体系。中国特色现代医院内部管理制度的建设首先就是要科学制定章程。2018年，卫健委办公厅、国家中医药管理局办公室联合印发的《关于开展制定医院章程试点工作的指导意见》提出，到2020年全国所有医院完成章程制定工作。2020年6月1日起施行的《基本医疗卫生与健康促进法》第四十五条规定，医院应当制定章程，建立和完善法人治理结构，提高医疗卫生服务能力和运行效率，制定章程已经成为医院的法定职责。

《基本医疗卫生与健康促进法》第三十九条规定，国家对医疗卫生机构实行分类管理。医疗卫生服务体系坚持以非营利性医疗卫生机构为主体、营利性医疗卫生机构为补充。政府举办非营利性医疗卫生机构，在基本医疗卫生事业中发挥主导作用，保障基本医疗卫生服务公平可及。公立医院、非政府举办的非营利性医院、营利性医院在价值目标、设立基础、社会定位、产权归属等方面各有差别，因此，必须保障章程制定修改流程规范，保障章程的内容及相关制度、决策机制过程透明公开，保障政府、社会、患者对医院严格执行章程的监督。营利性医院，可以按照《公司法》关于公司章程的规定制定其章程，在公司章程框架上应增加医疗质量和患者安全相关的保障机制和制度安排。

（三）加强党的领导

党的领导是中国特色社会主义的本质特征，坚持党的领导、加强党的建设是建设中国特色现代医院管理制度的根本保证。党的领导应该贯穿医院管理全过程，加强党对公立医院的领导是建立健全现代医院管理制度的基本前提和内容。实行党委领导下的院长负责制，是加强党对公立医院领导的制度设计安排。

第五节　医院党建工作

中国共产党领导是中国特色社会主义最本质的特征。全面落实党建工作责任制，是党中央站在全面从严治党高度对党的建设做出的重大战略部署。2018年，《关于加强公立医院党的建设工作的意见》（以下简称《意见》）指出，要着力提升公立医院基层党建工作水平，把抓好思想政治工作和医德医风建设作为公立医院党组织的重要任务。《意见》明确，公立医院实行党委领导下的院长负责制，强调切实加强公立医院领导班子、干部队伍、人才队伍建设，着力提升公立医院基层党建工作水平。党建为公立医院的各项工作提供思想、政治和组织保障。2016年《中国共产党问责条例》发布，2019年进行了修订。修订后的《中国共产党问责条例》注重问责的精准化、科学化、规范化，对落实党建责任提出了新的更高要求，医院党委必须牢牢抓住管党治党责任这个牛鼻子，全面落实党建责任制。

一、党建工作的重要意义

（一）党建是加强医院党的领导的关键

党建是公立医院改革发展方向的根本指引和保证。党的十九大提出的新时代党的建设总要求，对推进党的建设做出顶层设计和战略部署。公立医院加强党建工作，要把学习贯彻党的基本理论和路线方针政策作为首要政治任务，既要把党对医疗卫生健康工作的指导方针落到实处，又要始终坚持公益性，保证医院改革发展始终坚持正确的政治方向。要加强党对公立医院的领导，严格落实党建工作责任制和党委领导下的院长负责制，树立公立医院良好的"窗口形象"，保证卫生健康事业始终朝着正确的方向发展，以党建引领医院改革发展，保证党的各项改革决策在公立医院的贯彻落实。

（二）党建是医院为百姓提供高水平服务的前提

党建是提升服务能力和水平的持续动力。党的十八大以来，我国通过持续推进医药卫生体制改革，卫生与健康事业在各级党委的领导下，影响力持续提升，公益性成效日益显现。但是我国面临的医药卫生资源总量不足、配置不平衡、人员结构不均衡、医疗服务水平与群众期待存在差距、基层边远地区医疗服务能力弱等问题仍然存在。公立医院要加强党的建设，不断提升能力和水平，完善各项医疗服务工作，满足人民群众日益增长的医疗健康服务需求。

（三）党建是推动医院创新发展的必然要求

公立医院在改革发展的过程中存在着供给体系不平衡、收入结构不合理、分级诊疗体系不完善等问题。只有坚持党的领导，严格落实党建责任，才能进一步深化医药卫生体制改革，有效破解这些难题，推动医改持续深入和医院创新与发展，提升公立医院治理能力水平。

二、公立医院党建的基本原则与实施路径

（一）基本原则

1. 目标一致性原则　党建工作要与医院改革发展目标相一致。公立医院要坚持围绕工作中心抓党建，搞好公立医院党建工作的顶层设计，将加强党的领导和党的建设与完善医院治理结合起来，把党建与业务一起谋划、一起部署，在具体落实中相互促进。

公立医院要将党建与业务融合开展，以具体工作为抓手，把党的政治组织优势转化成推动深化改革与高质量发展的动力。

2. 要求相融合原则　党建工作要与全面从严治党要求相融合。党的十八大以来，党中央全面从严治党一直在路上，反腐败斗争始终保持高压态势。新时代，公立医院加强党建工作，必须牢牢把握全面从严治党的新形势、新任务、新要求，履行从严治党的政治责任和主体责任。

3. 责任相呼应原则　党建工作要与履行社会责任相呼应。公立医院必须立足人民性、凸显公益性，通过党建树立优质服务品牌，发挥党组织的战斗堡垒作用和党员的先锋模范作用。公立医院党建还应积极主动融入城市基层党建、医疗联合体党建、高校党建的大格局，发挥协同辐射作用，以公立医院党建为基础，推动公立医院多院区党建一体化、医联体党建一体化、医院与城市党建一体化、高校与附属医院党建一体化，形成公立医院的党建品牌。

（二）实施路径

1. 强化思想意识，党建契合工作　要加强党建工作与医院实际工作的契合，使党建工作符合实际。领导、医护人员在思想上要高度重视党建工作，充分认识党建工作的重要性。要将党建与思想素质建设相联系，在医疗、业务、科研等方面综合开展党建工作，使党建融合到医疗的各个环节。充分发挥党建工作的积极作用，使医务人员树立正确的世界观、人生观和价值观，增强服务意识，更好地服务社会。

2. 加强人员培养，提高党建成效　通过引进来和走出去，加强党务工作者的专业化培养，提高党建工作人员的思想素质和业务能力，创新党建工作方式方法。任命立场坚定、勇于担当的医务人员担任基层支部书记，加强基层党组织建设，增强党组织的凝聚力和向心力，激发党务工作者的党建主动性，以党建引领医院发展。

3. 强化制度建设，规范党建工作　抓基层，强基础，充分发挥各基层党组织的战斗堡垒作用，增强广大医务人员对医院党建及管理制度的认同感和执行力。各公立医院要根据自身特点，制定适宜的党建工作制度，按照党建工作细则和程序严格考核。积极开展组织民主生活会和党员批评与自我批评，定期进行整改，确保组织生活会不走过场。

《指导意见》指出，要"建立党委主导、院长负责、党务行政工作机构齐抓共管的医德医风工作机制，建立完善医务人员医德考评制度，实行医德'一票否决'制，不断强化对公立医院党建工作的领导和指导"。公立医院要坚持党对医院各个方面、各项工作的领导，加强思想政治建设、人才队伍建设、基层组织建设和作风建设，切实将党建责任落实到业务工作之中。

三、民营医院、股份制医院的党建

随着医药卫生体制改革的不断深入，民营医院、股份制医院等正逐渐成为我国医疗服务市场的重要组成部分，这些医院的党建工作十分必要。在民营、股份制医院建立党组织是党的基层组织建设的客观要求和需要，其党建工作要从医院的具体实际出发，找准党的建设与医院建设的结合点，抓好党建促发展，围绕发展搞党建。要建立健全党建体制机制，形成运转有序的党建工作局面。要把党建工作与医院长远发展、开展社会公益活动相结合，把党组织活动与医院文化建设、提高员工综合素质相结合，通过思想引领和文化教育，提高人员的思想政治素质。

【思考题】

1. 什么是医院法治建设？
2. 我国医院法治建设的发展历程。
3. 简述现代医院管理制度。

主要参考文献 ▷▷▷▷

[1] 薛迪. 医院管理理论与方法 [M]. 上海：复旦大学出版社，2010.

[2] 庄俊汉，罗乐宣，王跃平. 现代医院管理 [M]. 北京：军事医学科学出版社，2007.

[3] 王志平. 管理学概论 [M]. 上海：复旦大学出版社，2006.

[4] 尹正年. 管理学基础 [M]. 成都：西南财经大学出版社，2009.

[5] 顾海. 公共卫生事业管理 [M]. 北京：科学出版社，2010.

[6] 易利华，唐维新. 医院科室管理学 [M]. 北京：人民卫生出版社，2009.

[7] 贺加. 军队卫生事业管理学 [M]. 北京：军事医学科学出版社，2009.

[8] 孙景海. 医院管理荟萃 [M]. 北京：人民军医出版社，2005.

[9] 董恒进，曹建文. 医院管理学 [M]. 上海：复旦大学出版社，2006.

[10] 连斌，许苹. 医院核心竞争力 [M]. 上海：第二军医大学出版社，2008.

[11] 李泽平. 现代医院文化管理 [M]. 北京：人民军医出版社，2004.

[12] 王东，张亮，张弘炜. 医院营销管理 [M]. 北京：中国青年出版社，2007.

[13] 马全福，王发强，黄茂辉. 现代医院门诊管理 [M]. 北京：化学工业出版社，2006.

[14] 赵升阳. 现代医院院长管理之道 [M]. 北京：中国医药科技出版社，2001.

[15] 任真年. 医院医疗质量管理 [M]. 北京：人民军医出版社，2002.

[16] 王力红. 医院感染学 [M]. 北京：中国协和医科大学出版社，2002.

[17] 刘仲康. 企业经营战略概论 [M]. 武汉：武汉大学出版社，1999.

[18] 庞震苗，王丽芝. 医院管理学教与学指南 [M]. 上海：上海科学技术出版社，2017.

[19] 方振邦. 医院绩效管理 [M]. 北京：化学工业出版社，2016.

[20] 范关荣. 医院质量管理——制度与规程（新版）[M]. 北京：世界图书出版公司，2014.

[21] 林新奇. 绩效管理 [M]. 2 版. 北京：中国人民大学出版社，2016.

[22] 许玉华. 医院医疗质量标准化管理手册 [M]. 北京：人民卫生出版社，2017.

[23] 魏晋才. 医院绩效管理 [M]. 2 版. 北京：人民卫生出版社，2017.

[24] 张鹭鹭，王羽. 医院管理学 [M]. 2 版. 北京：人民卫生出版社，2014.

[25] 张萌. 医院管理学案例与实训教程 [M]. 杭州：浙江大学出版社，2017.

[26] 朱会耕. 现代医院门诊管理指南 [M]. 上海：复旦大学出版社，2014.

［27］何晓俐，赵淑珍．现代综合医院门诊管理手册［M］．北京：人民卫生出版社，2016．

［28］李长罗，邓长辉．急诊科工作流程管理手册［M］．北京：科学技术文献出版社，2016．

［29］叶文琴，王筱慧，张伟英．实用医院护理人力资源管理学［M］．北京：科学出版社，2017．

［30］李玉翠，任辉．护理管理学［M］．北京：中国医药科技出版社，2016．

［31］范玲．护理管理学［M］．2版．北京：人民卫生出版社，2017．

［32］陈锦秀，全小明．护理管理学［M］．北京：中国中医药出版社，2016．

［33］顾炜．护理管理学［M］．2版．北京：清华大学出版社，2016．

［34］孟威宏，侯晓娜．临床医院感染防控与质量管理规范［M］．沈阳：辽宁科学技术出版社，2014．

［35］李六亿．传承·创新·展望——中国医院感染管理卅年（1986—2016）［M］．北京：北京大学医学出版社，2016．

［36］倪语星，张祎博，糜琛蓉．医院感染防控与管理［M］．2版．北京：科学出版社，2016．

［37］张晓培．医院感染管理与质量考评［M］．上海：上海交通大学出版社，2014．

［38］郑英杰．医院感染学［M］．上海：复旦大学出版社，2017．

［39］张大生．现代医院管理制度及相关法律法规全书［M］．北京：光明日报出版社，2016．

［40］王景明．医院管理新模式［M］．2版．北京：人民军医出版社，2015．

［41］杨世民．药事管理学［M］．6版．北京：人民卫生出版社，2016．

［42］孟锐．药事管理学［M］．4版．北京：科学出版社，2017．

［43］《药事管理与法规》编写组．药事管理与法规［M］．7版．北京：中国医药科技出版，2017．

［44］黄明安，申俊龙．医院管理学［M］．9版．北京：中国中医药出版，2015．

［45］向清平．医学临床教学管理与实践［M］．武汉：华中科技大学出版社，2015．

［46］许劲松．实用高等医学教育管理学［M］．北京：科学出版社，2017．

［47］王鑫家．成人高等医学教育管理问题研究［M］．上海：上海三联书店，2015．

［48］庞震苗，王丽芝．医院管理学教与学指南［M］．上海：上海科学技术出版社，2017．

［49］周三多，陈传明．管理学原理与方法［M］．上海：复旦大学出版社，2014．

［50］陈国海，马海刚．人力资源管理学［M］．北京：清华大学出版社，2016．

［51］董克用．人力资源管理概论［M］．4版．北京：中国人民大学出版社，2015．

［52］郝明磊．激励措施在医院人力资源管理中的运用［J］．中国管理信息化，2017（2）：102-103．

［53］王志海，苏瑞莉．激励措施在医院人力资源管理中的应用研究探析［J］．中国市

场，2017（2）：102 - 103.

[54] 王志伟. 医院管理学 [M]. 北京：中国中医药出版社，2017.

[55] 邢春利. 我国实施分级诊疗制度的现状及其思考 [J]. 中国医疗管理科学，2015（3）：9 - 13.

[56] 余健儿. 医院文化管理 [M]. 广州：广东人民出版社，2013.

[57] 袁加俊. 分级诊疗与慢性病优化管理实证研究 [J]. 中国医院，2015（9）：18 - 20.

[58] 梁万年. 卫生服务市场营销管理 [M]. 北京：人民卫生出版社，2014.

[59] 梁擎宇，仇玉兰. 大型医疗设备管理现状 [J]. 山西医药杂志，2014（2）：341 - 342.

[60] 王虎峰. 医疗保障 [M]. 北京：中国人民大学出版社，2011.

[61] 吴向阳，杭建金，周龙甫，等. 从等级评审看医院医疗设备质量安全管理 [J]. 医疗卫生装备，2015（3）：131 - 132.

[62] 邓大松. 社会保障概论 [M]. 北京：高等教育出版社，2020.

[63] 胡良玉. 新时代公立医院法治建设研究 [M]. 南京：东南大学出版社，2019.

[64] 龚晖. 医院信息网络安全管理与维护 [J]. 现代医院，2014（12）：245 - 247.

[65] 宋方芳，沈凯明，徐丹红，等. 医疗安全管理系统及其应用 [J]. 医院管理论坛，2015（1）：164 - 166.

[66] 江忠仪，赵列宾，田丹，等. 我国医院医疗质量管理现状分析及建议 [J]. 中华医院管理杂志，2016，32（10）：779 - 781.

[67] 李伟琳. 浅谈医院信息系统应急方案设计 [J]. 现代医院，2014，14（1）：135 - 137.

[68] 李鹏，李昕. 对我国医院信息化建设面临问题的思考 [J]. 中国病案，2013（6）：78 - 90.

[69] 尹庄. 医院后勤科学化管理的思考与建议 [J]. 现代医院管理，2016，14（5）：60 - 62.